これから始める

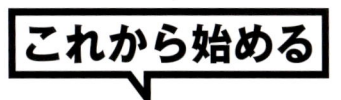

体表エコー

Superficial Organs Ultrasonography

編著
白石周一 東海大学医学部付属八王子病院　臨床検査技術科

執筆
小柳敬子 新潟県立がんセンター　臨床検査科（乳腺外科）
岡村康子 独立行政法人国立病院機構千葉東病院　臨床検査科

MEDICAL VIEW

本書では，厳密な指示・副作用・投薬スケジュール等について記載されていますが，これらは変更される可能性があります．本書で言及されている薬品については，製品に添付されている製造者による情報を十分にご参照ください．

Superficial Organs Ultrasonography for Biginners
（ISBN978-4-7583-1594-4 C3047）

Author : Shuichi Shiraishi

2016. 6. 20　1st ed.

©MEDICAL VIEW, 2016
Printed and Bound in Japan

Medical View Co., Ltd.
2-30　Ichigayahonmuracho, Shinjuku-ku, Tokyo, 162-0845, Japan
E-mail　ed@medicalview.co.jp

はじめに

　まずは本書をお手にとっていただきまして，ありがとうございます。

　本書は"これから始める"シリーズの体表エコー編となります。体表エコーといっても，その範囲はとても広いのですが，本書では，乳房（乳腺），腋窩リンパ節，甲状腺，副甲状腺，唾液腺，頸部リンパ節，鼠径部リンパ節について，走査方法から臨床画像までを1冊にまとめてあります。本書はそのタイトルどおり，初学者の教本として，被検者の準備や走査方法などを詳しく解説していますが，疾患の病態や超音波像をふんだんに入れることによって，検査の手順書と超音波アトラスを兼ね揃えた内容となっていますので，経験者の方にもご活用いただけると思っております。本書が体表エコー検査の技能向上を目指す皆様の座右の書となり，教育から実際の検査まで幅広く使っていただけることを心より願っております。

　すでにシリーズの既刊本をお持ちの方は気づいていらっしゃるかもしれませんが，各書は大系として根底に流れるコンセプトは同じなのですが，各領域の検査の特性や編者らの個性などにより，その構成内容は少し異なっています。それぞれの編者がその経験から「この領域であれば，このように学ぶと効率よく修得できるだろう」と考えて構成を組んでいますので，そういった視点からこのシリーズ本をみるのも楽しいと思います。

謝辞

　本書を上梓するにあたり，ご執筆いただいた小柳敬子先生ならびに岡村康子先生，作成をお手伝いいただいた東海大学医学部付属八王子病院臨床検査技術科スタッフの皆様に心より感謝申し上げます。

　また，本書の完成まで大変なるご尽力をいただいた編集担当の高橋範子様ならびにメジカルビュー社の皆様に心より感謝申し上げます。

平成28年5月

白石周一

これから始める体表エコー もくじ

- ●体表エコー関連略語集 …………………………………………………… xii
- ●本書の使い方 ……………………………………………………………… xiv

I 超音波検査の基本的事項 まずは基礎知識を押さえよう　白石周一

❶ 超音波画質の調整
　Bモード画質の調整 ………………………………………………………… 2
　　ゲインの調整 …………………………………………………………… 2
　　ダイナミックレンジの調整 …………………………………………… 2
　カラードプラでの調整 …………………………………………………… 3
　　実質血流評価における調整 …………………………………………… 3
　　腫瘤血流評価における調整 …………………………………………… 3
　　パルスドプラによる血流速計測 ……………………………………… 5
❷ 超音波画像の表示方法 …………………………………………………… 5
❸ 超音波検査のアーチファクト …………………………………………… 6
　多重反射によるアーチファクト ………………………………………… 6
　　対処方法 ………………………………………………………………… 7
　サイドローブによるアーチファクト …………………………………… 8
　　対処方法 ………………………………………………………………… 9
　音響陰影 …………………………………………………………………… 9
　　対処方法 ………………………………………………………………… 10
　外側陰影 …………………………………………………………………… 10
　　対処方法 ………………………………………………………………… 10
　後方エコー増強 …………………………………………………………… 11
　　対処方法 ………………………………………………………………… 12
　鏡面現象 …………………………………………………………………… 12
　　対処方法 ………………………………………………………………… 12

II 体表エコーの実践教習 ―検査法の実際―

1 | 乳腺
小柳敬子

乳腺超音波検査のSTEPとゴール　16
- STEP　16
- ゴール　16

STEP 1　乳腺の解剖を理解する　16
- ①乳腺の範囲を認識する　16
- ②乳腺と周囲の血管や筋組織との関係を把握する　16

STEP 2　検査環境を整える　18
- ①検査の前に確認する　18
- ②被検者の準備　18
- ③被検者の体位　18
- ④検査ポジションの調整　20
- ⑤使用プローブ　21
- ⑥装置の確認　22
- ⑦表示方向とプローブの持ち方　24

STEP 3　見落としのない走査を行う　27
- ①走査方法の確認　27
- ②乳腺に垂直にビームを入射する　28
- ③乳腺のエッジを捉える　29
- ④乳腺の範囲を意識した走査　31
- ⑤乳腺パターンを把握する　32

STEP 4　病変を捉える　33
- ①背景の乳腺パターンからの逸脱を捉える　33
- ②腫瘤か非腫瘤性病変かの確認　34
- ③腫瘤の評価　36
- ④腫瘤の計測とD/Wについて　38
- ⑤非腫瘤性病変の評価　38

STEP 5 カラードプラとエラストグラフィを活用する　41
　①カラードプラの基本手技　41
　②エラストグラフィの基本手技　43

STEP 6 代表的疾患と超音波像を理解する　47
　悪性腫瘍　48
　良性疾患　54

2｜腋窩リンパ節
小柳敬子，白石周一

腋窩リンパ節超音波検査のSTEPとゴール　60
　STEP　60
　ゴール　60

STEP 1 腋窩リンパ節の解剖を理解する　60
　腋窩リンパ節　61
　その他の所属リンパ節　61

STEP 2 検査環境を整える　62
　検査の前に　62
　被検者の準備と体位　62

STEP 3 腋窩リンパ節を検索する　63
　①横断走査で広背筋と大胸筋を捉える　63
　②LevelⅠリンパ節を描出する　64
　③LevelⅡ，LevelⅢリンパ節を描出する　64

STEP 4 腋窩リンパ節のエコー性状を捉える　66
　①健常者におけるリンパ節のエコー性状を理解する　66
　②形態異常や数の異常を確認する　66
　③リンパ節周囲組織を確認する　67

STEP 5 リンパ節腫脹病変のエコー性状を理解する　67

3 | 甲状腺
白石周一

甲状腺超音波検査のSTEPとゴール　72

STEP 72
ゴール 72

STEP 1　甲状腺および周囲の解剖を理解する　72

①甲状腺の位置や形を理解する 72
②甲状腺と周囲の血管や組織との関係を把握する 73

STEP 2　検査環境を整える　75

①既往や自覚症状の確認 75
②被検者の準備 75
③検査ポジション 76
④使用プローブ 77
⑤被検者の体位 77

STEP 3　甲状腺サイズを計測する　78

①横断走査で全体を観察する 78
②横断走査で峡部の厚さ，側葉の厚さと幅を計測する 79
③縦断走査で左右側葉の長径を計測する 80
④甲状腺サイズの正常値 83

STEP 4　甲状腺実質エコーを評価する　85

①甲状腺実質のエコー輝度と実質の均質性を評価する 85
②ドプラを用いて甲状腺血流を評価する 86
③びまん性甲状腺疾患の代表的疾患と超音波像を理解する 88

STEP 5　腫瘤性病変のエコー性状を捉える　91

腫瘤か非腫瘍性病変かを判別する 91
腫瘤の性状を評価する（甲状腺超音波診断ガイドブック：JABTSより抜粋）
.... 91
腫瘤と周囲組織の関係を評価する 93
腫瘤血流を評価する 93
甲状腺腫瘍性病変の代表的疾患と超音波像を理解する 93

4 | 副甲状腺(上皮小体)　　岡村康子

副甲状腺超音波検査のSTEPとゴール　106
　STEP　106
　ゴール　106

STEP 1　副甲状腺の解剖を理解する　107
　副甲状腺の位置や形を理解する　107

STEP 2　検査環境を整える　107
　①被検者の準備と体位　107
　②既往や検査データの確認　107
　③使用プローブ　108

STEP 3　副甲状腺を検索する　108
　①横断走査で甲状腺の後面を検索する　108
　②縦断走査で腫瘤の再現性を確認する　108
　③鎖骨下を検索する　109

STEP 4　副甲状腺サイズを計測する　110
　①長径と厚みをはかる　110
　②幅をはかる　110
　③体積を計算する　110

STEP 5　副甲状腺のエコー性状を捉える　111
　①形状　111
　②甲状腺との境界　111
　③内部エコー　112
　④ドプラによる血流シグナルの確認　113

STEP 6　代表的疾患と超音波像を理解する　114

5｜唾液腺　　　　　　　　　　　　　　　　白石周一

唾液腺超音波検査のSTEPとゴール　118

STEP ……………………………………………… 118
ゴール …………………………………………… 118

STEP 1　唾液腺を理解する　118

①大唾液腺と小唾液腺 ……………………………… 118
②唾液腺の組織と唾液分泌の割合 ………………… 120

STEP 2　検査環境を整える　120

①被検者の準備と検査前の問診 …………………… 120
②使用プローブ ……………………………………… 120

STEP 3　唾液腺検査のチェックポイントを理解する　121

①大きさ（左右差） …………………………………… 121
②形状 ………………………………………………… 121
③実質エコー ………………………………………… 121
④腫瘤性病変 ………………………………………… 121
⑤唾液腺管拡張の有無 ……………………………… 121

STEP 4　耳下腺を検索する　122

①耳下腺の位置と解剖 ……………………………… 122
②被検者の体位 ……………………………………… 123
③正常耳下腺の超音波像（縦断像） ………………… 123
④正常耳下腺の超音波像（横断像） ………………… 125
⑤耳下腺管の超音波像 ……………………………… 126
⑥耳下腺の腫大を判定する ………………………… 126

STEP 5　顎下腺を検索する　127

①顎下腺の位置と解剖 ……………………………… 127
②被検者の体位 ……………………………………… 127
③正常顎下腺の超音波像（横断像） ………………… 128
④正常顎下腺の超音波像（縦断像） ………………… 128
⑤顎下腺管の超音波像 ……………………………… 129

STEP 6 舌下腺を検索する　130

　①舌下腺の位置と解剖 ……………………………… 130
　②被検者の体位 …………………………………… 130
　③正常舌下腺の超音波像（横断像） ………………… 130
　④正常舌下腺の超音波像（縦断像） ………………… 131

STEP 7 唾液腺腫瘍のエコー性状を理解する　132

　①唾液腺腫瘍 ……………………………………… 132
　②腫瘍性状の評価ポイント ………………………… 132
　③唾液腺の良性腫瘍 ……………………………… 132
　④唾液腺の悪性腫瘍 ……………………………… 136

STEP 8 唾液腺疾患（非腫瘍性病変）のエコー性状を理解する　140

6｜頸部リンパ節　白石周一

頸部リンパ節超音波検査のSTEPとゴール　146

　STEP ……………………………………………… 146
　ゴール ……………………………………………… 146

STEP 1 頸部リンパ節の解剖を理解する　146

　頸部の区分を理解する …………………………… 146
　頸部リンパ節の分布を理解する …………………… 146
　リンパ節の構造と働きを理解する ………………… 148

STEP 2 検査環境を整える　149

　①既往や自覚症状の確認 ………………………… 149
　②被検者の準備 …………………………………… 149
　③使用プローブ …………………………………… 149
　④被検者の体位 …………………………………… 150

STEP 3 頸部リンパ節を検索する　151

　①オトガイ下の走査 ……………………………… 151
　②顎下部の走査 …………………………………… 151

③側頸部の走査·· 151
　　④鎖骨上窩の走査·· 151

STEP 4 健常者にみられる頸部リンパ節の超音波像を理解する　152

　オトガイ下リンパ節·· 152
　顎下部リンパ節·· 153
　側頸部リンパ節·· 154
　鎖骨上窩リンパ節·· 154

STEP 5 リンパ節腫脹病変のエコー性状を理解する　156

7 | 鼠径リンパ節　白石周一

鼠径リンパ節超音波検査のSTEPとゴール　168

　STEP ·· 168
　ゴール ·· 168

STEP 1 鼠径リンパ節の解剖を理解する　168

STEP 2 検査環境を整える　169

　①既往や自覚症状の確認·· 169
　②被検者の準備·· 169
　③使用プローブ·· 170
　④被検者の体位·· 170

STEP 3 鼠径リンパ節を検索する　170

STEP 4 健常者にみられる鼠径リンパ節の超音波像を理解する　171

STEP 5 リンパ節腫脹病変のエコー性状を理解する　172

　索引·· 177

体表エコー関連略語集

A・B・C	AFTN	autonomously functioning thyroid nodule	自律性機能性甲状腺結節
	BG	bright gain	ブライトゲイン
	CEA	carcinoembryonic antigen	癌胎児性抗原
D	DCIS	ductal carcinoma *in situ*	非浸潤性乳管癌
	DLBCL	diffuse large B-cell lymphoma	びまん性大細胞型B細胞性リンパ腫
	DR	dynamic range	ダイナミックレンジ
F・H・L	FA	fibroadenoma	線維腺腫
	HEV	high endothelial venule	高内皮細静脈
	LPD	lymphoproliferative disorder	リンパ増殖性疾患
M	MALTリンパ腫	mucosa-associated lymphoid tissue lymphoma	粘膜関連リンパ組織由来B細胞性リンパ腫
	MEN2型	multiple endocrine neoplasia type2	多発性内分泌腫瘍症2型
	MTX	Methotrexate	メトトレキサート
N	NST	invasive carcinoma of no special type	非特殊型浸潤性乳癌
P	PEIT	percutaneous ethanol injection therapy	経皮的エタノール注入療法
	PI	pulsatility index	
	PS	parasternal lymph nodes	胸骨傍リンパ節
	PTH	parathyroid hormone	副甲状腺ホルモン
R	RI	resistance index	
	ROI	region of interest	関心領域
S	SC	supraclavicular nodes	鎖骨上窩リンパ節
	STC	sensitivity time control	
T	Tg	thyroglobulin	サイログロブリン
	TPO	thyroid peroxidase	甲状腺ペルオキシダーゼ
	TRAb	TSH receptor antibody	抗TSH受容体抗体
	TSH	thyroid stimulating hormone	甲状腺刺激ホルモン

執筆者一覧

■ **編　著**

白石周一　　東海大学医学部付属八王子病院　臨床検査技術科

■ **執筆者（掲載順）**

白石周一　　東海大学医学部付属八王子病院　臨床検査技術科

小柳敬子　　新潟県立がんセンター　臨床検査科（乳腺外科）

岡村康子　　独立行政法人国立病院機構千葉東病院　臨床検査科

■ **執筆分担**

Ⅰ　超音波検査の基本的事項　　白石周一

Ⅱ　体表エコーの実践教習

　　　乳腺　　　　　　小柳敬子
　　　腋窩リンパ節　　小柳敬子，白石周一
　　　甲状腺　　　　　白石周一
　　　副甲状腺　　　　岡村康子
　　　唾液腺　　　　　白石周一
　　　頸部リンパ節　　白石周一
　　　鼠径リンパ節　　白石周一

本書の使い方（Ⅱ章　各論）

STEP

STEP 1	乳房の解剖を理解する
STEP 2	検査環境を整える
STEP 3	見落としのない走査を行う
STEP 4	病変を捉える
STEP 5	カラードプラとエラストグラフィを活用する
STEP 6	代表的疾患と超音波像を理解する

各章の冒頭にSTEPとゴールを掲載。初学者にとって，どのように進めればいいのか，ゴールはどこなのかが一目でわかるようになっています。

ゴール

・悪性腫瘍を評価できるようになる
・良性疾患を評価できるようになる

STEP 1　乳房の解剖を理解する

各STEPごとに流れに沿って解説しています。

解剖イラストも盛りだくさん！

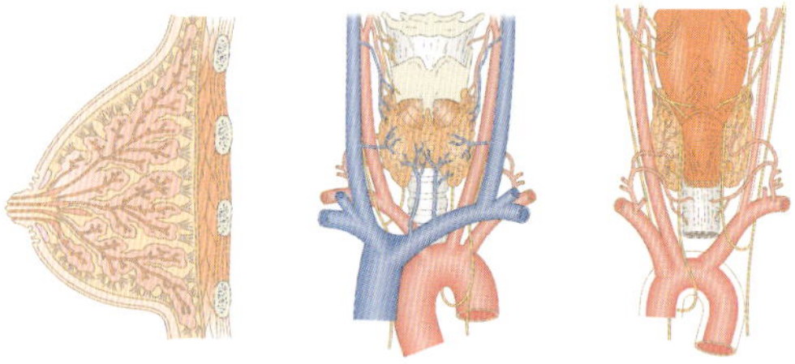

①乳腺の範囲を認識する

乳腺の範囲には個人差があり，頭側は鎖骨下縁付近まで，尾側は肋骨弓付近まで，外側は広背筋前縁付近まで，内側は内胸動静脈付近まで伸びている人もいます（**図1**）。

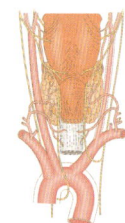

● **大胸筋**
　起始：鎖骨の内側半分，胸骨および第1から第6肋軟骨，腹直筋鞘前葉に付着。

血管や組織についても簡潔に解説しています。

■ **硬癌**（図37）
　・癌細胞がばらばらや小塊状になってびまん性の間質浸潤をしている。
　・多少とも間質結合織の増生を伴う。
　・最も頻度が高く，乳癌の30％ほどを占める。
　【エコー所見】
　・形状：不整形の低エコー腫瘤。
　・境界部：明瞭粗ぞうまたは不明瞭。脂肪織に癌細胞が浸潤することにより，境界部高エコー像（halo）を伴うことが多い。
　・後方エコー：減弱（間質結合織の量による）。
　・D/W：大きい。

●と■は箇条書き形式で掲載しています。

疾患についても詳細に解説しています。

One Point Advice

左右どちらから始める？
　乳腺エコーの走査は左右どちらから始めればよいでしょうか？筆者は，ある講習会で「左から始めると患者さんとのコミュニケーションが取りやすく安心感を与えられる」と教わったのがきっかけで，左からみるようになりましたが，実際には左右どちらから始めても問題ありません。

筆者からの「**One Point Advice**」も多数掲載！

I 超音波検査の基本的事項
まずは基礎知識を押さえよう

基礎 超音波検査の基本的事項

まずは基礎知識を押さえよう

① 超音波画質の調整

　超音波装置には，対象領域に合わせたプリセット（画質等の初期設定）が設定されていますが，初期設定だけではすべての症例に対処できません。自分で調整できるようにするためにも，まずは適正な画質を身につける（自分の脳にインプットする）必要があります。
　ここではBモード画質とカラードプラ画質について，適正な画質を理解しましょう。

Bモード画質の調整

ゲインの調整

　ゲインは，超音波信号を受信した後に，どのくらい信号強度を上げるかを設定するものです。ゲインが高いほど画像は明るくなります。
　超音波装置によって最適なゲインの値はさまざまです。**図1**を参考に適正な画質を理解しましょう。ゲインが低すぎると情報が乏しい画像になってしまいます。逆に高すぎると微細な変化をとらえにくくなります。また，甲状腺などのように実質エコーレベルを評価する際には，ゲインが適正でないと病変と見誤る可能性があります。

図1　ゲインの調整

a：ゲインが低い　　　　　　b：適正　　　　　　c：ゲインが高い
↓　　　　　　　　　　　　　　　　　　　　　　　　↓
暗すぎる　　　　　　　　　　　　　　　　　　　　明るすぎる

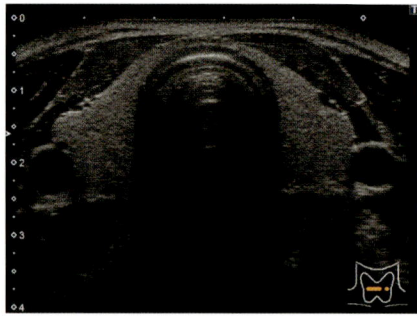 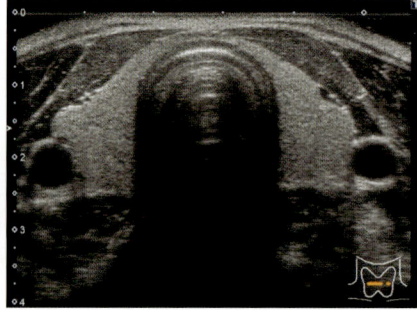 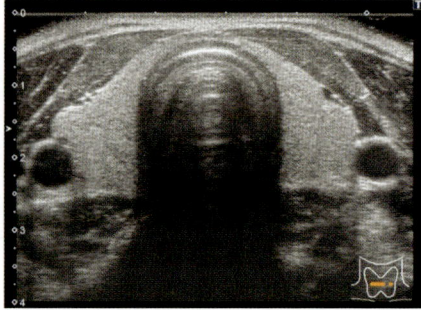

ダイナミックレンジの調整

　ダイナミックレンジ（DR）は，反射した超音波の信号強度を白黒の濃淡で表す際に，どのくらい細かく分けて白黒を表現するかを設定するものです。数値が大きいほど白黒の変化をより微細に表示します。
　ダイナミックレンジも超音波装置によって最適値はさまざまです。**図2**を参考に適正な画質を理解しましょう。ダイナミックレンジが小さいと，画像

terminology
DR：dynamic range

がぎらついてしまい，淡い変化を捉えにくくなります．逆に大きすぎるともやついた画像になり，腫瘤などの境界がわかりづらくなります．また，実質を評価する際，ダイナミックレンジが小さいと実質が粗雑に描出されるため，病変と見誤る可能性があります．

図2 ダイナミックレンジ（DR）の調整

a：DRが小さい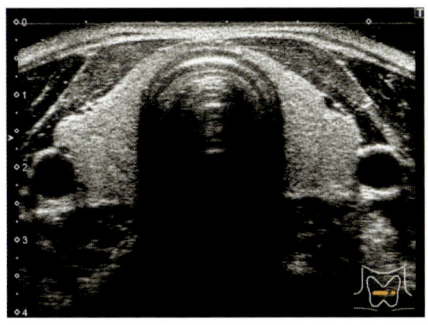
↓
ぎらついている

b：適正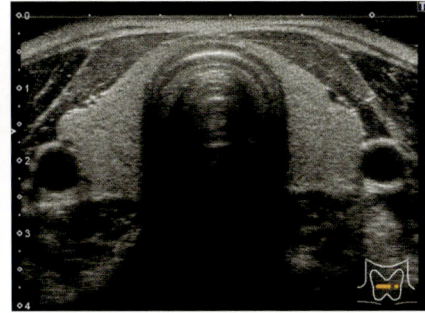

c：DRが大きい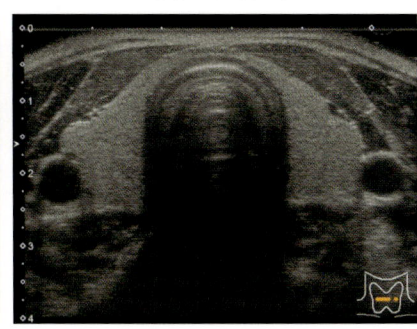
↓
もやついている

カラードプラでの調整

カラードプラでは，主に流速レンジとドプラゲインで画質を調整します．また，ドプラ周波数を変えることでもカラーの染影を調整することができます．超音波装置のマニュアルを読んで，設定の方法を理解しましょう．ここでは，カラードプラでの調整方法について簡単に解説します．

実質血流評価における調整

カラードプラ画質調整の基本は"カラーノイズの出る手前"と表現されます．しかし，甲状腺実質血流の評価などでは，個々の症例で流速レンジやドプラゲインを変えてしまうと，経過観察や相対的評価が困難となってしまいます．健常例で流速レンジやドプラゲインを調整したら，それを規定値としてプリセットに設定して，実質評価を行っていくことが大切です（**図3**）．ただし，非常に血流シグナルが豊富で，血流がカラーノイズを発生するような症例の場合には，少し流速レンジを上げたり，ドプラゲインを低くするなどの調整を行います．

腫瘤血流評価における調整

腫瘤血流の場合，その腫瘤がどの程度血管に富んでいるかを観察します．基本的には，カラーノイズが発生するギリギリ手前まで流速レンジを下げ，ドプラゲインを高くします（**図4**）．ただし，血流が乏しく，この設定では血流シグナルを捉えられない場合には，カラーノイズが出てしまうレベルまで流速レンジやドプラゲインを調整して，記録した動画像をコマ送りにして，ノイズ（心拍による動きや手ブレ）の少ないコマを見つけて腫瘤血流を評価することもあります．カラードプラで血流シグナルが得られない場合，そこに血流がないとは限りません．設定値の感度以下ということですので，間違えないようにしましょう．

図3 実質血流評価における調整

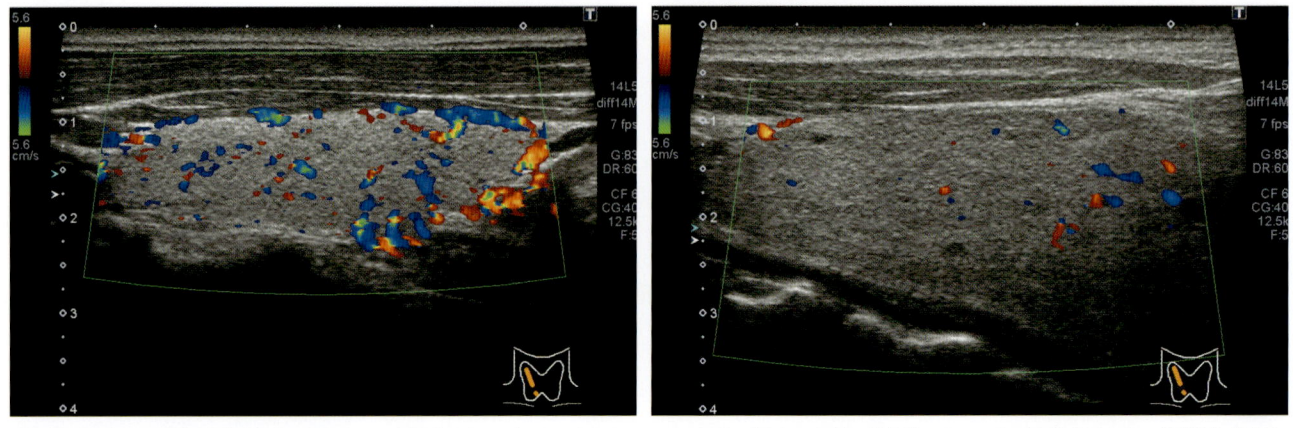

a：健常例　　b：橋本病の症例

健常者で流速レンジやドプラゲインを設定し，規定値としてプリセットにしている。同じプリセット値で橋本病のカラードプラ像をみると，健常例に比較して血流シグナルが乏化しているのがわかる。

図4 腫瘤血流評価における調整

a：流速レンジが大きい
ドプラゲインが低い
↓
血流を過小に
評価してしまう

b：適正
↓
血流シグナルは
境界部だけでなく
内部にも認める

c：流速レンジが小さい
ドプラゲインが高い
↓
ノイズが多い

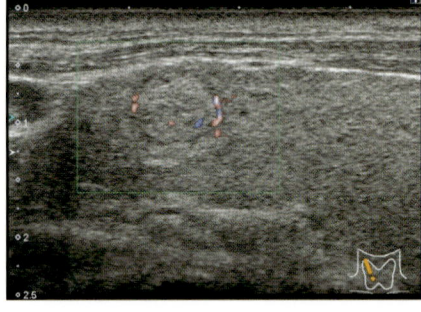 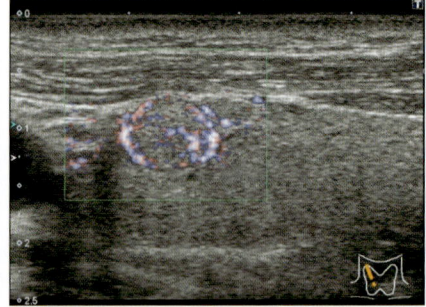 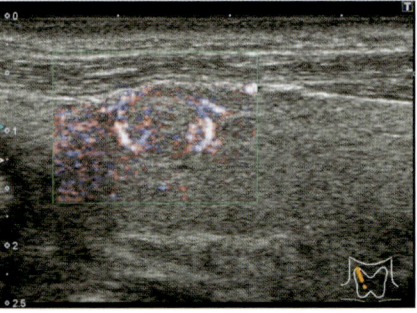

ドプラの設定が適正でないと，過小評価や過大評価をすることになる。

図5 パルスドプラによる血流計測の注意点

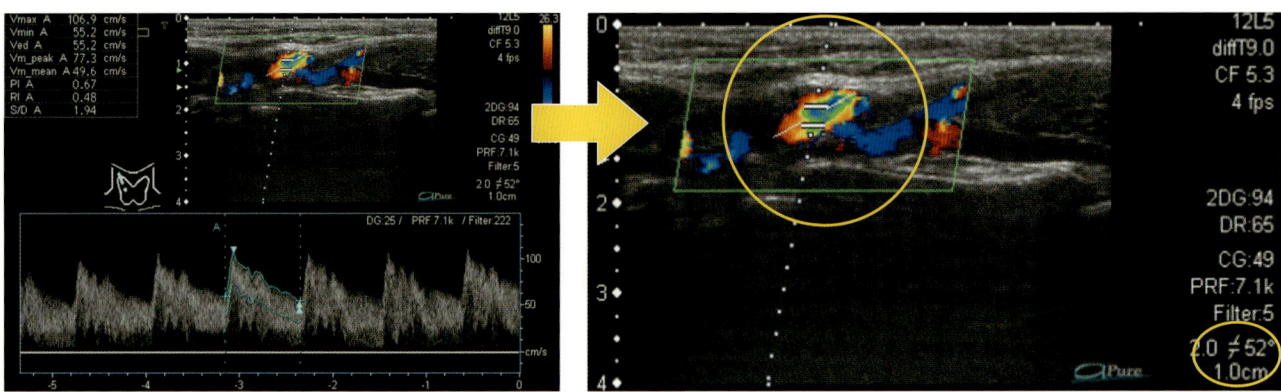

甲状腺機能亢進症における上甲状腺動脈血流速計測の例。
・対象となる血管にサンプルボリュームが収まっている。
・角度が60°以内に収まっている（この症例では52°）。

パルスドプラによる血流速計測

　血流速を計測する場合の注意点としては，サンプルボリュームを対象となる血管の口径に収まるように調整すること（腫瘍内血管の場合には血管径よりもサンプルボリュームが大きくなる場合もあります），ドプラ計測角度を60°以内にすることの2点です（図5）。また，周囲の動きによるノイズが多い場合には，フィルター機能などを使って調整します。血流速計測に関する操作方法は超音波装置によって異なりますので，超音波装置のマニュアルをよく読んで検査を行ってください。

　得られた血流波形からpulsatility index(PI)やresistance index(RI)などを求めることもありますので，indexを計測する際には，装置の操作方法を正しく理解して行うようにします。

② 超音波画像の表示方法

　乳房や甲状腺などの体表エコーでは，横断像では横断面を足側から見るように，画像の左側が被検者の右側になるよう表示します（図6）。また，縦断像では縦断面を被検者の右側から見るように，画像の左側が被検者の頭側になるように表示します（図7）。

図6　超音波画像の表示方法（横断像）

a
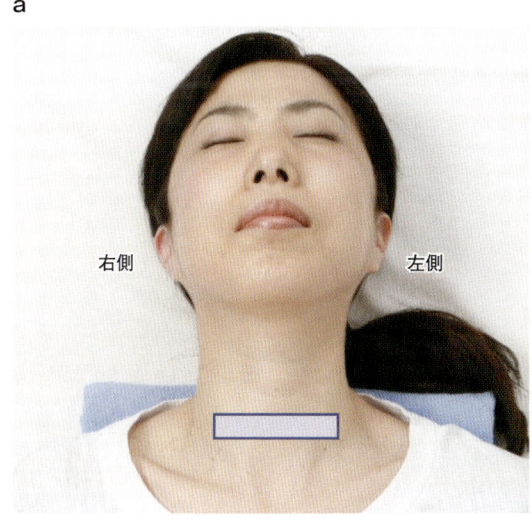

b
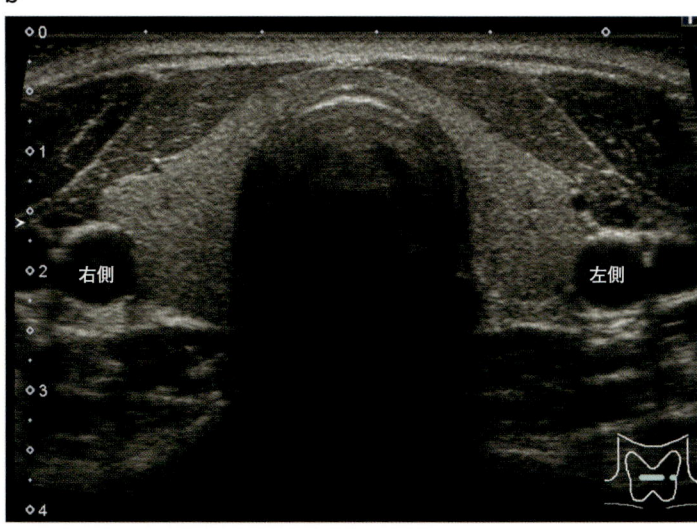

横断面を足側から見たように表示する（CTやMRIなどの体軸断面と同様）。被検者の右側が画像の左側になるように描出する。

図7 超音波画像の表示方法（縦断像）

a
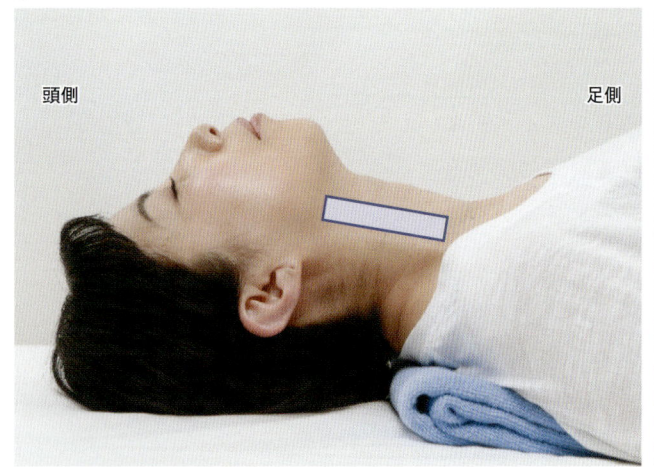

b
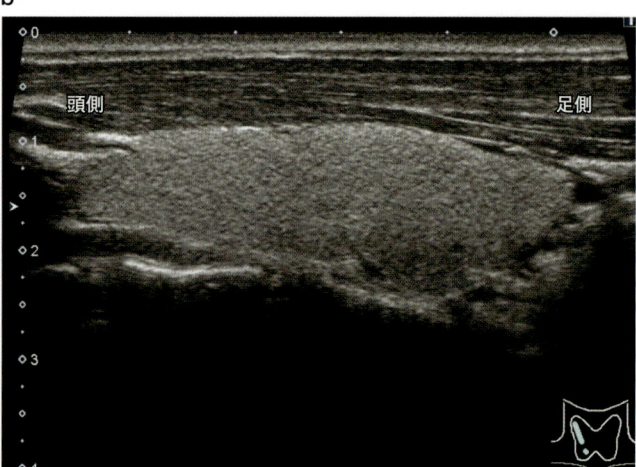

被検者の頭側が画像の左側になるように描出する。

③ 超音波検査のアーチファクト

　超音波検査におけるアーチファクトとは「実際には存在しないものが意図せずに表示されたり，実際とは形状が違って表示されたりする現象」を指します。

　超音波検査にはアーチファクトがつきものです。アーチファクトのなかには，虚像というような本来ありもしないのに"ある"ように描出されるものや，実際には存在するものがアーチファクトで隠されてしまうような困った現象もありますので，その発生原因や除去方法，鑑別方法などを知っておくことが非常に重要です。また，アーチファクトのなかには画像判読に有用なものもありますので，アーチファクトを理解して，上手に付き合いながら検査を進めていくことが大切です。

　超音波検査装置にはアーチファクト軽減のための各種機能が装備されていますので，自施設の装置にどんな機能があり，それはどんな効果があるのかを理解しておくと，より鮮明な画像を得ることができます。

　ここでは，主なアーチファクトについて解説します。

多重反射によるアーチファクト

　体表エコーで最も多く遭遇するアーチファクトがこの多重反射です。多重反射はプローブの接触面付近に発生することが多いため，プローブに近い（浅い）部位を検索する体表エコーでは，必ずといっていいほど多重反射の影響を受けます。

　超音波を強く反射させる面が平行に向かい合った状況になるとそれらと垂直にあたる超音波パルスが，その間で何回も反射を繰り返してプローブに戻ってくることがあります。超音波装置は一回だけ反射して戻ってきたエコー信

図8 多重反射によるアーチファクト

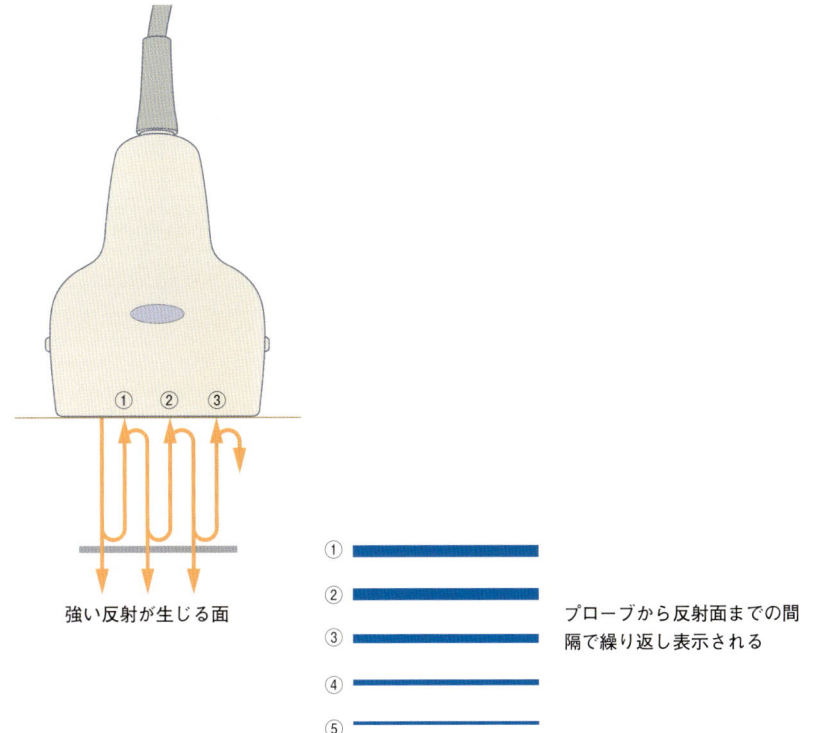

図9 多重反射によるアーチファクトの実例
乳腺嚢胞の症例。
嚢胞内(浅部)に多重反射による線状エコーを認める(→)。後方エコー増強や外側陰影もみられる。

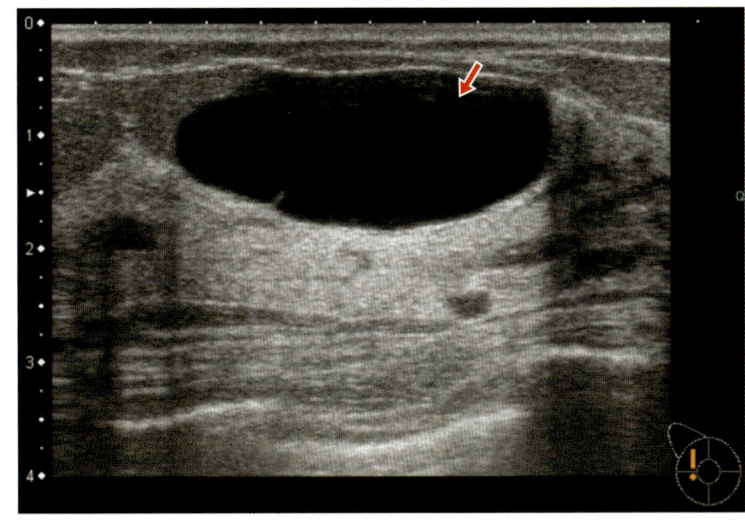

号と，複数回の反射の末に戻ってきたエコー信号を区別することができず，到着時間の長さだけでプローブからの距離を計算して画像表示してしまいます(**図8**)。多重反射には，プローブと体表付近の筋膜や腹膜との間で発生するもの，体表付近の筋膜などの反射体同士で発生するものなどがあります。

多重反射は，実質臓器では実質エコーに埋もれてしまって目立たないことが多いですが，嚢胞や低エコー腫瘤などでは内部からの反射が少ないため，相対的に多重反射が目立って描出されます(**図9**)。

対処方法

プローブと体表付近の強反射体の平行な位置関係を崩すことです。具体的には，プローブを少し傾けて，超音波ビームを反射体に垂直にあてないようにします。ただし，乳腺超音波では対象構造に超音波ビームを垂直にあてるのが基本ですから，まずは基本画像を記録して，その後にアーチファクトに対処した画像を記録するなど，基本＋工夫が必要です。

プローブと体表付近の強反射体の距離を空けます。具体的には音響カプラを用いて，プローブと体表までの距離をとります。音響カプラ部分に多重反射が発生してもSTCなどの調整で取り除くことができます。ただし，距離が空く分，対象領域の深度に合わせた周波数設定などが必要になります。

超音波装置によっては，垂直方向だけでなく複数の方向から超音波ビームを投入して造画する空間コンパウンド機能があり，これによって多重反射は軽減されます。

terminology
STC：sensitivity time control

サイドローブによるアーチファクト

超音波振動子によって形成される超音波ビームは，設計した意図の方向（メインローブ）だけでなく，斜め方向にも放射されてしまいます。これをサイドローブとよびます。サイドローブの方向に強い反射体があった場合には，それがメインローブからのエコー信号と同時に受信されてしまい，これを超音波装置はメインローブの方向に反射源があったものとして画像に表示してしまいます（**図10**）。

メインローブのエコーレベルが低い場合（囊胞など）に，サイドローブからのアーチファクトが目立って描出されることが多いです（**図11**）。

図10　サイドローブによるアーチファクト

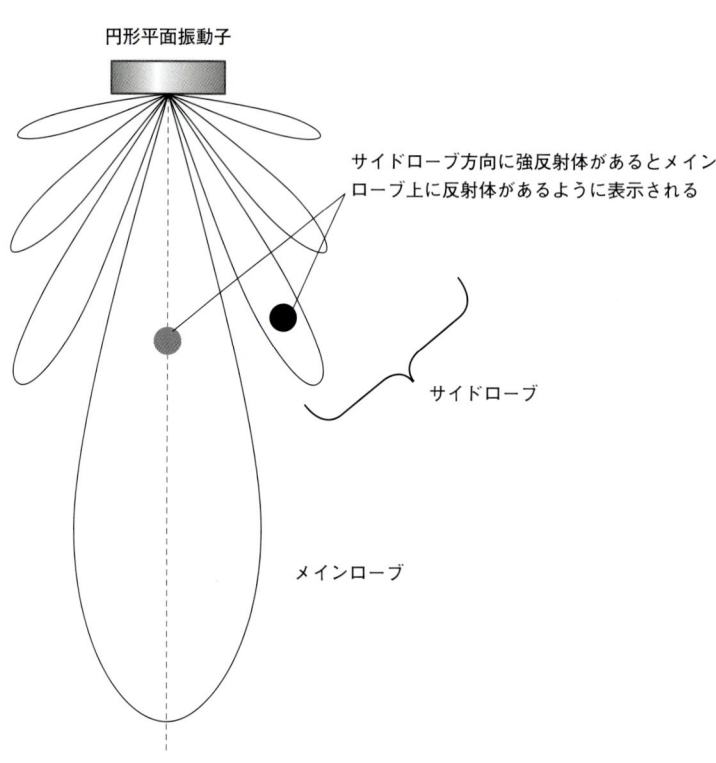

図11 サイドローブによるアーチファクトの実例
乳腺嚢胞の症例。
嚢胞内に淡い内部エコーを認める(→)。
後方エコー増強や外側陰影もみられる。

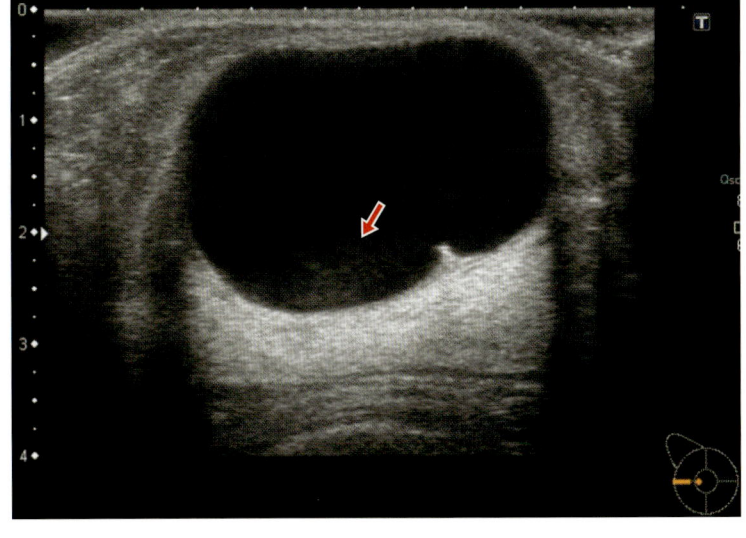

対処方法

　サイドローブ自体を制御することは困難ですので，なるべくアーチファクトが映り込まないようにプローブをあてる位置や角度を調整します。斜め方向に強反射体があると認識できれば，サイドローブによるものと判定してSTCなどで低減させることは可能ですが，サイドローブはメインローブを取り巻くように立体的に放射されているので，Bモード画面(二次元画面)内には原因となる強反射体が描出されていない場合もあります。

音響陰影

　超音波を強く反射する構造(骨，結石，石灰化など)の後方や，超音波エネルギーを吸収してしまう構造(消化管ガス，肺気，強い線維化など)の後方には超音波パルスが到達できない部位が発生します。超音波パルスが十分到達できない部位や，まったく到達できなかった部位では，エコーが減弱または消失してしまいます。この現象を音響陰影とよびます(**図12**)。

図12 音響陰影の実例
a：乳腺濃縮嚢胞の症例

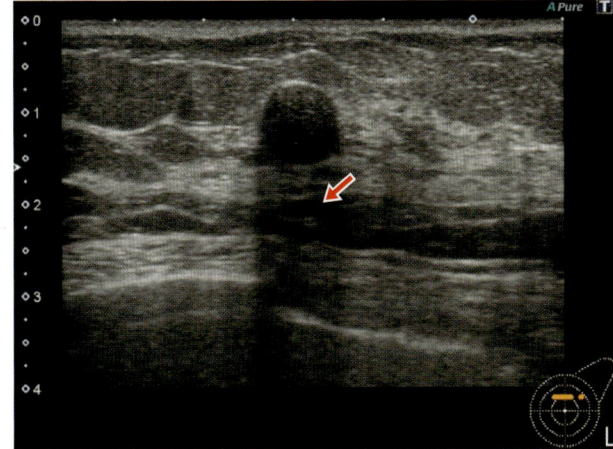

腫瘤後方エコーは減弱している(→)。

b：乳腺石灰化の症例

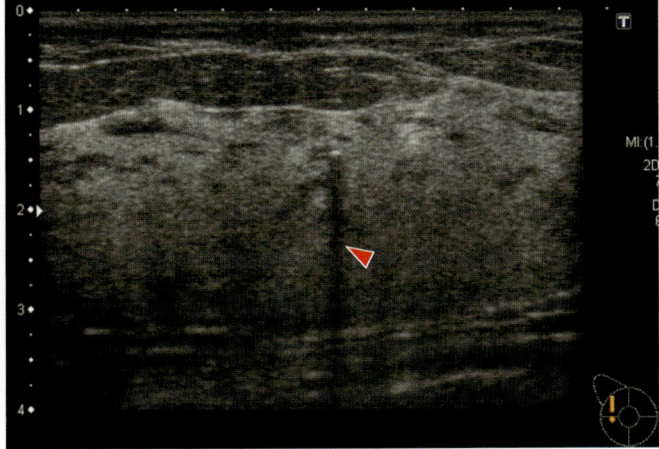

小さな石灰化だが，明瞭な音響陰影を伴っている(▶)。

音響陰影を発生させる構造の後方がみえづらかったりみえないのは困ったことですが，音響陰影は石灰化や線維化などを判定する際の有用な所見情報でもあります。音響陰影の後方の検索はもちろんですが，音響陰影を用いた所見判定も考慮しながら検査を進めてください。

乳房のクーパー靱帯では，超音波の走査断面によって音響陰影の幅が変わることで，病変ではないことが認識できることもあるため，走査断面を変えて確認することも重要です。

対処方法

超音波装置によっては，垂直方向だけでなく複数の方向から超音波ビームを投入して造画する空間コンパウンド機能があり，これによって音響陰影は軽減されますが，粗大石灰化のような強い音響陰影は軽減することが難しい場合もあります。

外側陰影

音響陰影の一種ですが，一般の音響陰影が反射や吸収によって発生するのに対し，外側陰影はビームの屈折によって発生します。屈折は音速の異なる境界では形状を変形させるアーチファクトを発生させますが，外側陰影の場合は，超音波ビームが浅くあたる部位で臨界角を超えた部分で超音波パルスが到達できない部位が発生し，そこにアーチファクトが生じます。辺縁が滑らかな円形(球形)腫瘤の側面などで発生しやすいとされ，腫瘤辺縁の評価には重要な所見となります(**図13，14**)。

対処方法

腫瘤性状を評価するうえで重要な所見ですので，外側陰影を消す必要はないのですが，プローブの角度を少しずらすだけで軽減します。垂直方向だけでなく複数の方向から超音波ビームを投入して造画する空間コンパウンド機能によっても外側陰影は軽減されます。

図13 外側陰影

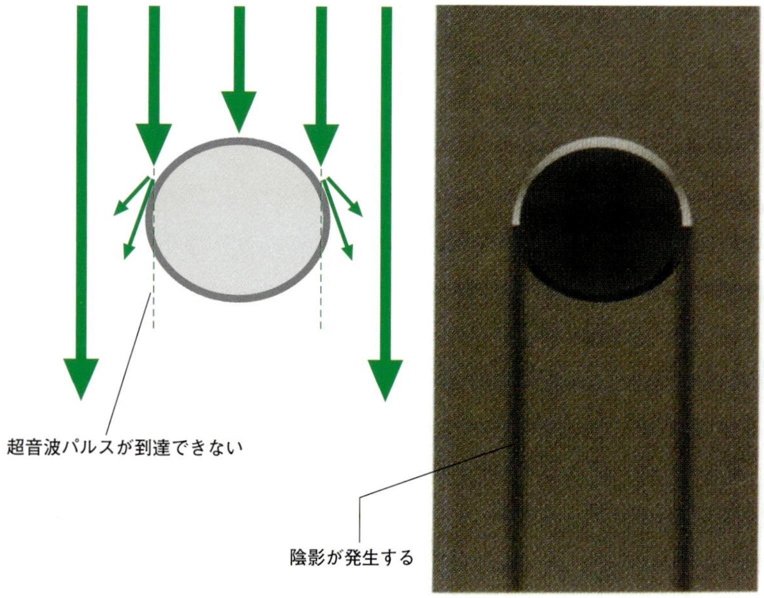

超音波パルスが到達できない

陰影が発生する

図14　外側陰影の実例
乳腺濃縮嚢胞の症例。
外側陰影が明瞭にみられる（→）。後方エコー増強も認める。

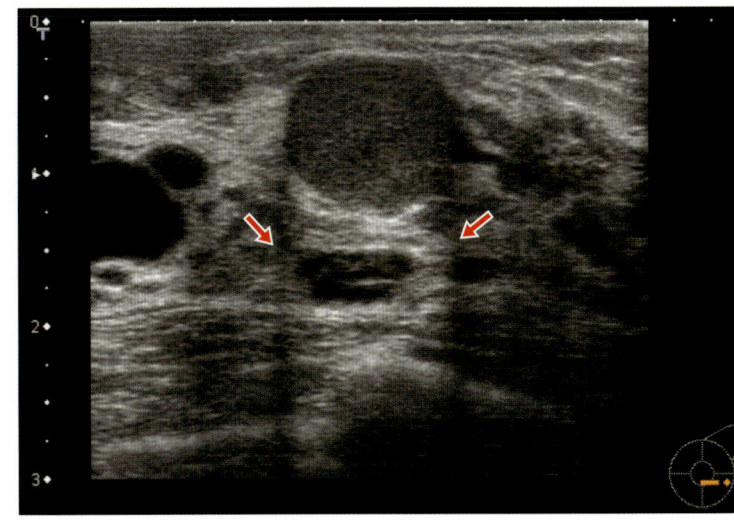

後方エコー増強

　超音波パルスは反射と透過を繰り返しながら進行し，また，エネルギーの一部は熱エネルギーに変換されるためエネルギーを弱めながら進んでいきます。嚢胞などでは内部反射や減衰が少ないので，その後方には周囲よりも強いエネルギーを保ったままの超音波パルスが到達することになり，その部分のエコー輝度が高くなります（**図15**）。

　増強という言葉を用いていますが，嚢胞などで超音波エネルギーが増大するわけではありません。超音波パルスはいったん発射されると減衰するばかりで増強することはありません。周囲と比較して相対的にエコー輝度が高くなった状態を指す言葉として用いられています（**図16**）。

図15　後方エコー増強

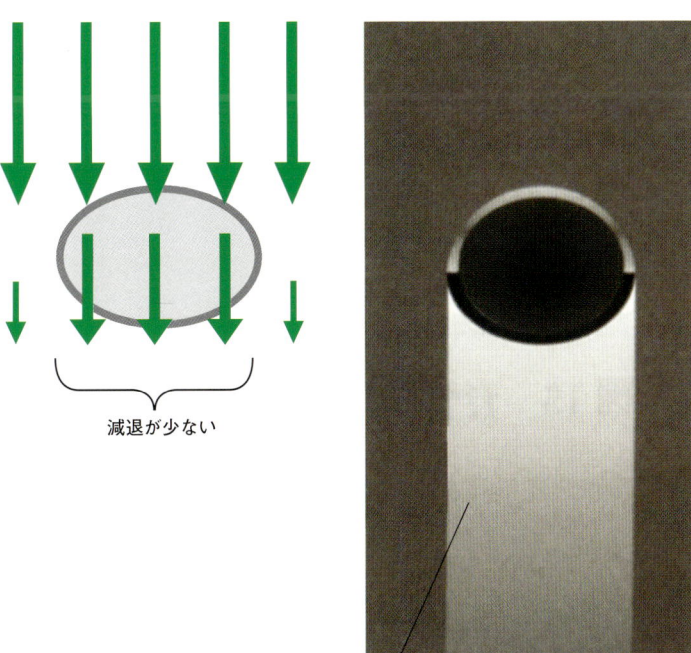

図16　後方エコー増強の実例
乳腺嚢胞の症例。
後方エコー増強(*)の他に外側陰影も認める。

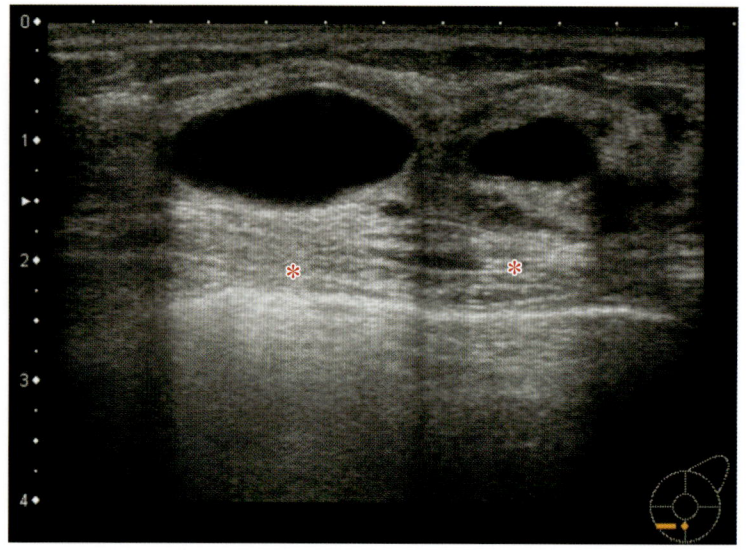

対処方法

　超音波検査において重要な所見なので消す必要はないのですが，STCを調整することで軽減することは可能です。

鏡面現象

　厚い筋膜や骨面などの平滑かつ強い反射体では超音波を鏡のように反射します。こういった反射体にあたった超音波パルスは，本来の方向に戻るものとは別に鏡面の反射方向に向かうものもあります。この鏡面反射方向に構造物があると，鏡面で反射された超音波パルスが構造物にあたり，また鏡面を介して本来の経路でプローブに戻ります。超音波装置では超音波パルスは直進することを前提に画像を作っていますので，本来の位置とは違う場所に構造物を表示してしまうのです(**図17**)。
　鏡面となる構造を挟んで本来の構造物(実像)と虚像が対峙するため，アーチファクトとして認識しやすいですが(**図18**)，鏡面が弧状を呈する場合は，実像と虚像が同一断面に描出されないこともあるため，注意が必要です。カラードプラでも鏡面現象を認めることがあります。

対処方法

　プローブの角度を少しずらすだけで軽減します。

図17　鏡面現象

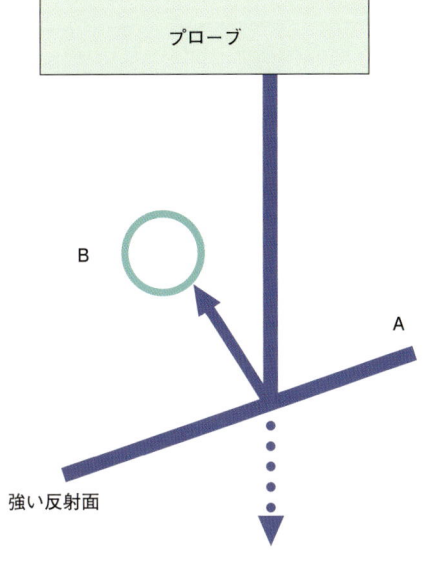
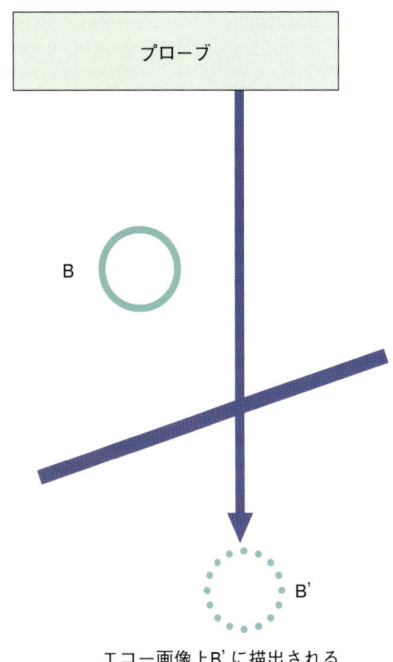

図18　鏡面現象の実例
乳腺線維腺腫の症例。
胸腔の位置に腫瘤の鏡面現象がみられる（→）。

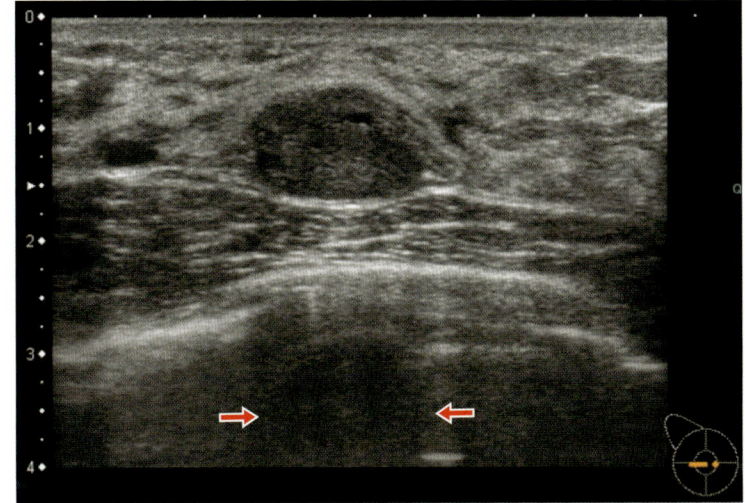

参考文献

1）一般社団法人日本超音波検査学会：超音波基礎技術テキスト
　　超音波検査技術．p37，2012．

II 体表エコーの実践教習−検査法の実際

1 乳腺

II 体表エコーの実践教習－検査法の実際

1 乳腺

乳腺超音波検査のSTEPとゴール

STEP

STEP 1	乳房の解剖を理解する
STEP 2	検査環境を整える
STEP 3	見落としのない走査を行う
STEP 4	病変を捉える
STEP 5	カラードプラとエラストグラフィを活用する
STEP 6	代表的疾患と超音波像を理解する

ゴール

・悪性腫瘍を評価できるようになる

・良性疾患を評価できるようになる

STEP 1 乳房の解剖を理解する

①乳腺の範囲を認識する

　乳腺の範囲には個人差があり，頭側は鎖骨下縁付近まで，尾側は肋骨弓付近まで，外側は広背筋前縁付近まで，内側は内胸動静脈付近まで伸びている人もいます（**図1**）。

　乳腺のシェーマのイメージからか，円形の範囲で走査を行っている場面に遭遇しますが，円形では見落としにつながることも考えられます。乳腺の存在範囲は四角い面として捉えたほうがよいでしょう。

②乳腺と周囲の血管や筋組織との関係を把握する（図2，3）

● 大胸筋
　起始：鎖骨の内側半分，胸骨および第1から第6肋軟骨，腹直筋鞘前葉に付着。
　停止：鎖骨部・胸肋部・腹部ともに上腕骨の大結節稜に付着。

- **小胸筋**
  起始：第2または第3から第5肋間と肋軟骨の連結部に付着。
  停止：烏口突起に付着。

- **腋窩動脈**
  ・鎖骨下動脈からの連続で，第一肋骨を越えたところで腋窩動脈とよばれるようになる。
  ・大胸筋・小胸筋の後方を通り，上腕に至り大円筋を越えると上腕動脈とよばれる。

- **内胸動脈**
  ・鎖骨下動脈から分かれる動脈で，胸骨の外側縁に沿って下行する左右一対の動脈。

図1　乳腺の存在範囲

a：正面からみた乳腺の範囲

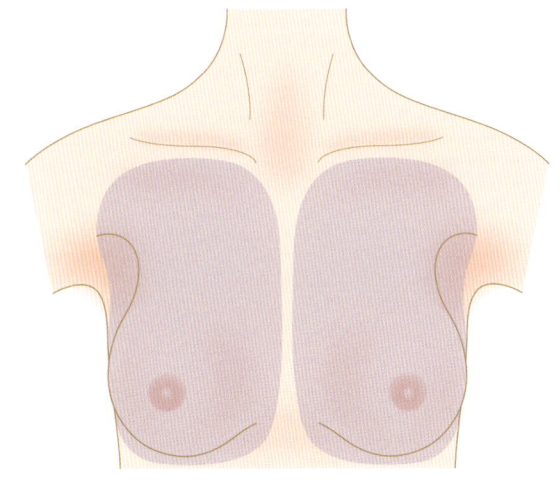

乳腺の存在範囲は，丸ではなく四角い面として捉えたほうがよい。

b：体側からみた乳腺の範囲

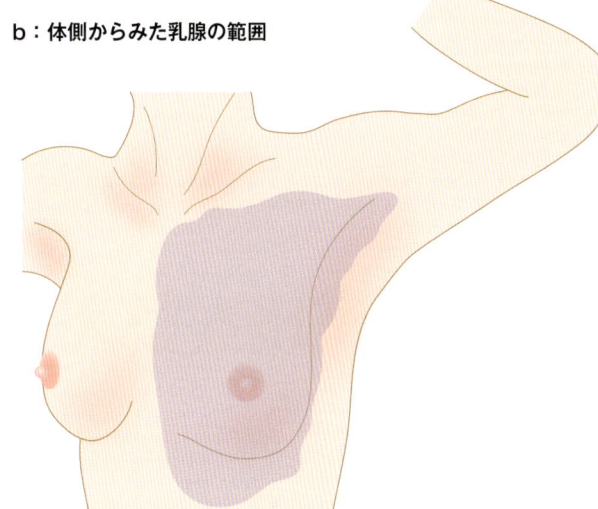

外側は広背筋前縁付近まで伸びていることもある。

図2　正常乳腺の超音波画像と解剖図の対比

a：超音波画像　　　　　　　　　　　b：解剖図

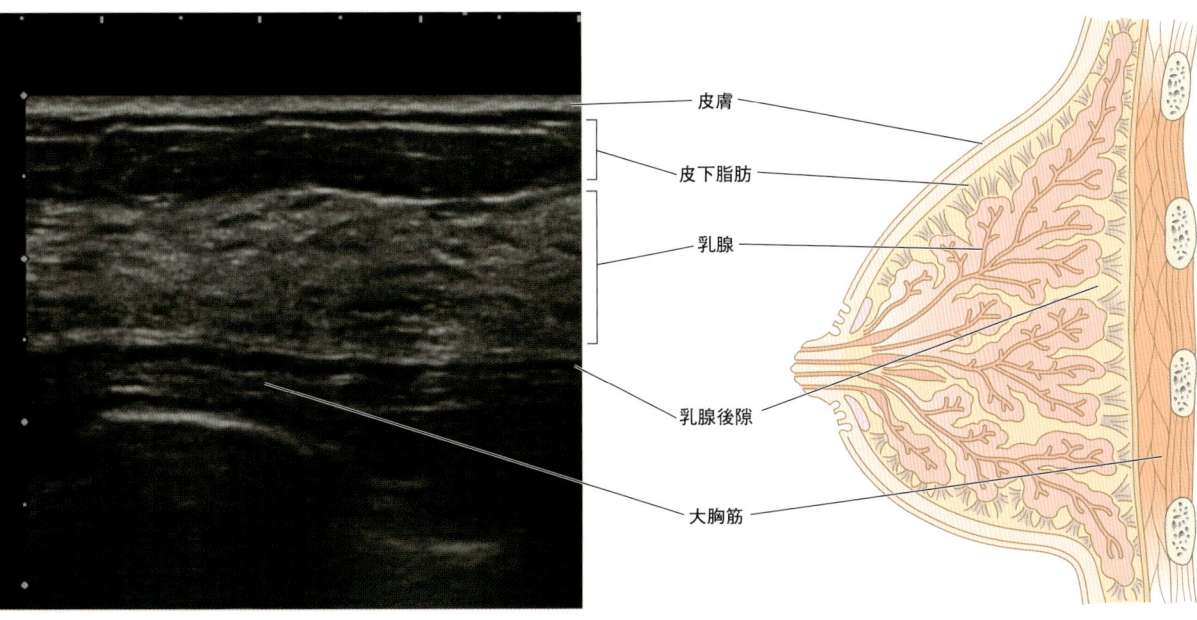

図3　周囲の血管と筋組織

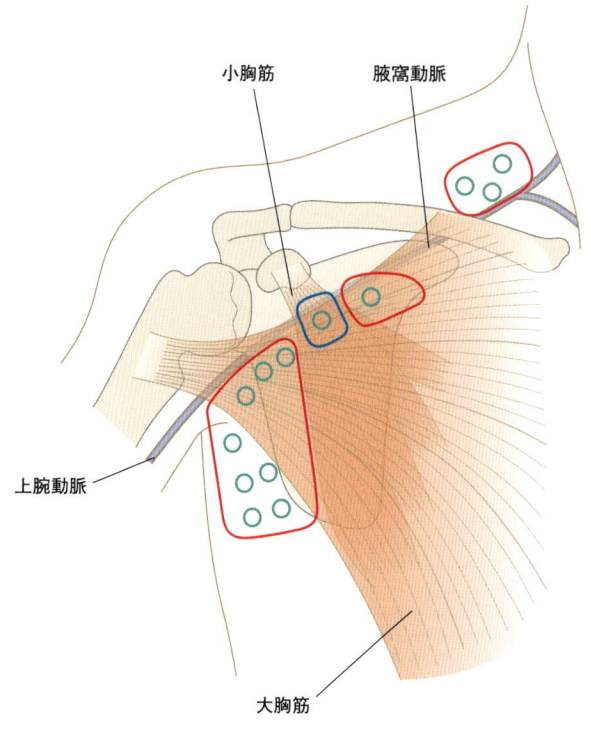

STEP 2　検査環境を整える

①検査の前に確認する

　食事や服薬の制限はありません。
　上半身はすべて脱いでもらうため，被検者の羞恥に配慮した環境にしましょう。
　また，頻度は少ないですが男性被検者もいますので，検査ブースの間仕切りを設置し，入れ替えの際に被検者同士が顔を合わせることがないようにするなどの配慮も大切です。

②被検者の準備

　前開きの検査衣または羽織れるタオルなどを準備し，検査に支障なく，かつ被検者の羞恥にも配慮します（**図4**）。

③被検者の体位

　ベッドに仰臥位になってもらいます。腋窩のスペースを確保することが大切ですので，両肘を曲げて挙上するような姿勢をとってもらいます。肩が痛い場合は腕を楽な位置に下げてもらってもよいので，腋窩を開いた姿勢になるよう調整します（**図5**）。

図4　乳腺用検査衣
前開きの乳腺専用検査衣が準備できると，検査がスムーズに行えてよい。

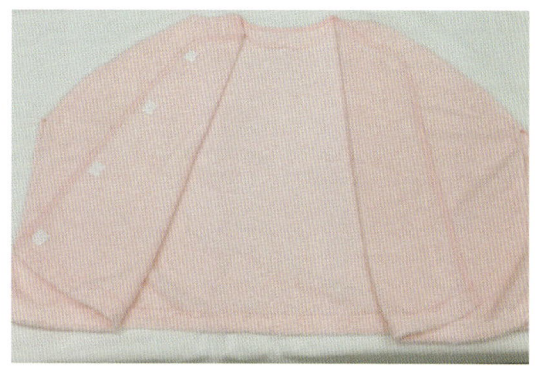
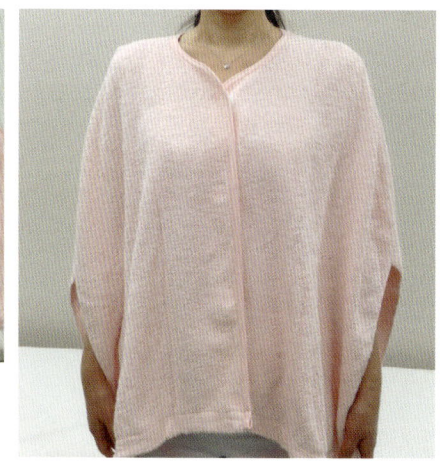

図5　検査時の姿勢
a：腕を挙上してもらう

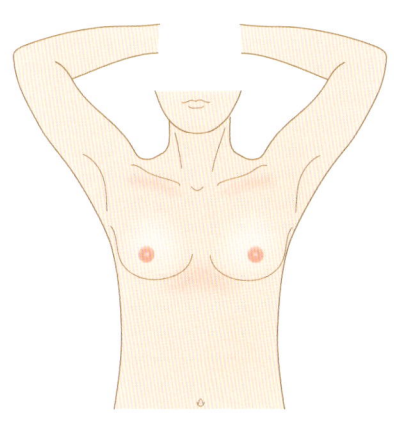

b，c：肩の痛みを訴える場合は，腋窩に空間が作られる姿勢をとってもらう

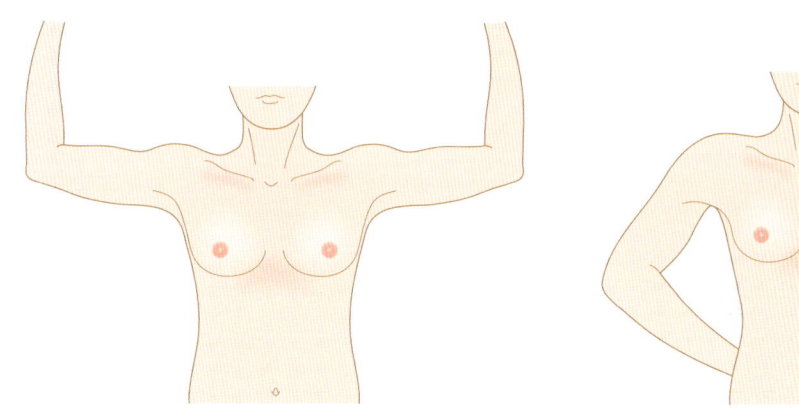

　大きな乳房の場合は，背中に枕やタオルを入れ，乳頭が一番高い位置にくるような体勢を取ってもらうと，乳房が外側に下がるのを防ぐことができ，検査しやすくなります。専用の三角枕もあります(**図6**)。
　高齢による椎体の弯曲などにより仰臥位を保てない場合には，枕やタオルなどを使ってできる範囲で楽になる体勢を作ります(**図7**)。

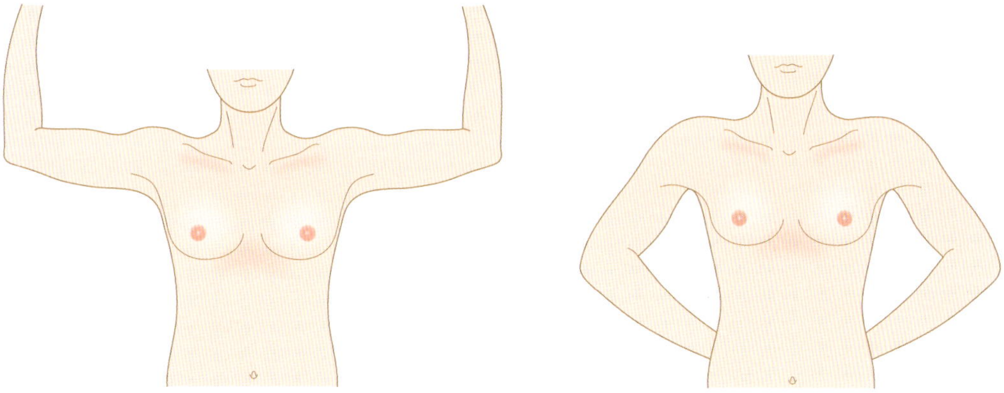

図6　三角枕使用例

a：三角枕

b：実際の使用例

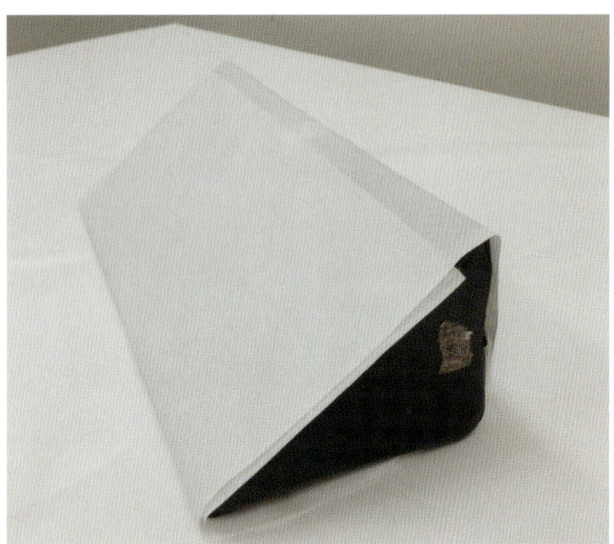

三角枕を準備すると大きな乳房の検査時に便利である。

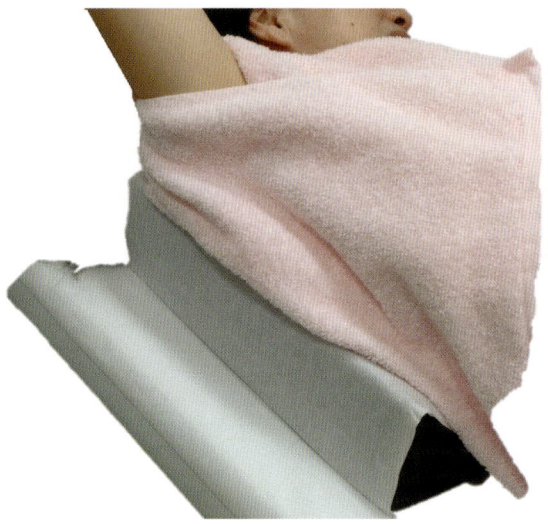

乳頭が真上になるように検側の背側に入れる。

図7　椎体弯曲の場合
大きめのタオルなどを使用し，できるだけ楽な姿勢を取れるように配慮する。

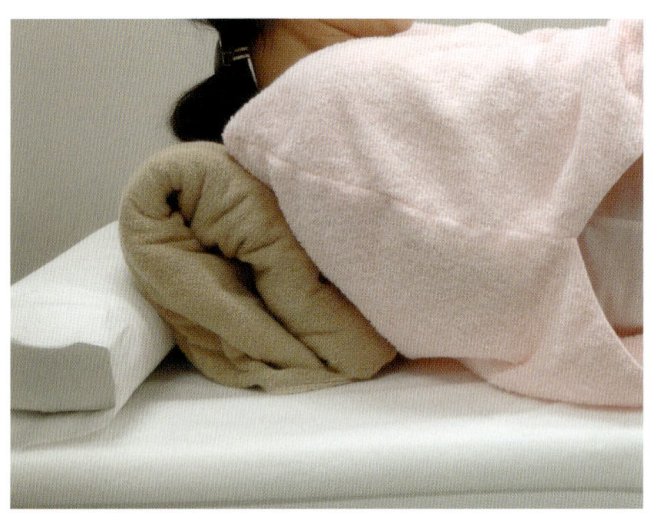

④検査ポジションの調整

　検査者が楽に腕を降ろした位置に被検者の胸部がくるようにベッド位置を調整します。また，検査者の腕や肩に負荷がかからないようにイスや検査ベッドの高さを調整します(**図8**)。

　人間ドックなどで腹部エコー検査後に乳腺を走査するとき，検査者が同じ位置では左外側縁まで十分に手が届かず，見落としの原因となることがあります。乳腺を走査するときは装置を頭側に動かしたり，被検者に少し下に下がってもらうなどして，正しいポジションを取りましょう(**図9**)。

図8　検査者と被検者の位置
a：被検者が検査者から離れると，検査者の腕が不自然に伸び検査に適さない
b：被検者のベッドが高すぎると，検査者の腕が不自然に高い状態になり検査に適さない
c：適正な位置

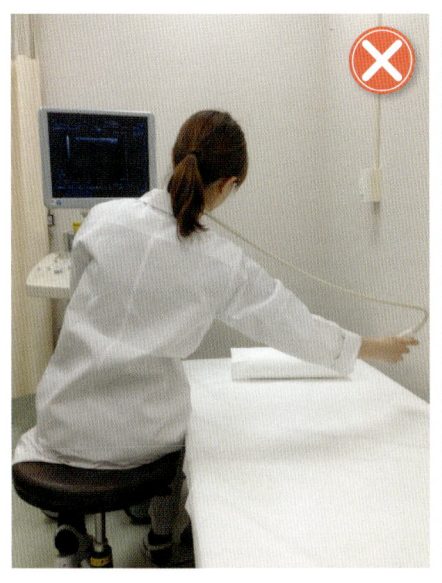

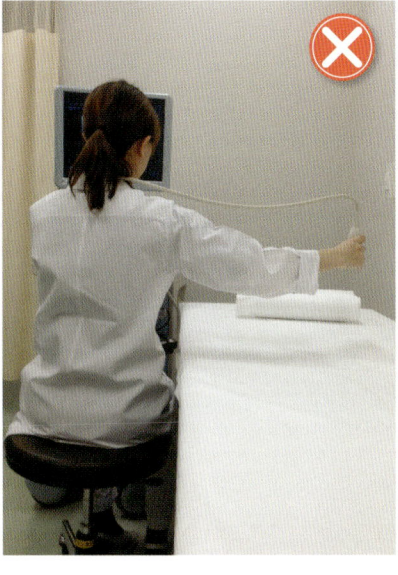

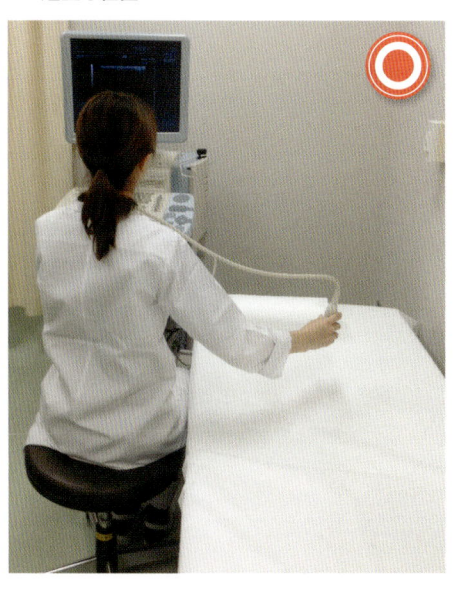

図9　検査者と被検者の位置
a：被検者が頭側に離れていると，検査者の腕が左外側縁まで届きにくく検査に適さない
b：適正な位置

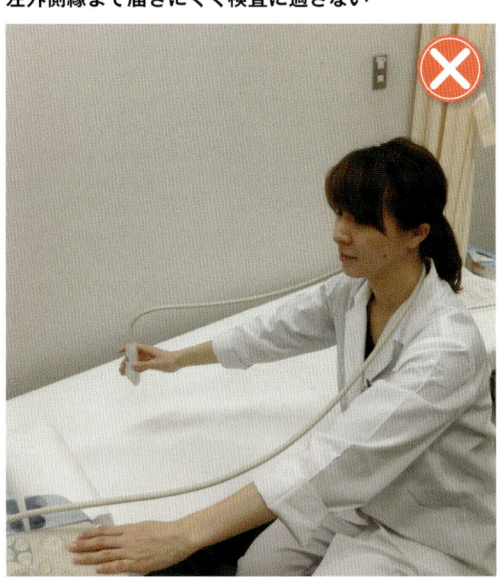

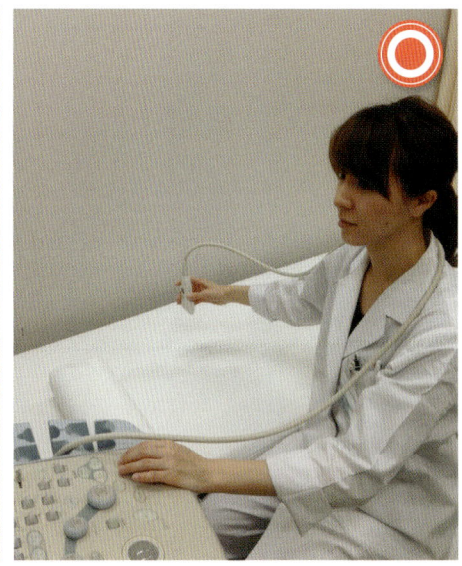

⑤使用プローブ

　中心周波数10MHz程度のリニア型プローブを使用します。スクリーニング用のほかに，精密検査用にさらに周波数の高いプローブを使い分けると便利です（**図10**）。巨大腫瘤などでは腹部用のコンベックス型プローブを使用することもあります。

図10 乳腺の検査に適したプローブ
a：4～6MHz コンベックス型プローブ
b：8～10MHz リニア型プローブ
c：12～14MHz リニア型プローブ

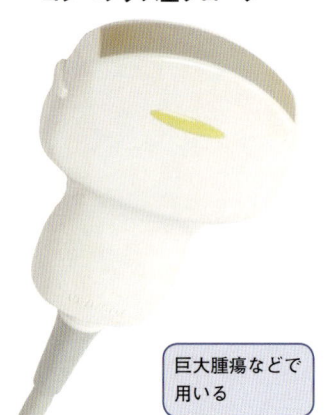

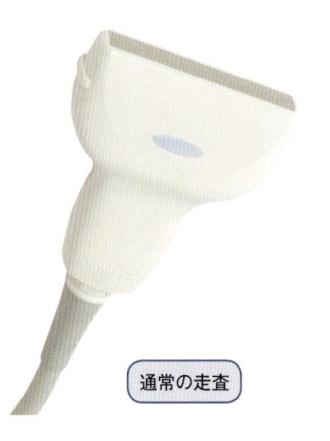

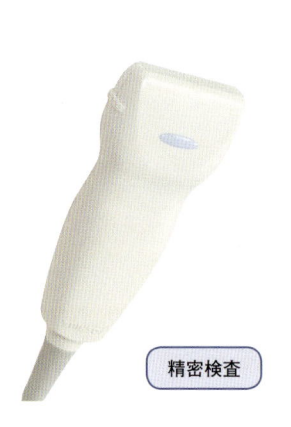

巨大腫瘍などで用いる
通常の走査
精密検査

⑥装置の確認

　検査を始める前に超音波検査装置の確認をしましょう。ポイントは以下の3点です。

1）個人情報の入力
　バーコートの読み取り，手入力など施設により入力方法はいろいろありますが，入力するタイミングはプローブを持つ前がよいでしょう。装置に被検者名を入力する施設は，呼びかけるときにディスプレイに表示された名前を呼ぶことで，被検者の取り違いを防ぐことにも役立ちます。

2）プローブマークを合わせる
　どちらの乳腺から走査するか決めておき，プローブを持つ前にプローブマークを合わせておきます。左右の間違いをなくすためです。

3）STC，視野深度，フォーカスを合わせる
　STCは，初期設定ではすべて中央のレベルになっているか確認します。乳腺ではSTCを変化させて検査することはほとんどありません。視野深度は乳腺組織の深さに合わせ4～5cmに設定します。どんなに大きな乳房でも，乳腺組織が5cmを超えることはほとんどありません。また，薄い乳房でも3cmでみると正常乳腺のパターンが認識しにくくなりますので，あまり浅すぎる設定もおすすめしません。
　フォーカスポイントは乳腺組織の後面付近に合わせます。なお，検査中はフォーカス・ゲイン・視野深度を必要に応じて変えながら観察します（**図11**）。

図11 乳腺検査時の装置の調整
a：STCは検査前にすべて中央のレベルに合わせ，検査中に操作することはない 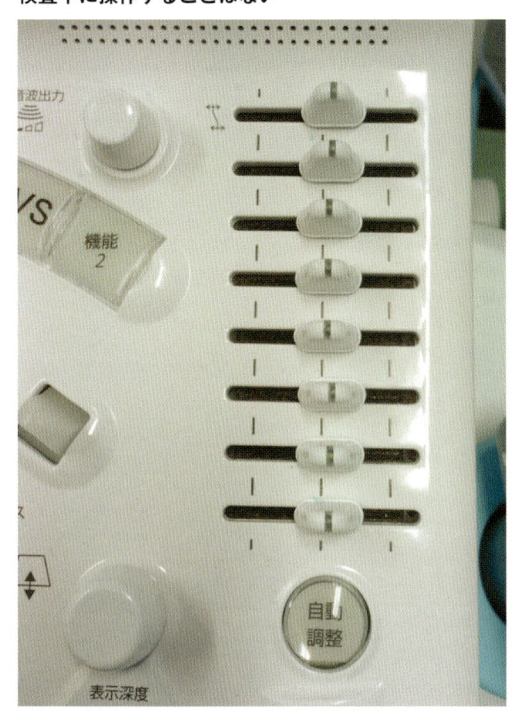
b：ブライトゲイン，フォーカス，視野深度は適時調整する

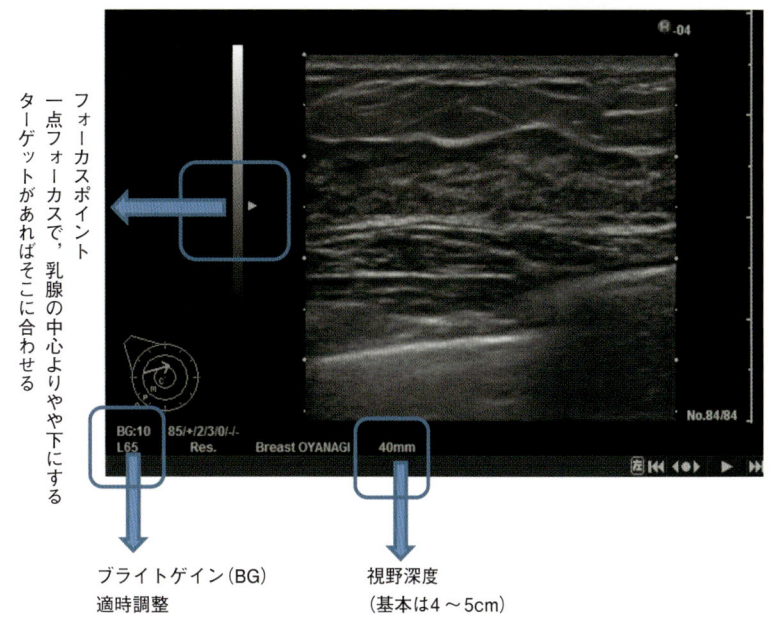

フォーカスポイント
一点フォーカスで，乳腺の中心よりやや下にする
ターゲットがあればそこに合わせる

ブライトゲイン（BG）
適時調整

視野深度
（基本は4〜5cm）

One Point Advice

乳腺用の画質設定はどうすればよいのか？

　乳腺エコーを始める前に，まずは超音波装置を乳腺検査に適した設定にする必要があります。プローブを高周波リニア型プローブにするのは当然ですが，ではそのプローブに適した設定はどうしたらよいでしょうか？この質問に対して一番多い答えは「装置メーカーの担当者を呼んで設定してもらう」ではないでしょうか？メーカーの担当者は新しい機能を駆使し，きれいな画像をつくってくれます。しかし，メーカーの担当者は症例をみて設定しているでしょうか？

　設定をすべてお任せして，与えられたものをただ使うだけではなく，成書の画像などをみて，自分で最適と思える画像をつくれるよう努力することが大切です。もちろんメーカーの担当者の協力は不可欠ですが，自分でも症例によって設定を変更できるような技術を持つことが大切だと思います。

⑦表示方向とプローブの持ち方

　縦断面で観察するときは尾側が画面の右側になり，横断面で観察するときは被検者の左側が画面の右側になります（**図12**）。

　乳腺エコーでは，腹部検査のような扇動走査の必要はなく，逆に扇動してしまうとビームの拡散などにより画像が劣化してしまいます。それを防ぐため，乳房の曲面に合わせて常に垂直に超音波を入射する必要があります（**図13**）。したがって，プローブはできるだけ下部を持ち，乳房に対して常に垂直に動かせるように保持します。

　腹部エコーや心エコーの検査時の持ち方とは異なりますので，それらの検査を行っている検査者には最初は少し違和感があるかもしれません。しかし，正しい持ち方で検査することは検査の精度向上にもつながります。安定しなければ小指の側面を体表につけ，滑らせるように動かすとよいでしょう（**図14**）。

図12　画面表示とプローブの持ち方
a：縦走査ではプローブマークが尾側（足側）になる
c：横操作ではプローブマークが右側になる
b：画像では左右が頭尾方向となる 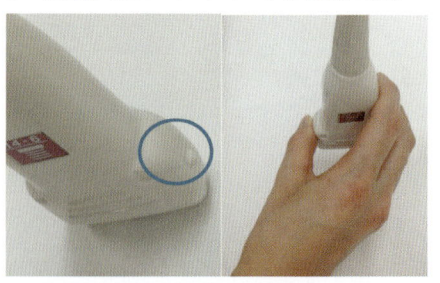
d：画像では左右が実際の左右と逆になる

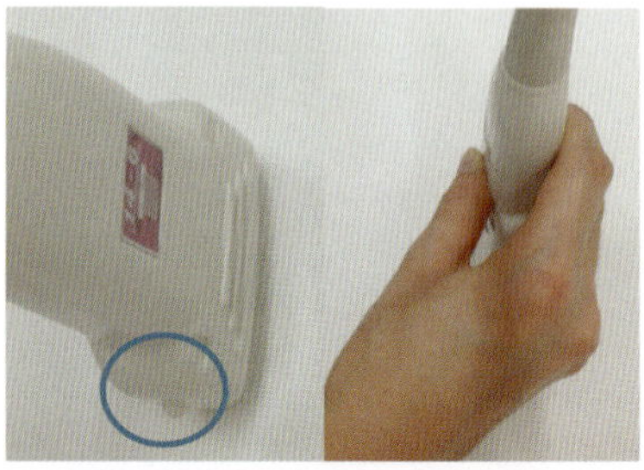

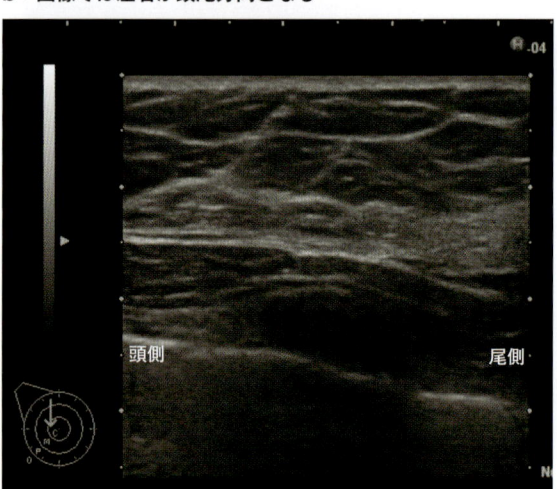

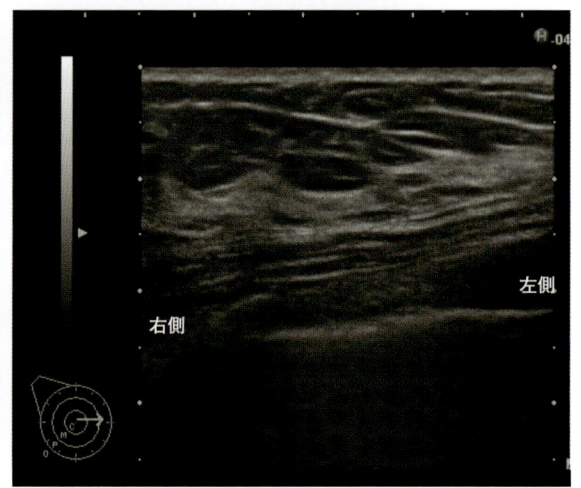

図13 乳房の曲面に合わせて垂直にビームを入れる

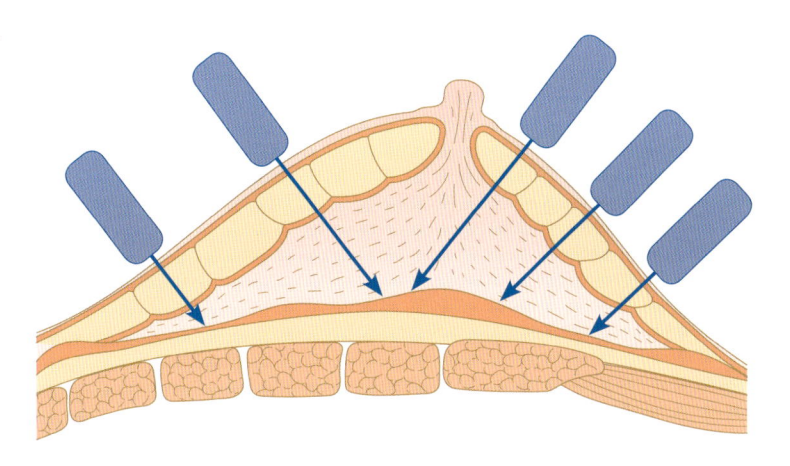

図14 乳腺検査時のプローブの持ち方
a：五指でプローブを保持する持ち方
b：小指と薬指は軽くまげて，プローブを固定する持ち方

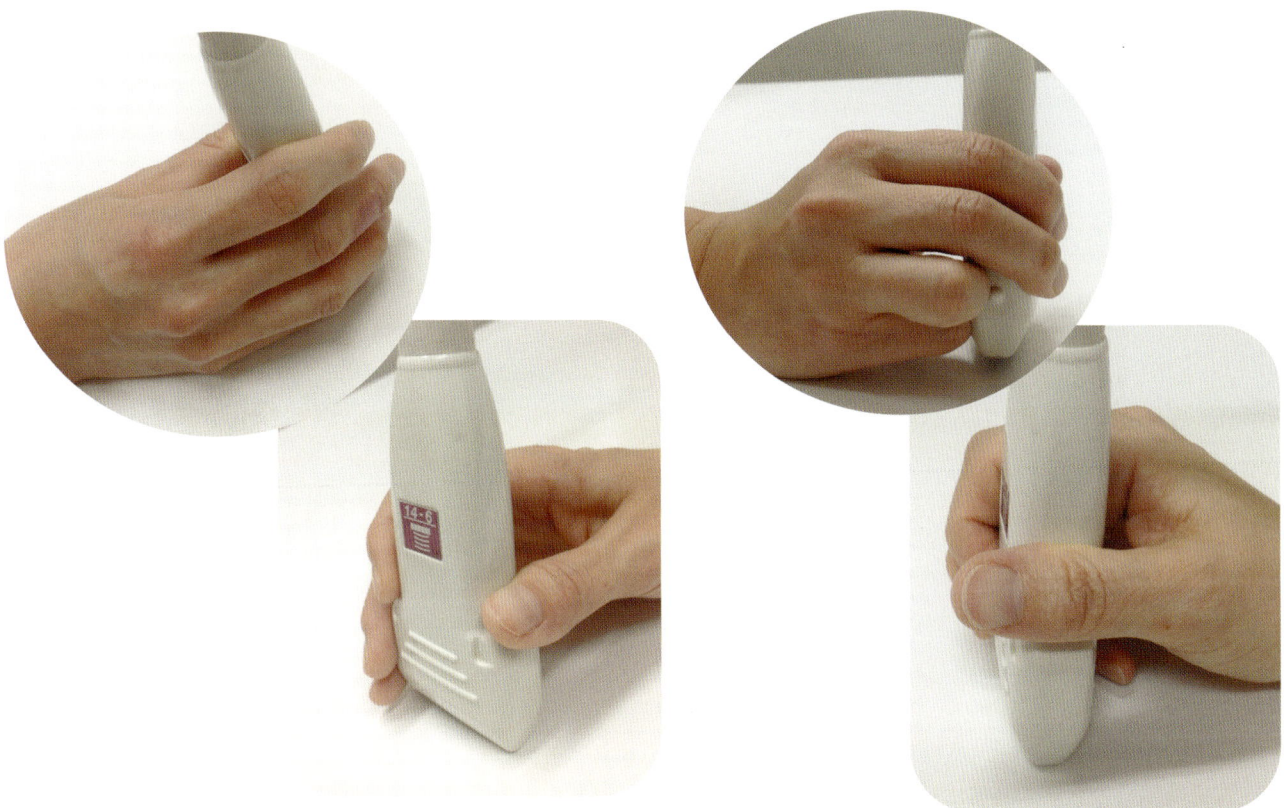

持ち方に決まりはないが，乳房に対して常に垂直に動かせるようできるだけ下部を持つ。

25

One Point Advice

プローブコードの扱い方

　プローブコードの扱い方は，首にかける，装置に付属のホルダーを使用する，などさまざまな方法がありますが，乳腺超音波検査では，コードの重さをできるだけなくして検査することがコツですので，筆者は肩と装置にコードをかけ，コードの重さをほとんど感じない扱い方をしています。

　実際の方法は，プローブを保持した腕から肩にコードをかけ，さらにそのコードを装置の手元近くにかけます。首だけにかけると，首や背中の凝りの原因となりますので，注意が必要です（**図15**）。装置にかけることにより，腕から肩にかけたコードの重みもほとんどなくなります。コードの長さは左右の走査に応じて左手で調整します。左外側をみるときには長く，右外側をみるときに短くするなど，肩にかけるコードがたるまないようにすると，コードの重さをほとんど感じることなく検査に集中できます。

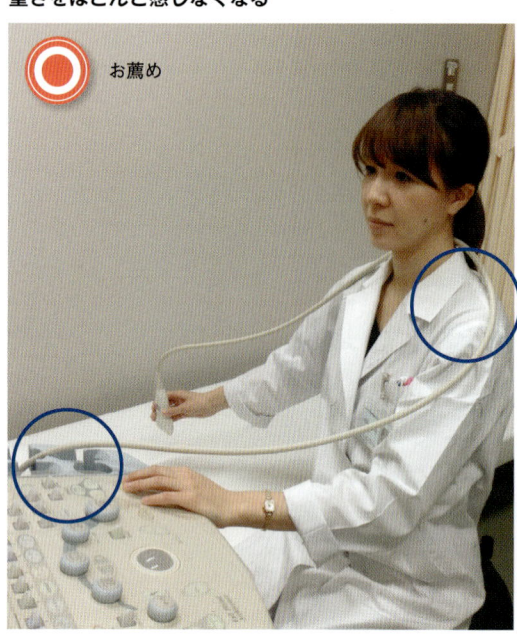

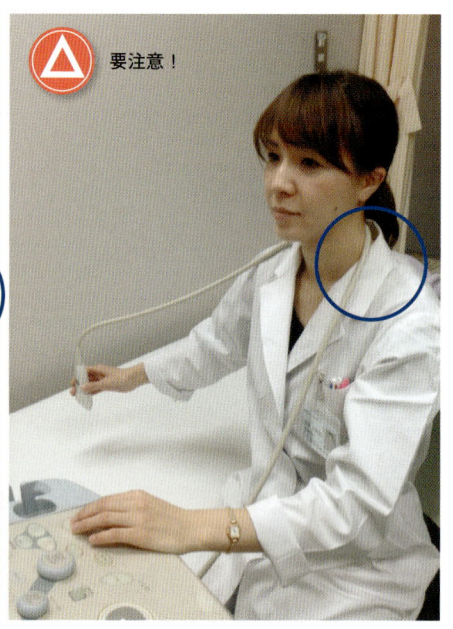

図15　プローブコードの扱い方
a：コードを腕・肩・装置にかけると，コードの重さをほとんど感じなくなる
b：コードを首だけにかけると，肩こりの原因となるので要注意

One Point Advice

左右どちらから始める？

　乳腺エコーの走査は左右どちらから始めればよいでしょうか？筆者は，ある講習会で「左から始めると患者さんとのコミュニケーションが取りやすく安心感を与えられる」と教わったのがきっかけで，左からみるようになりましたが，実際には左右どちらから始めても問題ありません。ただし，自分の方法を決めておかないと，片方を検査し忘れそうになったり，両側の検査が終わったのにさらに対側の検査をしようとしたり，思いもよらないミスにつながりかねません。左右どちらから始めるかを決めておきましょう。

STEP 3 見落としのない走査を行う

①走査方法の確認

　肩に力を入れず，プローブは乳房に押し付け過ぎないようにして走査します。超音波ゼリーをしっかりと塗布して，プローブを体表で滑らせるように動かすとよいでしょう。

　走査方法は**図16**のようにいろいろありますが，見落としを防ぐため2方向で走査することが大切です。また，施設内では走査方法をできるだけ統一したほうがよいでしょう。

　プローブの軸を動かさずに回転できるようにすることも大切です。ターゲットを画面に描出したまま，ゆっくりプローブを回転させて，いろいろな角度から病変をみるようにしましょう（**図17**）。

図16　走査方法
どのような走査方法でもよいが，見落としを防ぐため2方向で走査したほうがよい。

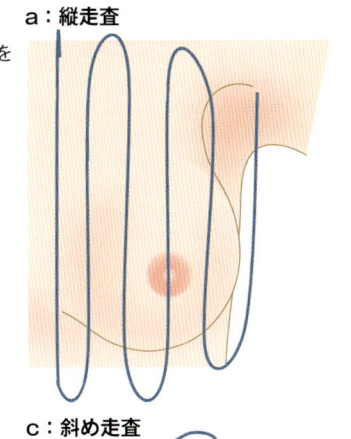

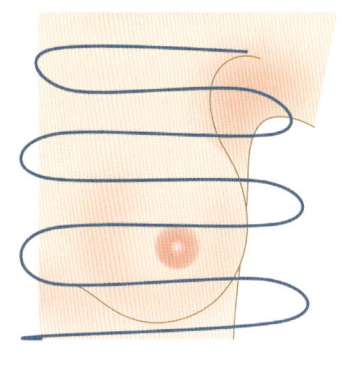

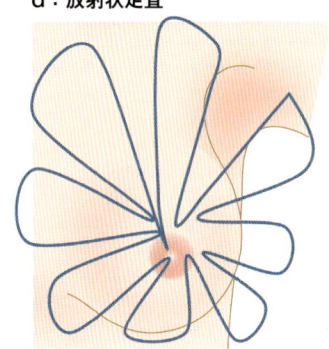

a：縦走査　　b：横走査　　c：斜め走査　　d：放射状走査

図17　プローブの回転
ターゲットを描出したままプローブを回転させ，いろいろな角度から観察する。

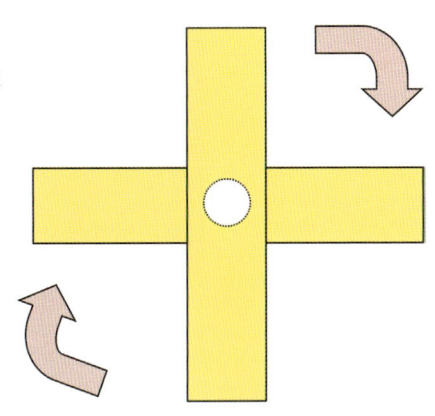

②乳腺に垂直にビームを入射する

プローブを乳腺組織の多いC領域にあてて超音波画像を描出します。乳腺に対して垂直に超音波ビームが入っていれば，**図18**のようにきれいに分離して描出されます。

大胸筋が斜めに描出されていたり不鮮明にしかみえない場合は，超音波ビームが斜めに入っていることが考えられますので，プローブをあてる角度を調整します。

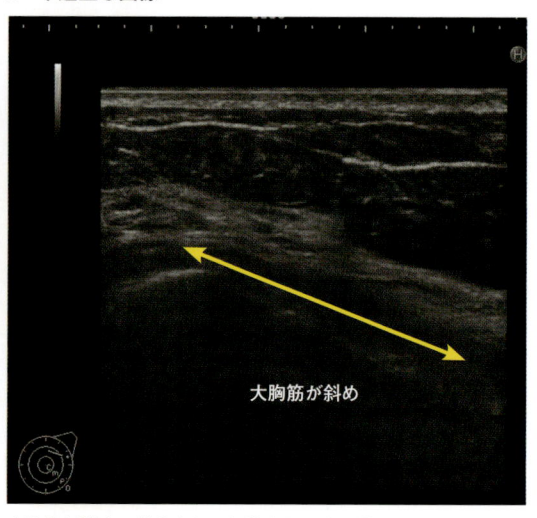

図18 乳腺に垂直にビームを入射する 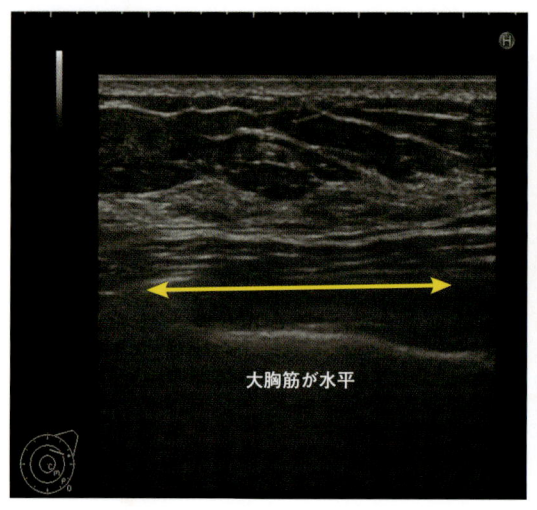
a：適正な画像　　　　　　　　　　　　　b：不適正な画像

大胸筋が水平　　　　　　　　　　　　　大胸筋が斜め

大胸筋が水平に描出され，組織もきれいに描出されている。　　大胸筋が斜めに描出され，組織も不明瞭に描出されている。

One Point Advice

乳腺を捉える方法

初心者のときは乳腺がどこから始まっているかを捉えるのに苦労するかもしれません。そんなときは乳腺をいきなり捉えようとせず，外側の場合は広背筋と大胸筋を認識するとわかりやすいです。

まずは横走査でプローブを腋窩の中腋窩線付近にあて，広背筋を確認します。次にそこからプローブを胸側に移動し，大胸筋を確認します。大胸筋と広背筋の間にある腋窩の脂肪組織から走査を開始します。

いきなり乳腺からではなく腋窩の脂肪組織から見始めることで，外側の所見の見落としも防ぐことができます（**図19**）。

図19 外側の見落としを防ぐ

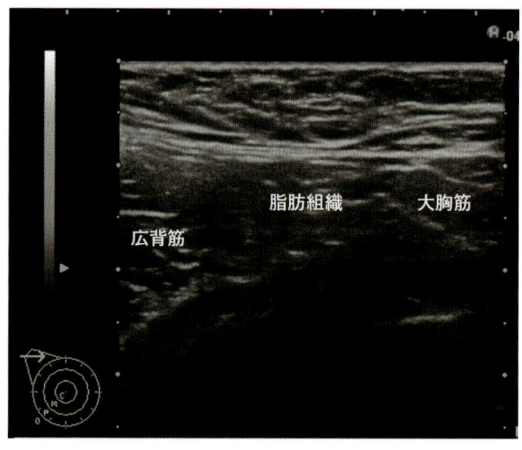

広背筋　　脂肪組織　　大胸筋

横操作でプローブを中腋窩付近にあて，背側にある広背筋と腹側にある大胸筋を確認する。その間にある脂肪組織から見始めることで，外側の乳腺の見落としを防ぐ。

③乳腺のエッジを捉える

走査の始点となる乳腺のエッジ(端)を確認します(**図20**)。乳癌はかつて乳腺が存在していたところであれば発生する可能性がありますので，以下の目安を参考に，ほとんど乳腺がないと思われるところから走査し始めることで見落としを防ぎます。

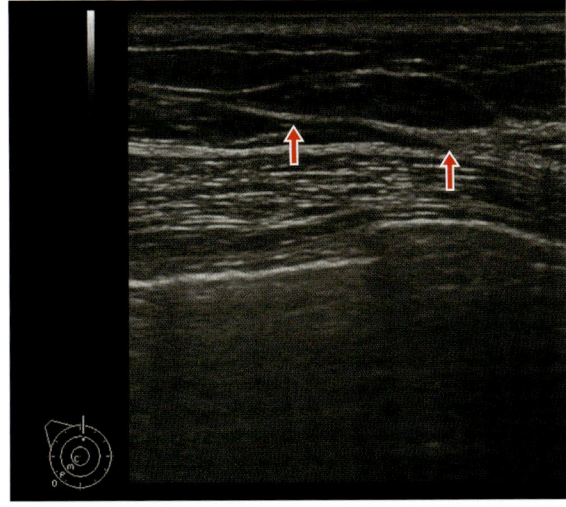

図20　乳腺のエッジ(端)
乳腺の存在する範囲の目安

a：外側…広背筋前縁付近まで

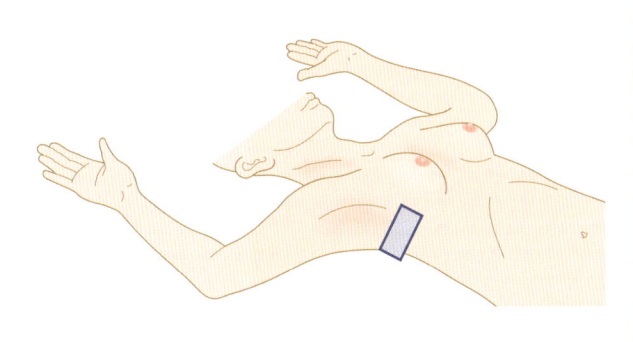

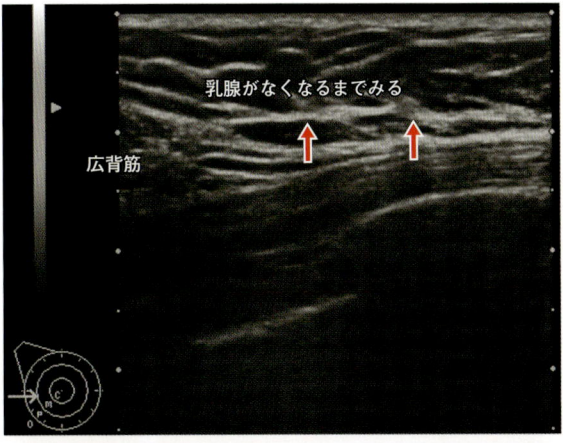

b：内側…内胸動静脈付近まで

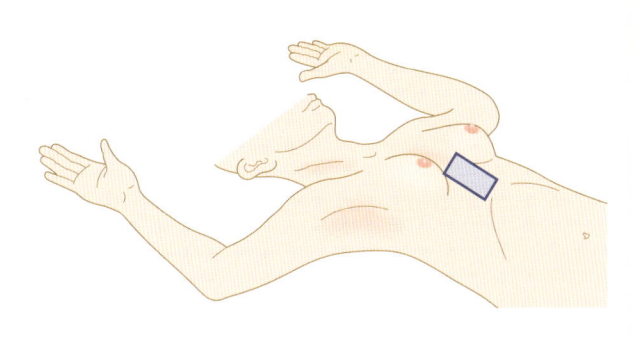

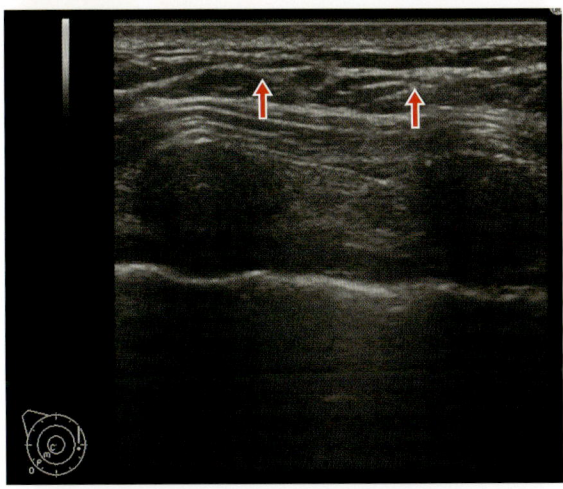

c：頭側…鎖骨下乳腺の存在縁付近まで

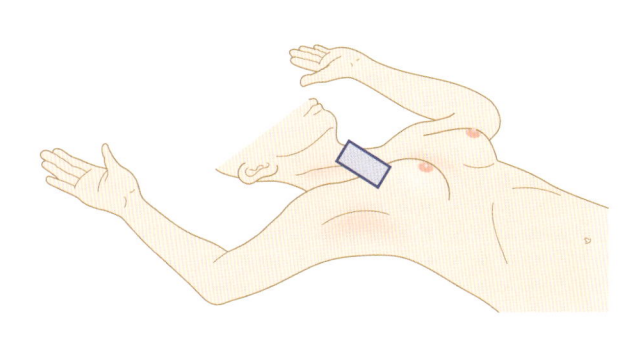

▭：プローブ位置

図20 乳腺のエッジ(端)(つづき)
d：尾側…肋骨弓付近まで

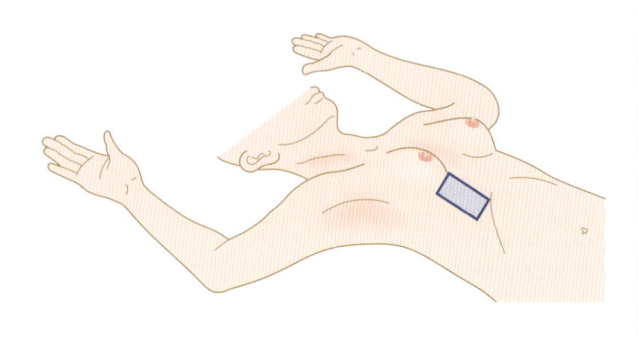

☐：プローブ位置

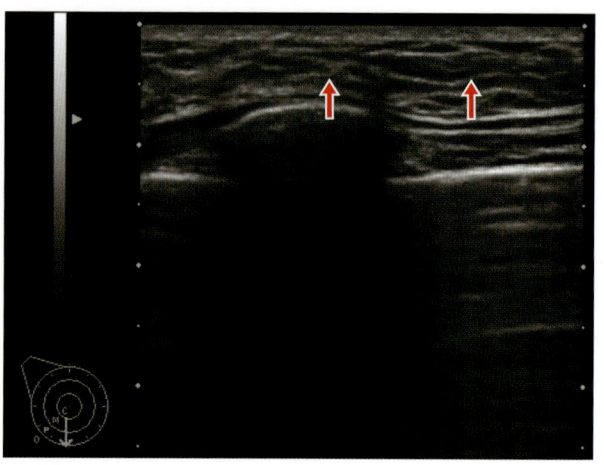

One Point Advice

乳腺のエッジは多種多様

　乳腺のエッジには個人差があります(図21)。ボリュームがあるところから急峻にストンとなくなるタイプ(hillタイプ)の人(図21b)や，段々と薄くなっていくタイプ(フェードアウトタイプ)の人(図21a)など，被検者がどのような乳腺のエッジになっているか把握しながら検査をし，見落としを防ぎましょう。

図21 乳腺のエッジ(端)のバリエーション
a：フェードアウトタイプ　　　　b：hillタイプ

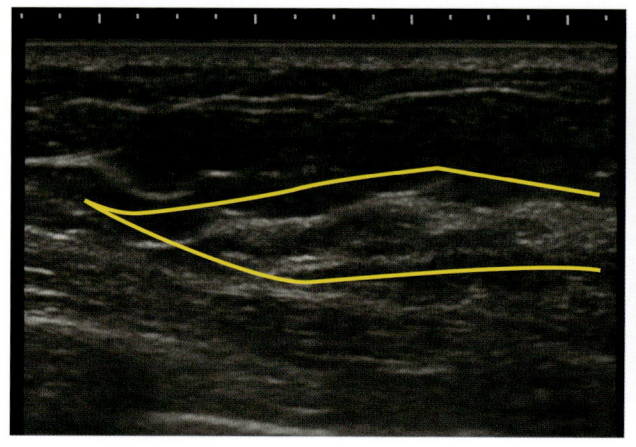

乳腺が徐々に細く薄くなり消失する。最後に乳腺がまったくないところまで確認しないと見落としてしまうことがある。

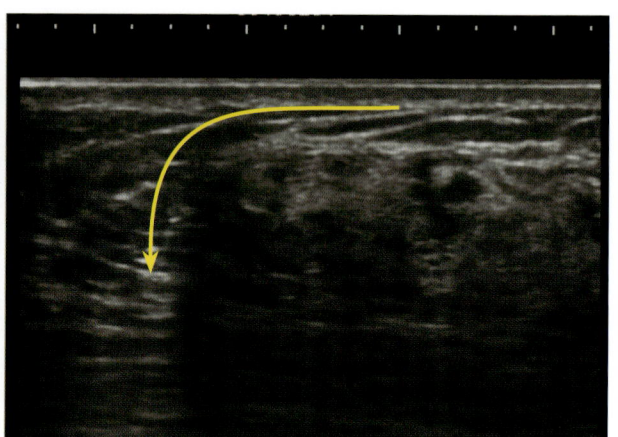

丘のように厚みを持った乳腺が急峻に消失する。ストンとなくなる分，厚みが最後まであるので，乳腺が低エコーにみえたり，腫瘤があるようにみえることがある。プローブで軽く圧迫して消えれば所見とする必要はない。

④乳腺の範囲を意識した走査

　乳腺の始点を捉えたら走査を開始します。折り返すときは手元ではなく，ディスプレイ画面で認識します。完全に乳腺がみえなくなるところまで走査してからプローブ半分ほど重ねて折り返します。重ねてみることで見落としを防ぎます（**図22**）。

図22　折り返しの走査

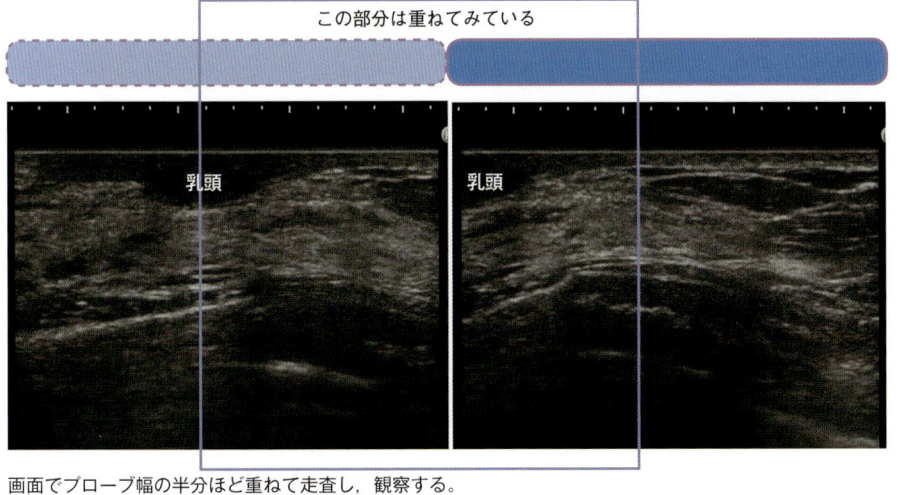

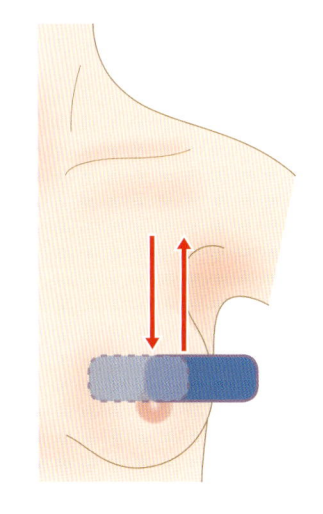

画面でプローブ幅の半分ほど重ねて走査し，観察する。
スクリーニング検査では，折り返しは手元でなくディスプレイを確認しながら行う。

One Point Advice

レポート表記の基本

　報告書に記入する際，誰もが理解できる表記を行うことは基本中の基本です。自己満足のレポートとならないよう，「どこに，なにがあるか」を基本に，所見がきちんと他者に伝わる報告書を作成しましょう。

①病変の存在する部位を明確にする（**図23**）
  ・左（left, Lt, L），右（right, Rt, R），両側（bilateral, bil., B）
  ・A，B，C，D，E，C'区域または時計盤表示

②所見と推定組織型，カテゴリーを明確にする
　例）右2：00-4cm　　　←どこに
　　　充実性腫瘤を認めます　←なにがあり
　　　不整形で内部エコーは高エコー，
　　　粘液癌を考えます　　←推定組織
　　　カテゴリー4　　　　←カテゴリー分類

図23　表記方法

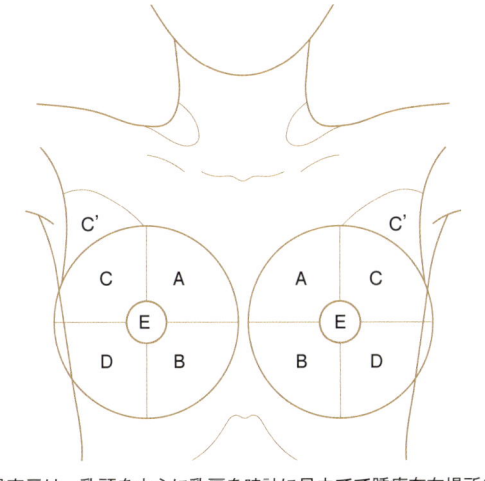

時計盤表示は，乳頭を中心に乳房を時計に見立てて腫瘤存在場所を時間で示す。

⑤乳腺パターンを把握する

　乳腺エコーが難しいといわれる原因の一つに，実質の多様性が挙げられます。同一人物であっても年齢，出産の有無，妊娠期，授乳期，閉経期などで乳腺パターンは変化します。また，個体差も大きく，乳腺が厚い・薄いだけ

図24　さまざまな正常乳腺

a：出産歴なし40歳代　　b：出産歴あり40歳代 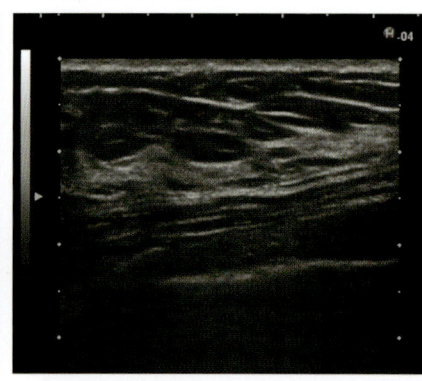　　c：授乳期乳腺

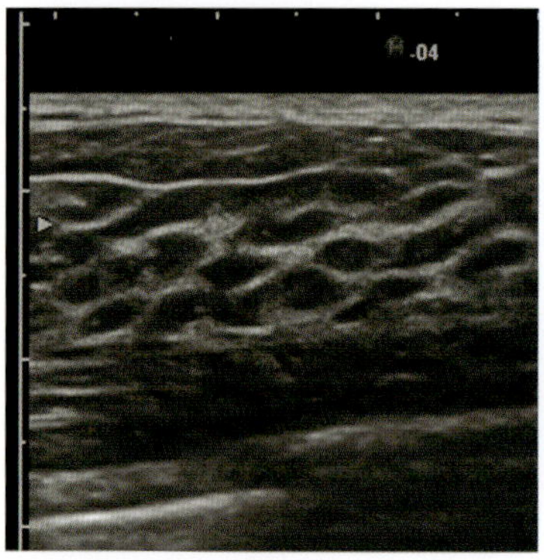

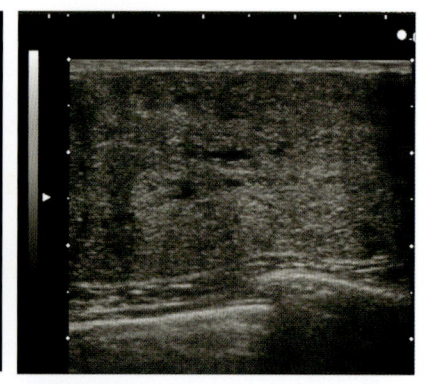

d：島様に残った乳腺 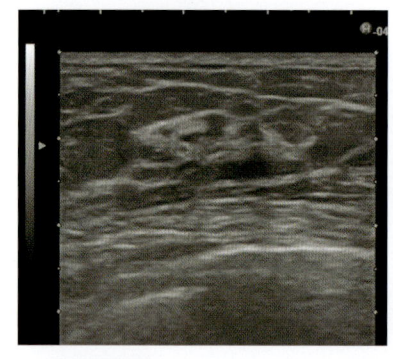　　e：脂肪のない乳腺 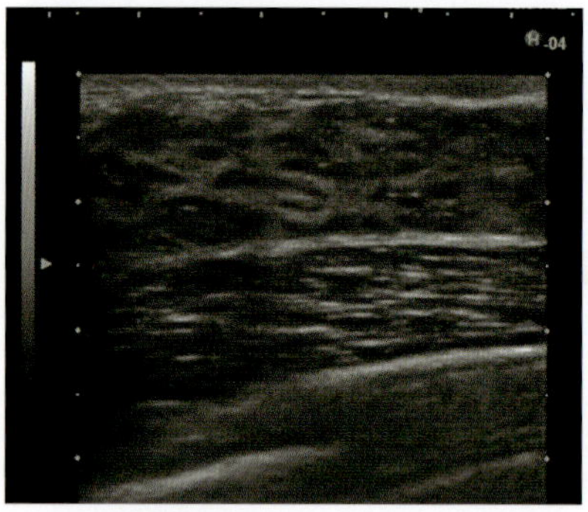　　f：脂肪性乳腺

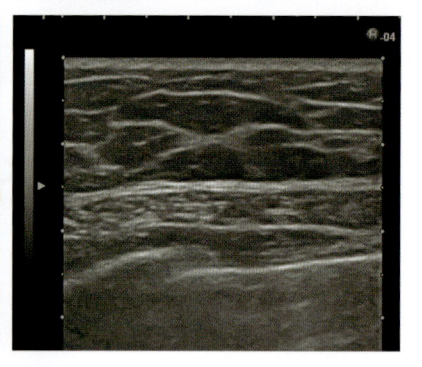

g：豹紋様乳腺 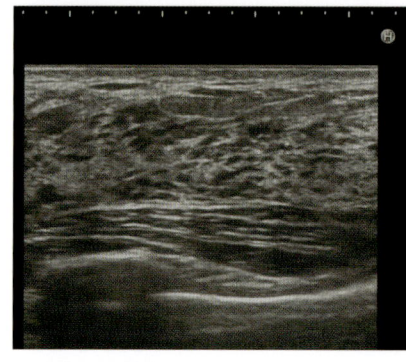　　h：豹紋様乳腺

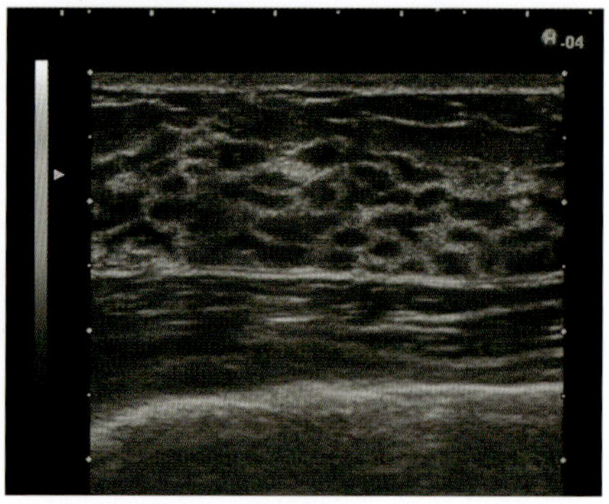

i：突出した乳腺 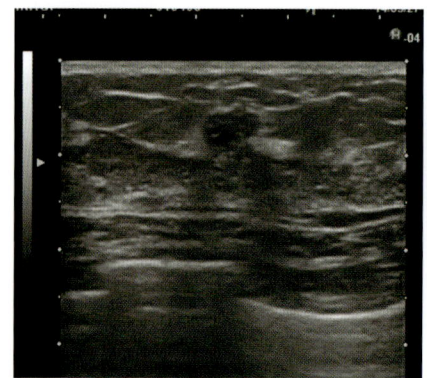　　j：入り組んだような乳腺

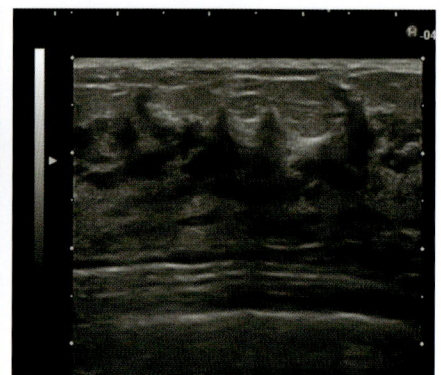

でなく，実質の豹紋様パターンが大きい乳腺や小さい乳腺，萎縮しライン状に残った乳腺，ほとんど脂肪化した乳腺など多種のパターンがあり，それらが混在している例も珍しくありません。さまざまな正常の乳腺パターン像を把握することが上達のコツといえます(**図24**)。

さらに，乳腺の表面は滑らかとはいえない場合のほうが多く，ときには不整形の腫瘤と判別しにくいような乳腺像もあります。鑑別のポイントは，周りの正常乳腺とつながりがあるかどうかをよく観察することです。

One Point Advice

走査時間

「どれくらいの時間で走査ができればよいか」，と質問されることがあります。検査時間は検査担当者に委ねられています。異常所見もないのに30分も40分も検査を終わらせられないなんていうことがあっては，検査として成り立ちませんし，被検者も疲れてしまいます。超音波ゼリーを塗った後は，検査部位が結構冷たくなるものです。異常所見がない場合には，両側で5～8分くらいが妥当ではないかと思います。

STEP 4 病変を捉える

①背景の乳腺パターンからの逸脱を捉える

スクリーニング走査では，**STEP3⑤**で得られたその被検者のベースとなる乳腺パターンを把握し，ベースとは異なる部分を所見候補とします(**図25**)。次に，同側の他領域や対側を確認し，所見候補に似たような所見がないか，限局性の所見かどうかを観察します。その際，プローブを回転させて多方向から確認することが有用です。所見候補が角度を変えるとほとんどベースの乳腺に溶け込んでしまう場合は，正常のバリエーションが最も考えられます。また，所見候補と同じような所見が同側の他領域や対側に複数箇所で認められた場合も，正常のバリエーションと考えてよいでしょう。

正常の乳腺組織と断定できなかった所見については，次の段階で良性所見か悪性所見かを判別していきます。

図25 所見の候補

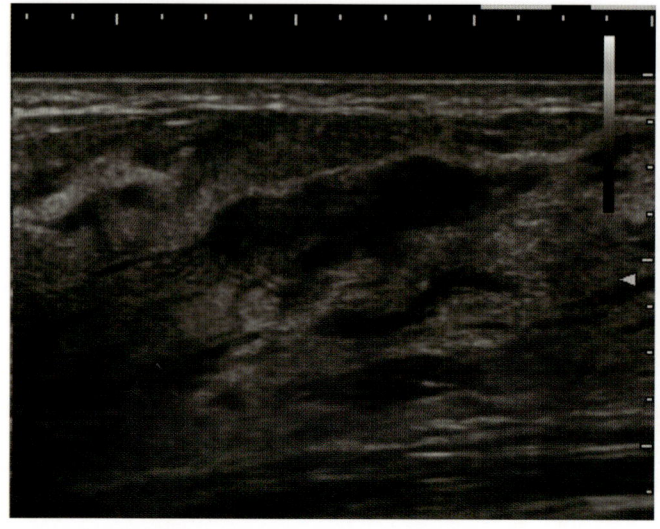

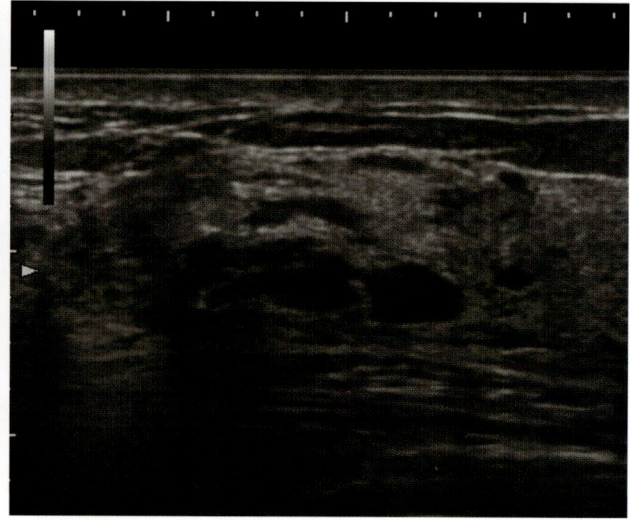

ベースとなる正常乳腺とは異なる部分を所見の候補とする。

One Point Advice

手元を見過ぎない

　乳腺エコー初心者に多い事例として、プローブが垂直になっているか、いまどこをスクリーンしているか、まっすぐ走査できているかなど、いろいろなことが気になり、視線を手元に動かしてしまうことがあります。その瞬間、走査が静止していればよいのですが、手元も動いてしまう検者がほとんどです。乳腺エコーの所見は1cm前後であれば、ディスプレイに現れる時間は1秒ないかもしれません。それで所見を見逃してしまっては本末転倒ですので、検査が始まったら、"意地でも視線をディスプレイから離さないぞ！"くらいの気持ちで臨んでほしいと思います。

　さらに、プローブをできるだけ乳房から離さず検査することもコツだと思います。プローブが空中にある時間は、所見がみつかることは決してありません。

②腫瘤か非腫瘍性病変かの確認

　次に、背景の乳腺パターンから逸脱している病変について、それが腫瘤か非腫瘍性病変かを確認します（図26）。正常乳腺とは明らかに区別でき、それが塊をなしている場合を腫瘤、それ以外を非腫瘍性病変と考えます。

図26 腫瘤と非腫瘤性病変　a：腫瘤　　c：非腫瘤性病変

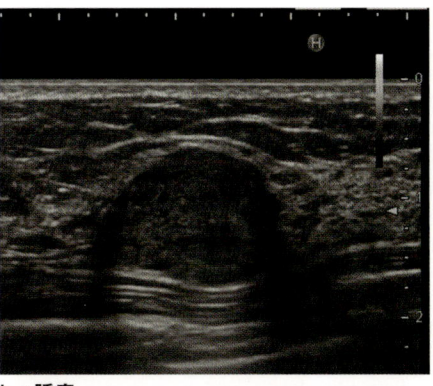

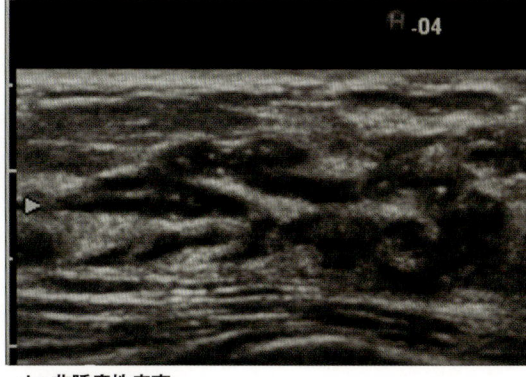

b：腫瘤 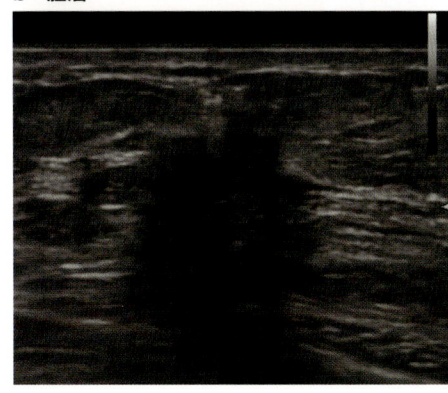　　d：非腫瘤性病変

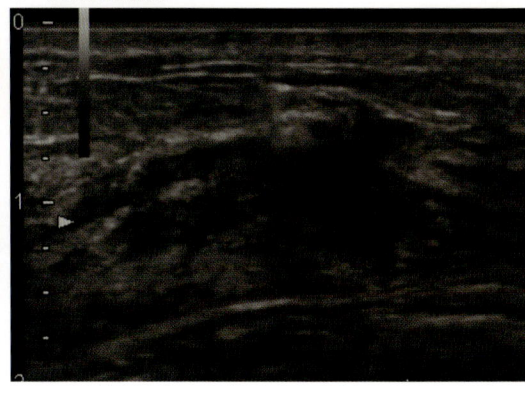

One Point Advice

腫瘤か？非腫瘤性病変か？

　腫瘤（mass）か非腫瘤性病変（non mass）かで迷うことがある，との相談を受けます（**図27**）。しかし，どちらに分類しても最終的には良性・悪性の推定が変わることはありませんので，自身のイメージで区別してよいと思います。

図27 分類に迷う所見の候補
a：腫瘤とも非腫瘤ともとれるエコー図（症例1）　　b：腫瘤とも非腫瘤ともとれるエコー図（症例2）

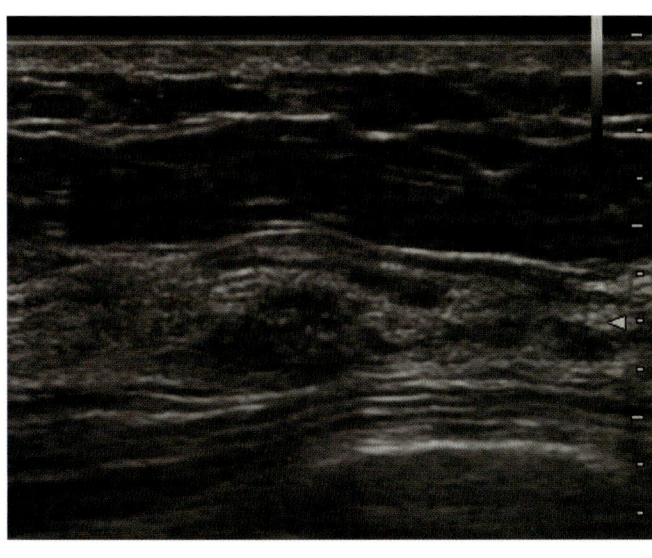

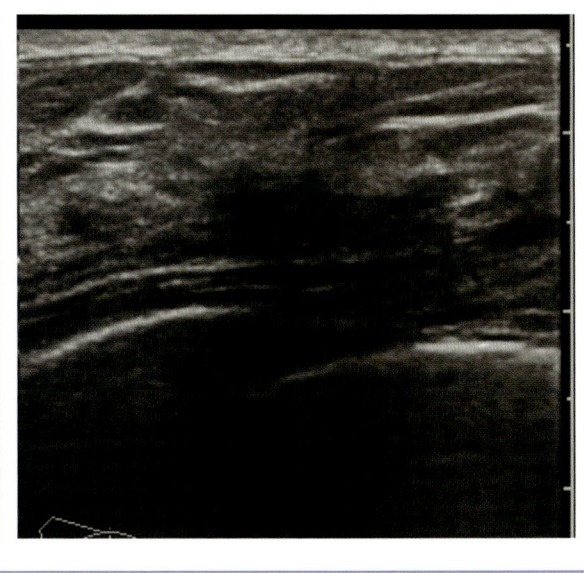

③腫瘤の評価

基本的には「乳房超音波診断ガイドライン」に準じて評価します。判定はカテゴリー分類を用います。

1）検診要精査基準

「乳房超音波診断ガイドライン」による腫瘤の要精査基準は以下のとおりです（**表1**）。

「乳房超音波診断ガイドライン」の検診用要精査基準は，次回検診で評価してもよいと考えられるものはカテゴリー2となっています。これは近年いわれている「検診の不利益」や「過剰診断」を踏まえた考え方です。小さな癌を見

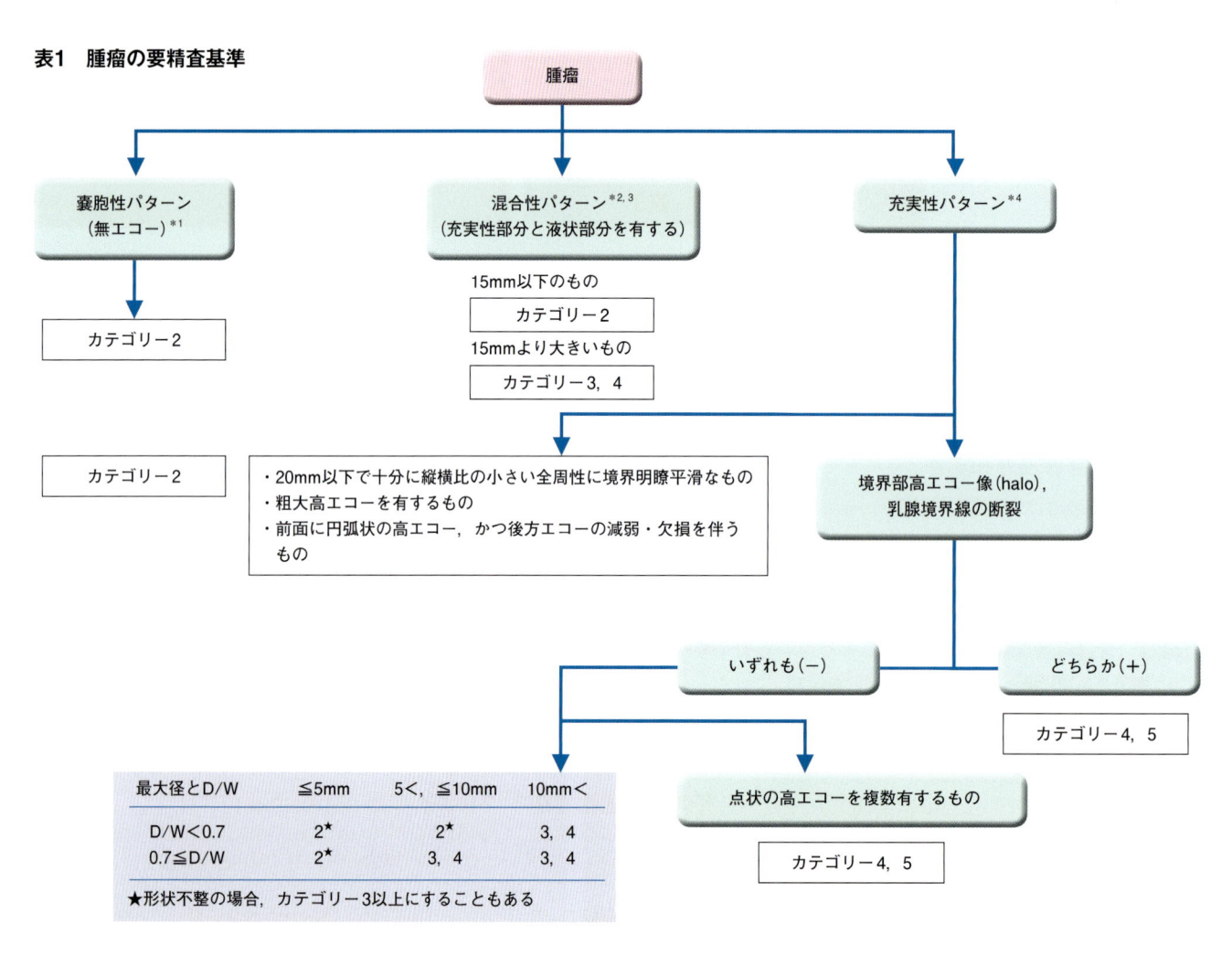

表1　腫瘤の要精査基準

```
                              腫瘤
                  ┌────────────┼────────────┐
          囊胞性パターン    混合性パターン*2,3    充実性パターン*4
          （無エコー）*1   （充実性部分と液状部分を有する）
                 │            │                │
                 │      15mm以下のもの          │
                 │       カテゴリー2            │
                 │      15mmより大きいもの      │
                 │       カテゴリー3, 4         │
                 ▼            ▼                ▼
          カテゴリー2                       境界部高エコー像（halo），
                                            乳腺境界線の断裂
```

・20mm以下で十分に縦横比の小さい全周性に境界明瞭平滑なもの
・粗大高エコーを有するもの
・前面に円弧状の高エコー，かつ後方エコーの減弱・欠損を伴うもの

いずれも（−） → 　　　どちらか（＋） → カテゴリー4, 5

点状の高エコーを複数有するもの → カテゴリー4, 5

最大径とD/W	≦5mm	5＜，≦10mm	10mm＜
D/W＜0.7	2★	2★	3, 4
0.7≦D/W	2★	3, 4	3, 4

★形状不整の場合，カテゴリー3以上にすることもある

＊1：囊胞壁に点状高エコーを有するものを含む
＊2：囊胞内腫瘤のカテゴリー判定
　　1）5mm以下の病変はカテゴリー2とする
　　2）充実性部分の立ち上がりが急峻なものはカテゴリー3とする
　　3）立ち上がりがなだらかなものはカテゴリー4とする
＊3：液面形成のみのものもここに含まれる
　　無エコー部分が上層の場合で腫瘤全体の大きさが15mmより大きいものはカテゴリー3，下層の場合はカテゴリー2とする
＊4：充実性腫瘤内に液状部分を有するもの，あるいは，囊胞外に充実性部分が浸潤していると思われる所見がある場合は充実性パターンに準じて評価する

（日本乳腺甲状腺超音波医学会，編：乳房超音波診断ガイドライン改訂第4版．南江堂，東京，2020より引用）

落とすことを恐れ過ぎて，検診で拾い過ぎることのないようにします。ただし，1cm以上の所見は見落とさないように注意して走査を行うようにします。

2）診断基準（主に精密検査時の基準）

　こちらも「乳房超音波診断ガイドライン」が基本となります。悪性の特徴は，浸潤があり，高い増殖能力があるという点です。これについて，筆者が鑑別ポイントとしている点を簡単にまとめてみました（**表2**）。

表2　悪性と良性の鑑別ポイント

	悪性	良性
浸潤の有無	・境界が不明瞭または粗ぞう ・脂肪織に浸潤（halo） ・正常乳腺の構築が乱されている	・境界が平滑 ・周囲の正常乳腺と明確に分離 ・正常乳腺が乱れていない
高い増殖能力の有無	・縦方向にも増殖（D/W大） ・多方向に増殖（不整形）	・横方向のみに増殖（D/W小） ・内部が充満した液体の場合は縦方向にも大きくなるがほぼ正円形

　これらを考慮して，カテゴリー判定を行います（**表3**）。

表3　カテゴリーによる判定

カテゴリー		説明	推奨	BI-RADS Category	
0	判定不能	装置の不良，被検者，検者の要因などによる判断のできないもの	再検査または他の検査による精査	Additional imaging evaluation and/or comparison to prior mammograms is needed	0
1	異常なし	異常所見はない。正常のバリエーションを含む	要精査としない	Negative	1
2	良性	明らかな良性所見を呈する	要精査としない	Benign finding(s)	2
3	3a	良性の可能性が高い	ほぼ良性と考えられるが判定できない	2年間は半年ごとに経過観察	Probably bening finding Finding-follow-up in a short time is suggested	3
	3b		どちらかというと良性	穿刺吸引細胞診を含むさらなる検査が望ましい	Suspicious abnormality Biopsy should be considered Low likelihood of malignancy	4a	4
4	4a	悪性の可能性が高い	どちらかというと悪性	穿刺吸引細胞診や生検が望ましい	Intermediate likelihood of malignancy	4b
	4b		悪性と考えられるが断定できない	穿刺吸引細胞診や生検が望ましい	Moderate likelihood of malignancy	4c
5	悪性	明らかな悪性所見を呈する	適切な治療を考慮する	Highly suggestive of malignancy（>95％）	5
				Known biopsy-proven malignancy	6

（日本乳腺甲状腺超音波医学会，編：乳房超音波診断ガイドライン改訂第4版．南江堂，東京，2020より引用）

④腫瘤の計測とD/Wについて

腫瘤の計測には、腫瘤径の計測方法とD/W（深さ/横幅）の計測方法があります（**図28**）。

図28　腫瘤径の計測とD/W

a：腫瘤径の計測：腫瘤の最大径とそれに直行する最大径

その腫瘤の最大径とそれに直行する最大径を計測する

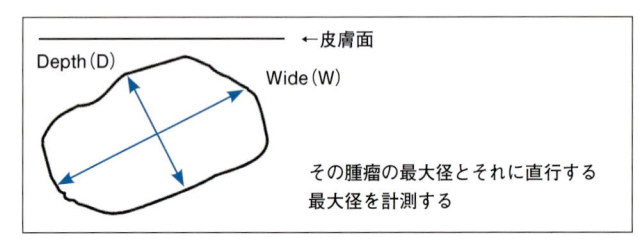

b：D/Wの計測：皮膚面に対し水平と垂直に測定する

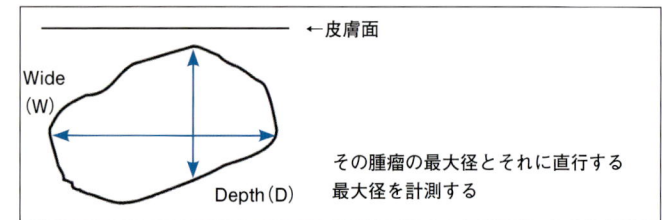

その腫瘤の最大径とそれに直行する最大径を計測する

⑤非腫瘤性病変の評価

1）検診要精査基準

「乳房超音波診断ガイドライン」による非腫瘤性病変の要精査基準は以下のとおりです（**表4**）。検診では、多発小囊胞単独の所見では要精査にはしません。

表4　非腫瘤性病変の要精査基準

1. 局所性あるいは区域性の内部エコーを有する乳管拡張
・内部の充実性部分の立ち上がりが急峻な場合カテゴリー3、なだらかな場合はカテゴリー4とする
・局所性、区域性乳管拡張で内部に流動エコーを有するもので無症状のものはカテゴリー2とする
2. 局所性あるいは区域性に存在する乳腺内低エコー域
・病変内に石灰化を示唆する（微細）点状の高エコーを認める場合、より悪性を考慮する（局所性：カテゴリー4、区域性：カテゴリー4、5）
3. 構築の乱れ
・存在そのものを疑う場合にはカテゴリー3、存在は確かであるものはカテゴリー3または4とする

2）診断基準（主に精密検査時の基準）

「乳房超音波診断ガイドライン」では、非腫瘤性病変を以下の5項目に分けています（**表5**）。

表5　非腫瘍性病変の分類

所　見	カテゴリー2以下	カテゴリー3以上
乳管拡張（乳輪の範囲を超えた乳管拡張）	・両側性・多発性 ・乳管内に内部エコーなし ・流動性エコーあり（無症状）	・血性分泌を伴う流動性エコー ・充実性エコーあり ・点状高エコーを伴えばカテゴリーは1上がる
低エコー域	両側性・多発性	・区域性・局所性 ・点状高エコーを伴えばカテゴリーは1上がる
構築の乱れ	手術創と連続あり	・乳腺構築の乱れを疑う ・乳腺構築の乱れが存在する
多発小囊胞	両側性・散在性	区域性・集簇性
点状高エコーを主体とする病変	・マンモグラフィで石灰化が確認できることが前提 ・マンモグラフィの所見と合わせて総合的に判定する	

悪性と良性を鑑別する基本的なポイントは，腫瘤の項で述べたことと同様です（**表2**）。また，多発小囊胞のみを所見とする乳癌は非常にまれです。

　非腫瘤性病変で一番多い所見は低エコー域ですが，所見として拾い上げるかどうか迷うことが多いと思います。これについて，筆者が鑑別ポイントとしている点を簡単にまとめてありますので参考にしてください（**表6**）。

表6　低エコー域の鑑別ポイント

所見の候補	カテゴリー2以下	カテゴリー3以上
低エコー域？	・低エコーがあるが正常乳腺の構造は保たれている	・エコーレベルが低く正常乳腺が消失 ・正常乳腺を圧排している
	・角度を変えると周囲の脂肪と連続する ・エラストグラフィで脂肪織と同じ硬さを示す ・同側の他領域や両側に多発性に認められる ・プローブで圧迫すると消失する（上：圧迫なし，下：圧迫あり→消失）	・限局性・領域性に認められる ・内部に点状高エコーを伴う（カテゴリー4以上）

STEP 5 カラードプラとエラストグラフィを活用する

　最近の超音波検査装置はほとんどすべてにカラードプラが備わっており，エラストグラフィも多くの機種で対応されてきました。乳腺疾患の診断において，最近はBモード画像に補助診断としてカラードプラやエラストグラフィの結果を考慮し画像診断を行う「包括的診断手法　Comprehensive ultrasound」という考え方も出てきています。

　ここでは，カラードプラとエラストグラフィの基本を簡単に解説します。ただし，画像での診断はBモード画像で行うのが基本です。あくまでも診断の補助であるということを念頭に置き，効果的に活用しましょう。

①カラードプラの基本手技

1）流速レンジなどを確認する

　乳腺内の血流評価の際は流速レンジは5cm/sec以下とし，3cm/sec台を目安に調整します（**図29**）。施設内に複数機種が存在する場合，流速レンジやパルス繰り返し周波数の設定に差があると，同じ症例でも装置により血流シグナルの評価に差が生じるおそれがあるため，施設内ではできるだけ統一しておきましょう。

2）関心領域（ROI）を設定する

　必要な大きさにROIを設定します。周囲の乳腺組織と比較したいときは広めの設定にしますが，ターゲットの内部に血流があるかどうかだけを知りたいときは，必要最小限の大きさにし，リアルタイム性を上げます（**図30**）。

terminology
ROI : region of interest

3）カラーゲインを調整する

　プローブを乳房にあてた状態でカラーゲインをノイズが出るところまで上げて，徐々に下げていきます。ギリギリでノイズが出なくなるところが最適なゲインです（**図31**）。

図29　流速レンジの確認
乳腺の血流評価では初期設定5cm/sec以下とする。

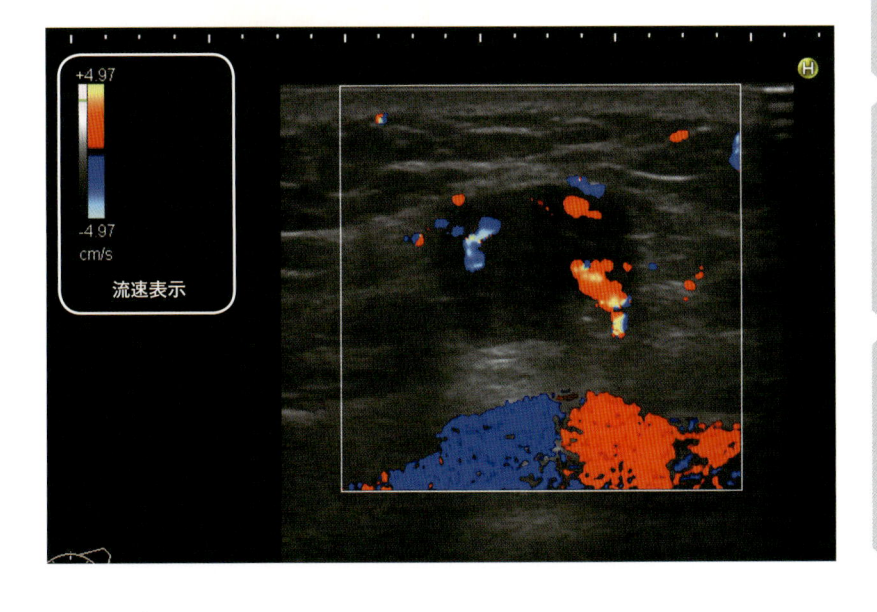

図30　関心領域(ROI)を設定
a：周囲の乳腺と血流情報を比較したい場合は大きく設定　　b：腫瘤内部の血流情報のみ知りたい場合は必要最小限に設定

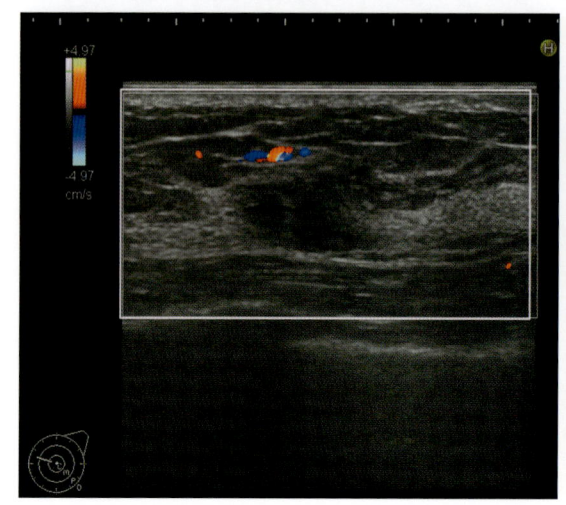

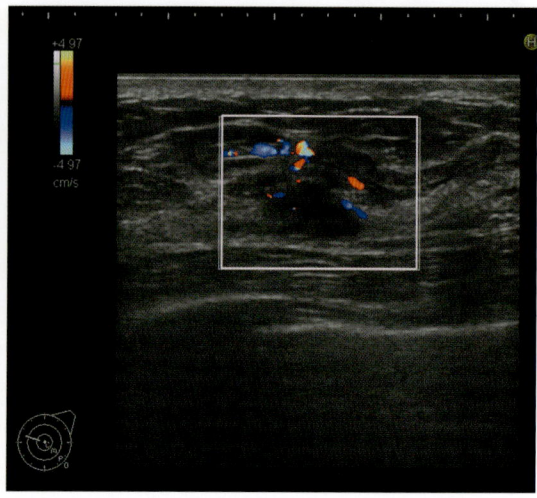

図31　カラーゲインの調整　　a：ノイズが出るところまでカラードプラのゲインを上げる

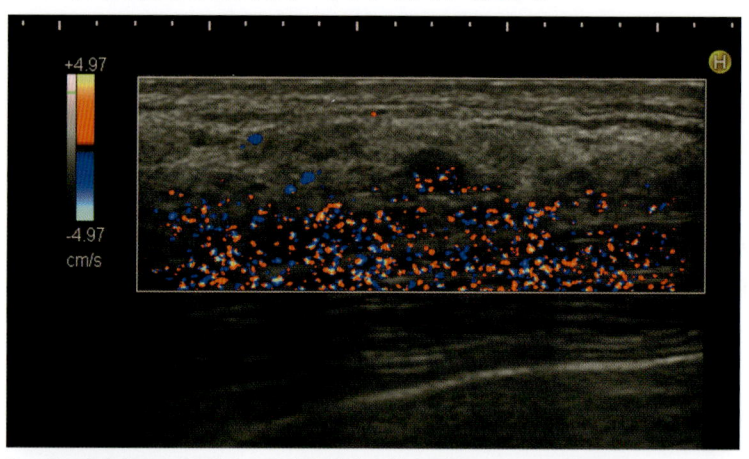

b：そこから徐々に下げる。ノイズがギリギリで出ないところが最適

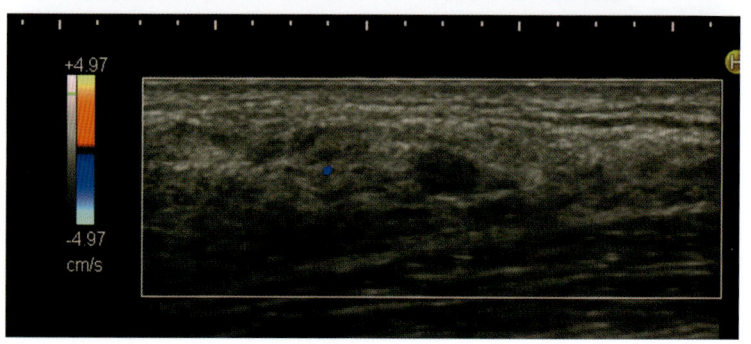

4) プローブの圧迫や走査スピードに注意する

　乳腺は体表に近い臓器であるので，少しの圧迫で血流表示が過小評価となることがあります。体表に軽く触れているくらいの状態で評価することを心がけましょう(**図32**)。プローブを動かすスピードが速いとカラーノイズが発生しますので，ゆっくり走査します。

図32　圧迫によるカラードプラの違い
a：圧迫なし　　　　　　　　　　　　　　　b：圧迫すると血流量が低下する

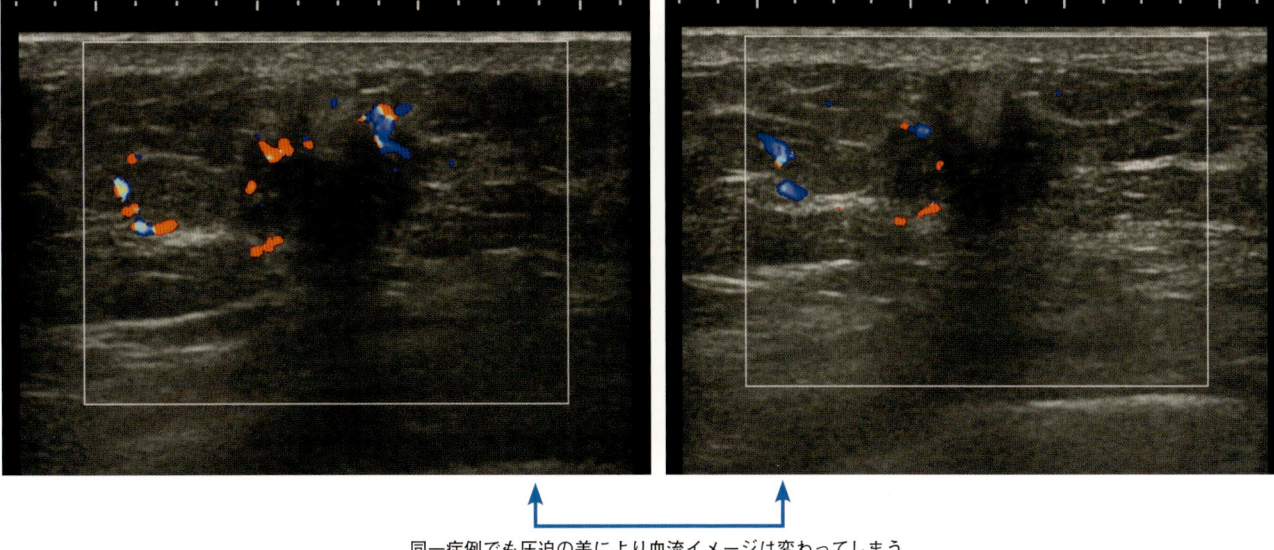

同一症例でも圧迫の差により血流イメージは変わってしまう

5）カラードプラでの腫瘤内血流評価

　悪性腫瘍のカラードプラ所見は，良性の充実性腫瘤に比べて，血流シグナルが多い，pulsatility index（PI）やresistance index（RI）などのインデックスが高値を示す，腫瘤内部の血管の蛇行や口径不整，腫瘤周囲の血流シグナルが増加する，などの傾向はみられますが，良性腫瘤と所見がオーバーラップすることも多いため，良悪性の鑑別にはあまり用いられていません。
　最近では乳腺腫瘍に対する造影超音波検査が行われており，良悪性の鑑別や腫瘍の広がり診断，超音波ガイド下生検などへの応用が期待されています。

②エラストグラフィの基本手技

1）ターゲットを中心に捉える
　評価したい部分を画像の中心部に表示します。

2）関心領域（ROI）を設定する
　ストレインエラストグラフィでのROIの設定は，画面の横幅一杯に広げ，上端は皮膚を入れずに，皮下脂肪や正常乳腺などの病変以外の正常組織がなるべく多く入るようにし，下端は大胸筋を少し入れて，肋骨が入らないようにします（**図33**）。原理が異なるものでは，ROIの設定を含め手技も異なるので注意が必要です。

図33　ストレインエラストグラフィの関心領域の設定

a, b：画面の横幅一杯に広げ，皮下脂肪，正常乳腺，大胸筋を入れ，肋骨は入れない

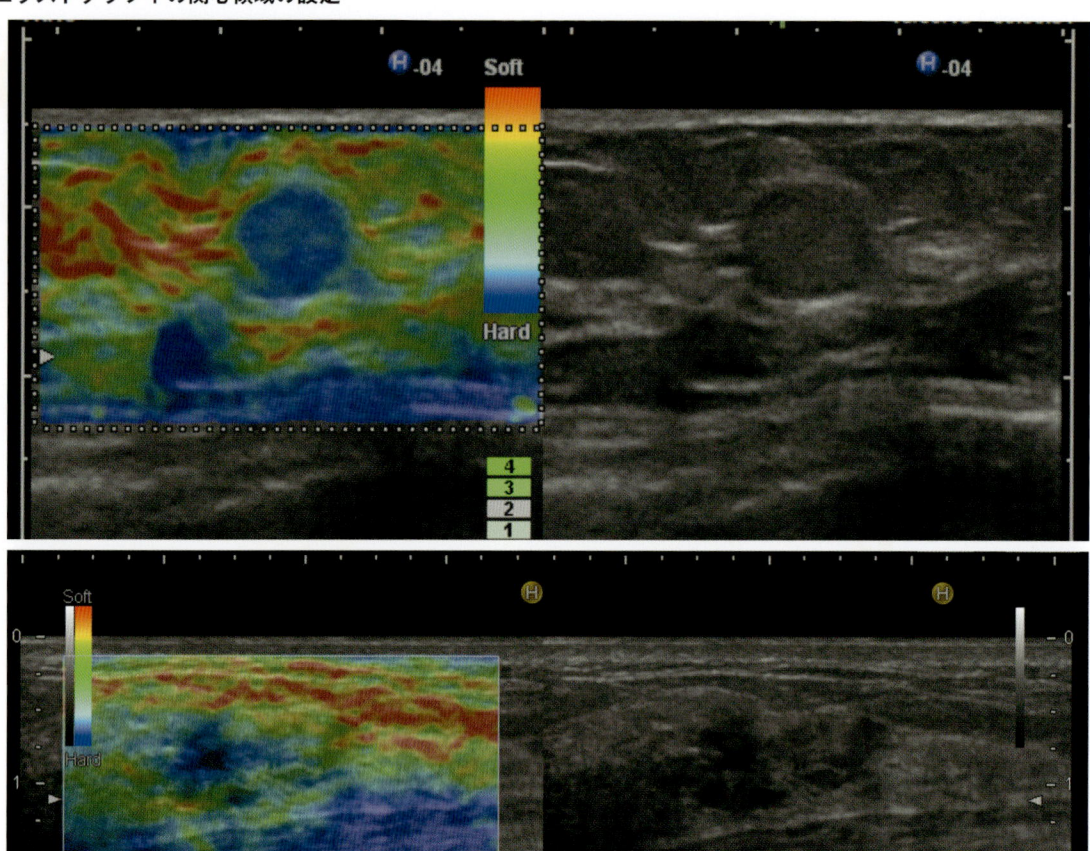

3）加圧・加振する

　装置により手技の方法は異なり，被検者の心拍や体動で加圧・加振されるものが主流です。用手法の場合は，プローブを上下させる範囲は1mmほどで適正な画像が得られます。押すより引くことを意識したほうがよい場合もあります。

　また，側面からの加圧・加振では均等に圧をかけることが難しい場合が多いため，そのようなときには対象部位が真上にくるように体位を変換し，プローブをベッドに対して垂直に保った状態で加圧・加振させるようにすると側面の所見も適正に描出が可能となります。

　正常組織では色調が以下のように表示されます（**図34**）。このように組織が適正に表示できて，はじめて対象部位の硬さを評価できます（**図35**）。

図34　正常乳腺のエラストグラフィ

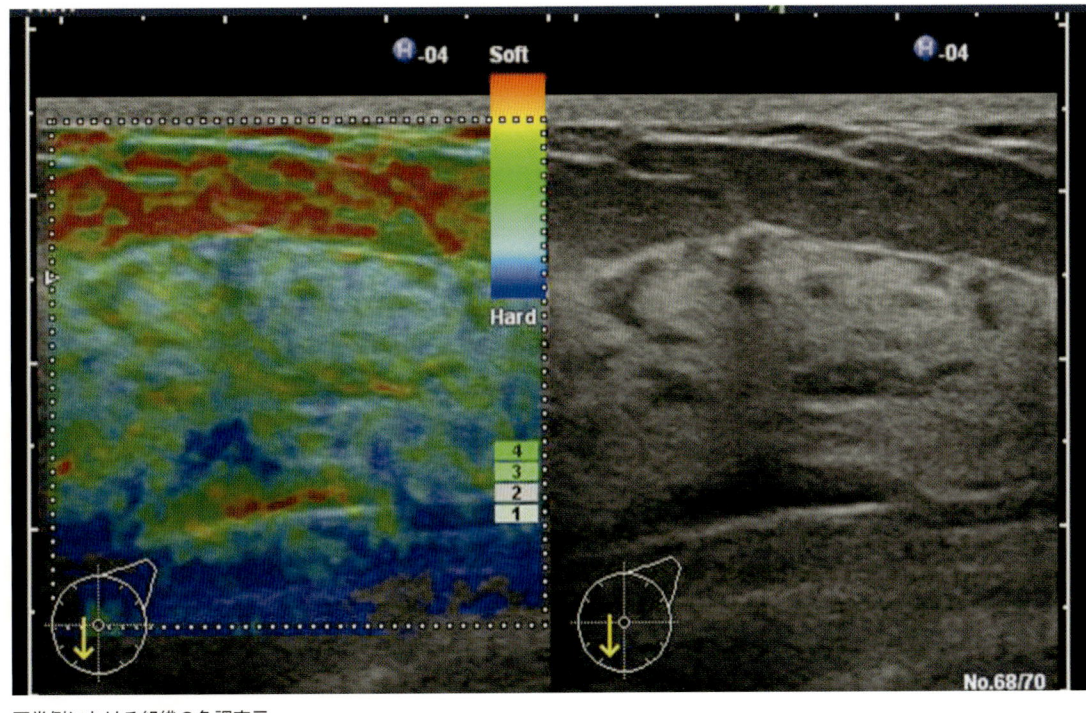

正常例における組織の色調表示。
脂肪組織・・・赤，乳腺・・・緑，大胸筋・・・青で表示される。
このような色調にならない場合は，手技がよくないことが考えられる。

図35 エラストグラフィによる硬さの評価
a：つくば弾性スコア4（硬い腫瘤）　　　　　　b：つくば弾性スコア2（柔らかい腫瘤）

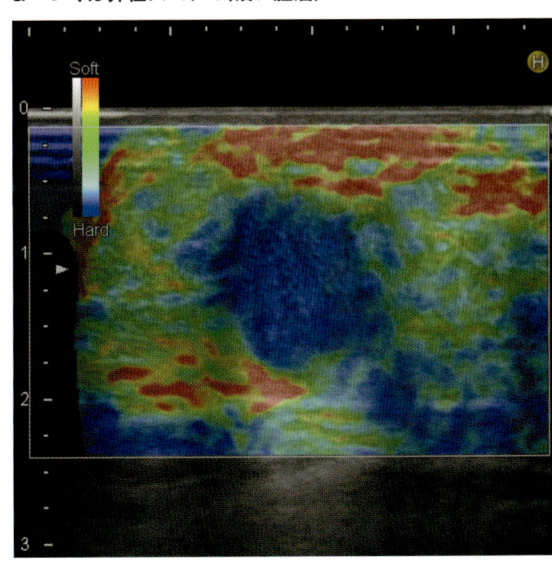

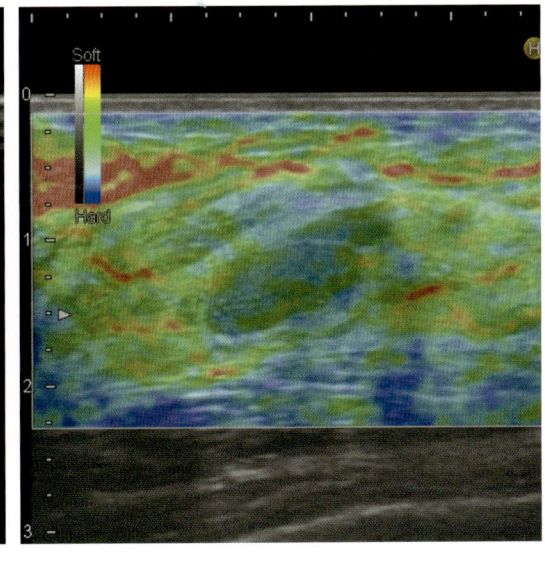

4)エラストグラフィの評価

現在は，赤，緑，青の色調を5段階で示したつくば弾性スコアが一般的な評価方法となっています(詳細につきましては，「乳房超音波診断ガイドライン」[1])をご参照ください)。

One Point Advice

ストレイングラフだけに頼らない

最近の装置は加圧・加振の程度を可視化させたストレイングラフ搭載のものもありますが，グラフが範囲内に入っていることばかりに気を取られ，適切な表示になっていない場合もみられます。ストレイングラフにばかり頼らず，自分の目で適正な表示になっているかを確認することが大切です(**図36**)。

図36　ストレイングラフだけに頼らない

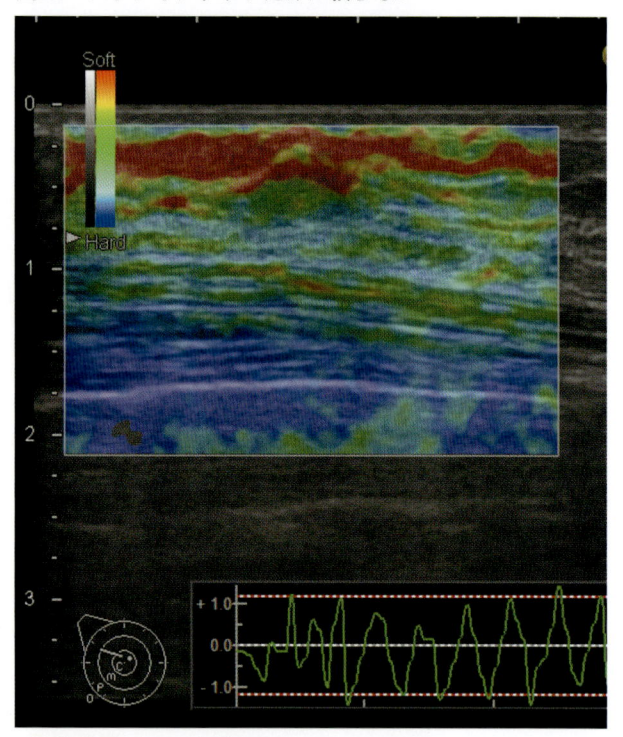

ストレイングラフが許容範囲に入っているかだけでなく，組織の色調の表示が適正かをみることが大切。

STEP 6 代表的疾患と超音波像を理解する

　乳腺疾患には良性・悪性ともにさまざまな組織型があります（**表7**）。また，悪性か良性かを明瞭に分けることが難しいほど類似した画像を呈するものも存在します。

　超音波の特性などを十分に理解し，超音波所見を正しく拾い上げることで診断精度を高めることができます。感度だけでなく特異度の向上を目指しましょう。

表7　乳腺腫瘍の組織学的分類

I．上皮性腫瘍

A. 良性腫瘍
  1. 乳管内乳頭腫
  2. 乳管腺腫
  3. 乳頭部腺腫
  4. 腺腫
     a. 管状腺腫
     b. 授乳性腺腫
  5. 腺筋上皮腫
  6. その他

B. 悪性腫瘍
  1. 非浸潤癌
     a. 非浸潤性乳管癌
     b. 非浸潤性小葉癌
  2. 微小浸潤癌
  3. 浸潤癌
     a. 浸潤性乳管癌
        (1) 腺管形成型
        (2) 充実型
        (3) 硬性型
        (4) その他
     b. 特殊型
        (1) 浸潤性小葉癌
        (2) 管状癌
        (3) 篩状癌
        (4) 粘液癌
        (5) 髄様癌
        (6) アポクリン癌
        (7) 化生癌
           (ⅰ) 扁平上皮癌
           (ⅱ) 間葉系分化を伴う癌
              ① 紡錘細胞癌
              ② 骨・軟骨化生を伴う癌
              ③ 基質産生癌
              ④ その他
        (8) 浸潤性微小乳頭癌
        (9) 分泌癌
        (10) 腺様嚢胞癌
        (11) その他

II．結合織性および上皮性混合腫瘍

A. 線維腺腫
B. 葉状腫瘍
C. その他

III．非上皮性腫瘍

A. 間質肉腫
B. 軟部腫瘍
C. リンパ腫および造血器腫瘍
D. その他

IV．その他

A. いわゆる乳腺症
B. 過誤腫
C. 炎症性病変
D. 乳腺線維症
E. 女性化乳房症
F. 副乳
G. 転移性腫瘍
H. その他

（日本乳癌学会，編：臨床・病理　乳癌取扱い規約，第18版，金原出版，p24-25，2018より引用）

悪性腫瘍

● 乳癌の組織型分類と頻度

表8　主な乳腺悪性疾患の頻度

組織型	症例数	%	組織型	症例数	%
上皮性腫瘍			アポクリン癌	1,020	1.1
非浸潤癌			骨・軟骨化生を伴う癌	79	0.1
非浸潤性乳管癌	12,843	14.0	管状癌	266	0.3
非浸潤性小葉癌	433	0.5	分泌癌	23	0.0
浸潤癌			浸潤性微小乳頭癌	812	0.9
浸潤性乳管癌			基質産生癌	69	0.1
乳頭腺管癌	19,582	21.4	その他	468	0.5
充実腺管癌	11,722	12.8	Paget病	265	0.3
硬癌	28,444	31.1	結合織性および上皮性混合腫瘍		
分類不能	4,628	5.1	悪性葉状腫瘍	143	0.2
特殊型			癌肉腫	13	0.0
粘液癌	3,077	3.4	非上皮性腫瘍		
髄様癌	253	0.3	間質肉腫	19	0.0
浸潤性小葉癌	3,872	4.2	リンパ腫および造血器腫瘍	31	0.0
腺様嚢胞癌	67	0.1	その他	59	0.1
扁平上皮癌	134	0.1	分類不能腫瘍	986	1.1
紡錘細胞癌	80	0.1	欠損	2,153	2.4
			合計	91,541	100.0

(日本乳癌学会：全国乳がん患者登録調査報告 -確定版- 第47号2016年次症例，p7組織型（術後手術症例）より作成)
(日本乳腺甲状腺超音波医学会，編：乳房超音波診断ガイドライン改訂第4版．南江堂，東京，2020より引用)

　表8のとおり，乳癌にはさまざまな組織型がありますが，頻度からみると5タイプの浸潤癌（硬癌，乳頭腺管癌，充実腺管癌，浸潤性小葉癌，粘液癌）と非浸潤癌（非浸潤性乳管癌）で90%以上を占めています。
　それぞれの画像とその特徴について簡単に説明していきます。

■ 硬癌（図37）
- 癌細胞がばらばらや小塊状になってびまん性の間質浸潤をしている。
- 多少とも間質結合織の増生を伴う。
- 最も頻度が高く，乳癌の30%ほどを占める。

【エコー所見】
- 形状：不整形の低エコー腫瘤。
- 境界部：明瞭粗ぞうまたは不明瞭。脂肪織に癌細胞が浸潤することにより，境界部高エコー像（halo）を伴うことが多い。
- 後方エコー：減弱（間質結合織の量による）。
- D/W：大きい。

図37　硬癌（scirrhous）

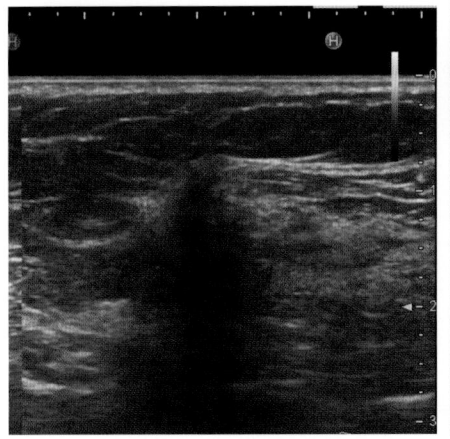

a：典型的な硬癌　　　　　b：線維性の間質結合織が少ない硬癌　　　　　c：小さな硬癌

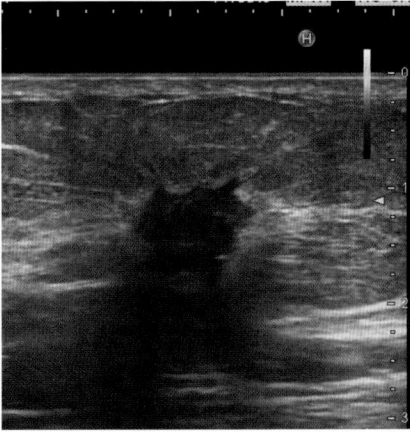

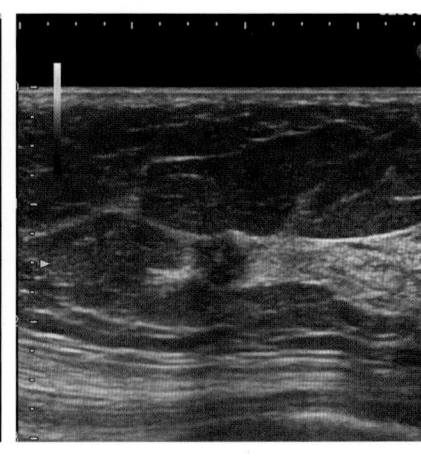

びまん性に間質浸潤し，間質結合織の増生を伴うことが多い。

乳頭腺管癌（図38）

・浸潤癌巣が乳頭状増殖および管腔形成を示す。
・乳管内成分が癌巣の大部分を占める。
・間質結合織の増生を伴わない管内進展発育を示す。

【エコー所見】
・形状：不整。
・境界部：明瞭粗ぞう。
・後方エコー：不変。
・内部エコー：石灰化を示す点状高エコーを認めることが多い。
・D/W：管内進展を反映し小さいこともある。

図38　乳頭腺管癌（papillotubular carcinoma）

a：腫瘤像　　　　　b：腫瘤　　　　　c：石灰化を伴う腫瘤

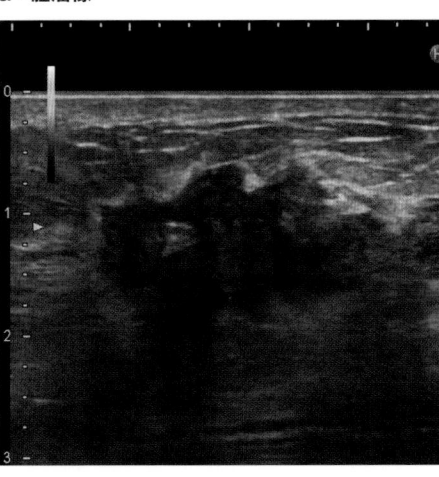

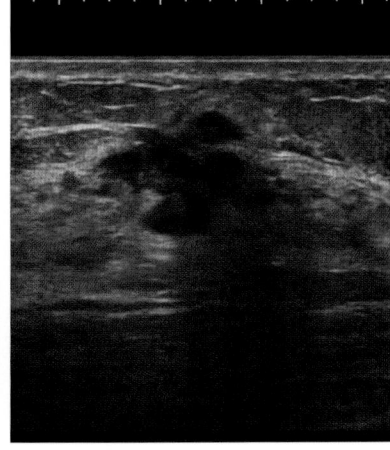

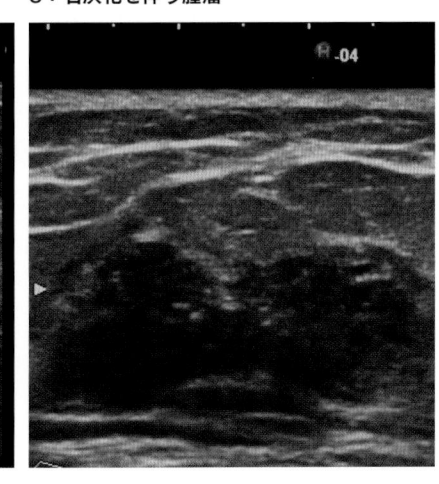

乳管内進展発育をするため，縦横比の小さい腫瘤像を呈することが多い。

■充実腺管癌(図39)
　・充実性の浸潤癌巣が周囲組織に対して圧排・膨張性発育を示す。
　・周辺組織とはほぼ全周性に比較的明瞭な境界を示す。
　・中心壊死を伴うことがある。
【エコー所見】
　・形状：分葉形，多角形，不整形。
　・境界部：明瞭平滑，明瞭粗ぞう。
　・内部エコー：低エコー。
　・D/W：大きい。

図39　充実腺管癌(solid-tubular carcinoma)

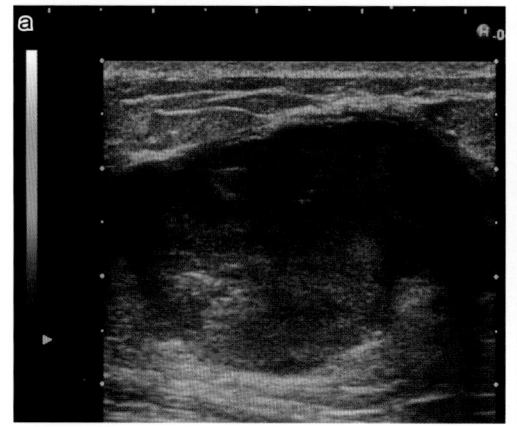

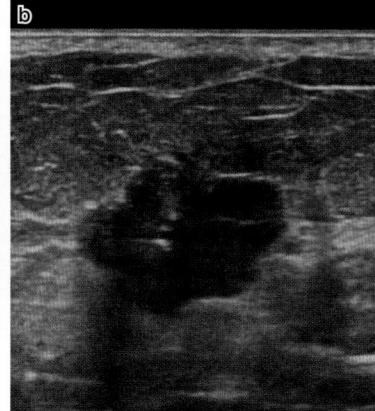

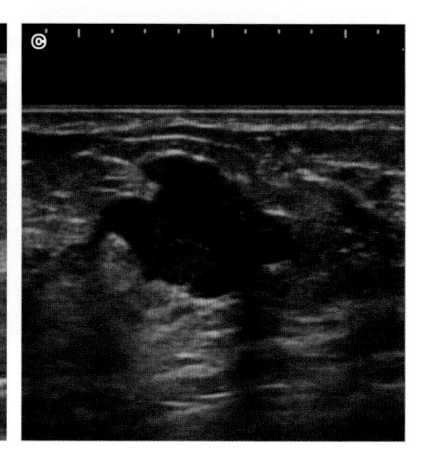

浸潤癌巣は圧排・膨張性発育を示す。

■浸潤性小葉癌(図40)
　・小型の癌細胞がばらばらにあるいは索状に染み込むように間質に浸潤する。
　・頻度は日本よりも欧米に多く，欧米では10％程度である。
　・日本では3～5％程度だが，日本でも増加傾向である。
　・マンモグラフィでは「構築の乱れ」などで発見されることが多いが，検出が難しいことも多い。
【エコー所見】
　・形状：不整形の腫瘤，構築の乱れを呈する場合がある。
　・境界部：不明瞭，明瞭粗ぞう。
　・内部エコー：低エコー。
　・D/W：小さいことが多い。

図40 浸潤性小葉癌(invasive lobular carcinoma)

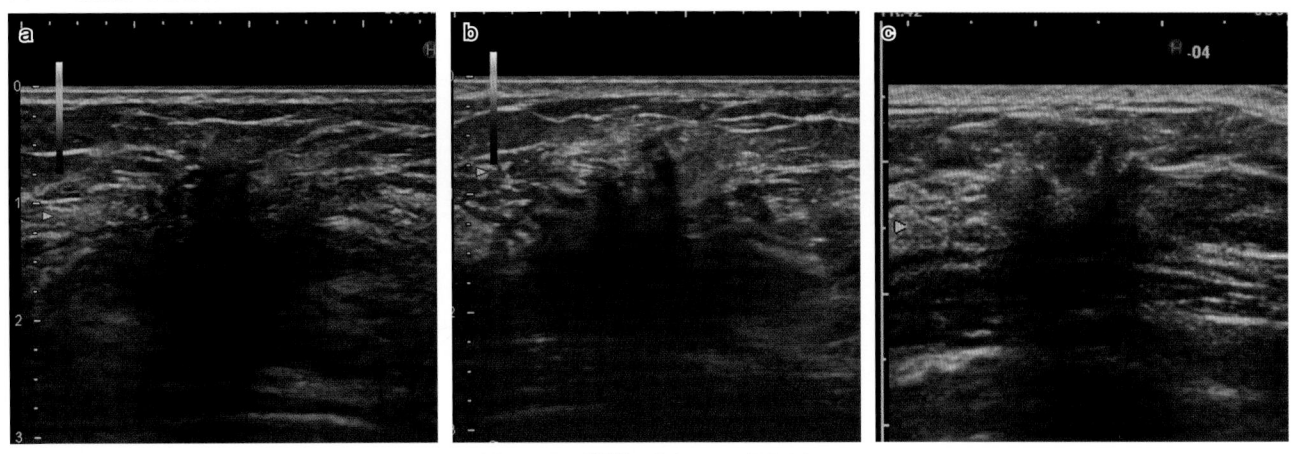

小型の癌細胞が染み込むように浸潤するため，明らかな腫瘤を形成せず構築の乱れのみの場合もある。

粘液癌(図41)

- 癌細胞の粘液産生を特徴とする特殊型で乳癌の1〜4%である。
- 細胞外粘液プールに腫瘍細胞が集塊して浮遊する。
- リンパ節転移が少なく，予後は良好である。
- 周囲へ圧排性発育するため限局性腫瘤を呈する。

【エコー所見】
- 形状：楕円形，分葉形。
- 境界部：明瞭平滑，明瞭粗ぞう。
- 内部エコー：高〜等エコー(ときに低エコー)。

図41 粘液癌(mucinous carcinoma)

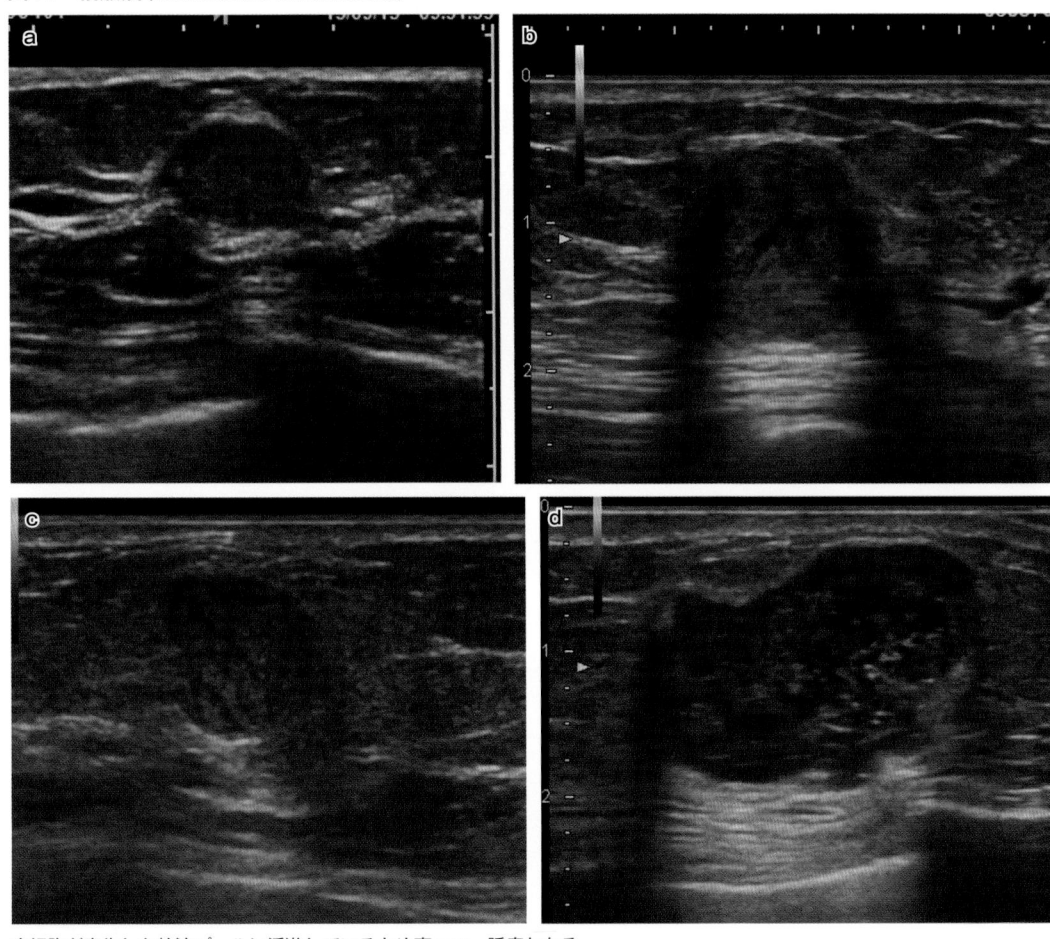

癌細胞が産生した粘液プールに浮遊しているため高エコー腫瘤となる。

- 後方エコー：増強。
- D/W：大きい。

非浸潤性乳管癌（DCIS）（図42）
- 癌細胞が乳管あるいは小葉内に留まり，間質浸潤を認めない。
- マンモグラフィ検診の普及により，乳癌に占める割合は10％以上となっている。
- 乳管内癌巣には分泌型石灰化や壊死型石灰化が認められることがある。
- 病理組織形態としては乳頭状，低乳頭状，乳頭管状，篩状，充実性，面疱状などを呈するが，超音波画像による判別は行われない。

【エコー所見】
- 低エコー腫瘤，低エコー域，嚢胞内腫瘍，乳管内腫瘍などさまざまな像を呈する。
- 石灰化を伴い，明らかな浸潤像を示さない小さな病変画像はDCISを考える。

> **terminology**
> DCIS：ductal carcinoma *in situ*

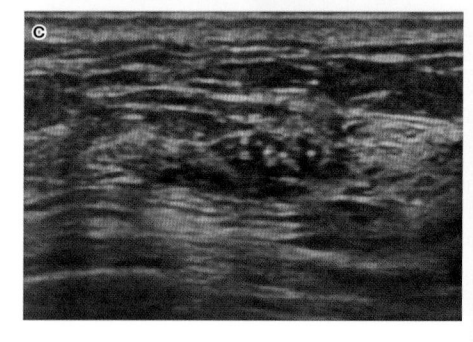

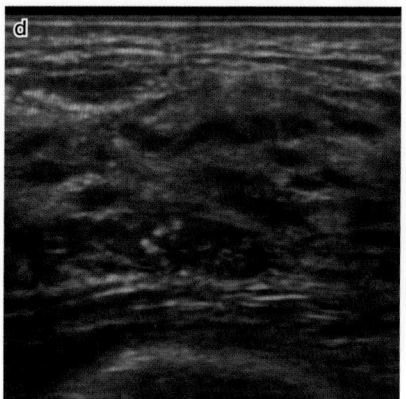

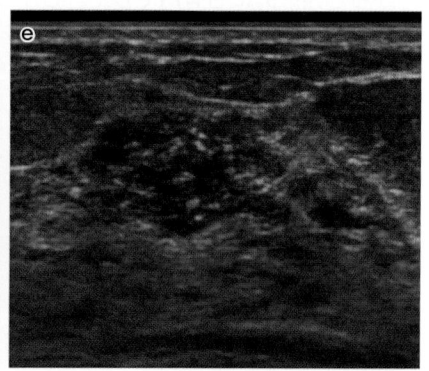

図42　非浸潤性乳管癌（ductal carcinoma *in situ*）
a, b：腫瘤像

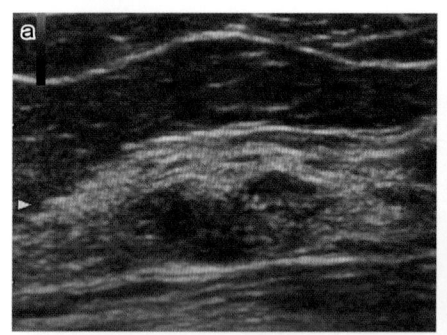

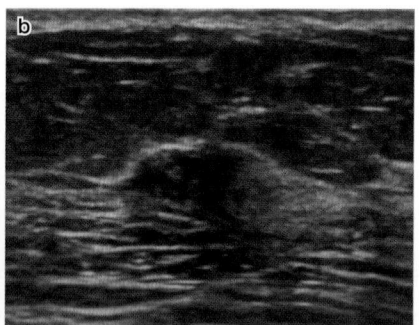

c, d, e：低エコー域＋石灰化

図42 非浸潤性乳管癌（ductal carcinoma *in situ*）（つづき）

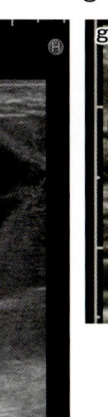

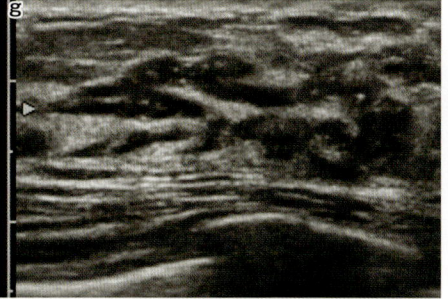

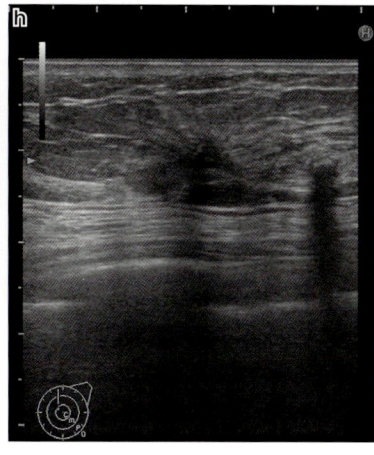

f：乳管拡張＋充実性病変　　g：乳管拡張＋石灰化　　h：構築の乱れ

超音波画像は多彩な像を示す。

One Point Advice

サブタイプ分類

病理組織において，浸潤性乳管癌を「乳頭腺管癌・硬癌・充実腺管癌」に分けるのは日本乳癌学会による乳癌取扱い規約の「乳腺腫瘍の組織学的分類」で，世界的に用いられているWHOの分類では非特殊型浸潤性乳癌（NST）に大部分は含まれます。浸潤性乳管癌を「乳頭腺管癌・硬癌・充実腺管癌」に分けて考えることは，癌の特徴を捉えやすく画像診断では有用と考えられます。また，かつては予後の判断に組織型が用いられたことからも臨床的にも有用でした。しかし，近年は診断以外で組織型を考慮することはほとんど皆無となりました。

現在，組織型に変わり臨床的に重要視されているのはサブタイプ分類です。乳癌細胞の生物学的特性により，治療法を組み立てます。

参考までにサブタイプ分類の表を提示します（表9）。

terminology
NST：invasive carcinoma of no special type

表9 乳癌細胞の生物学的特性によるサブタイプ分類

		HER2 +	HER2 −
ホルモン受容体 ER・PgR	＋	ルミナルB・HER2陽性タイプ	ルミナルタイプ*
	−	HER2タイプ	トリプルネガティブタイプ

＊ルミナルタイプはki-67の値が低ければルミナルA，高ければルミナルB・HER2陰性タイプとなる。

良性疾患

ここでは主な良性疾患について簡単に解説します。

■囊胞,濃縮囊胞(図43)

・乳腺症の部分像で退行性変化をきたしたもの。
・頻度は高く検診受診者の約20%ほどに認められる。
・乳管の一部が拡張し液体貯留,多くは両側性・多発性に認められる。
・多発する囊胞にまぎれた充実性病変の探索が大切である。
・高齢者の孤立性囊胞は癌を疑い注意深く観察する。

【エコー所見】
・形状:楕円形,小さいものはときに正円形,多房性で隔壁を認めるものもある。
・境界:明瞭平滑。
・内部エコー:無エコー。濃縮囊胞の場合は内部エコーを認め,後方エコーは減弱する。

図43 囊胞,濃縮囊胞(cyst, conc.cyst)

a:単純囊胞

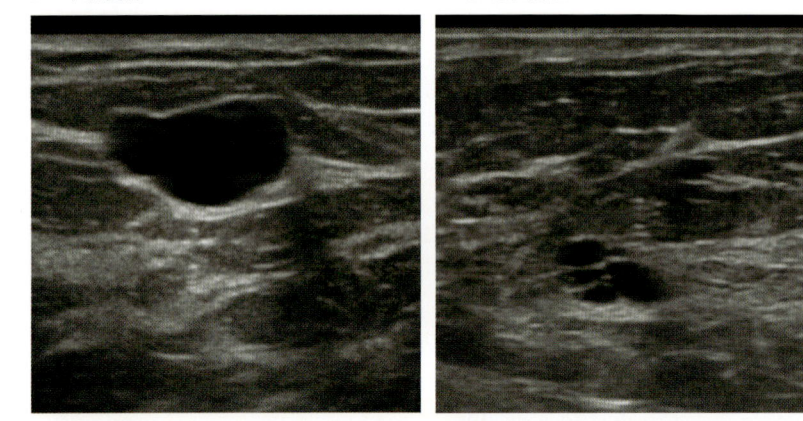

b:多房性囊胞

c:多発性囊胞

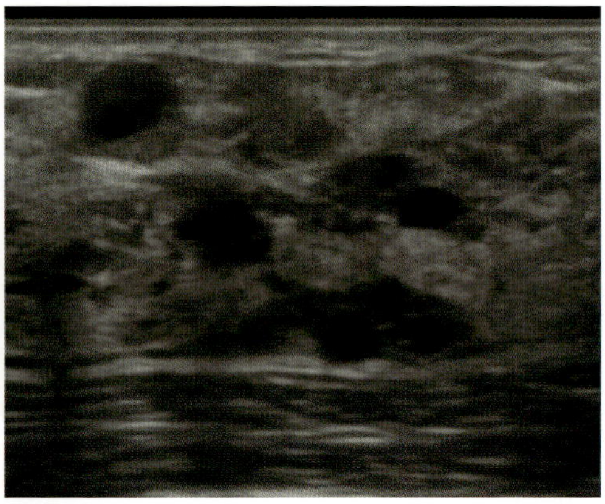

d:濃縮囊胞

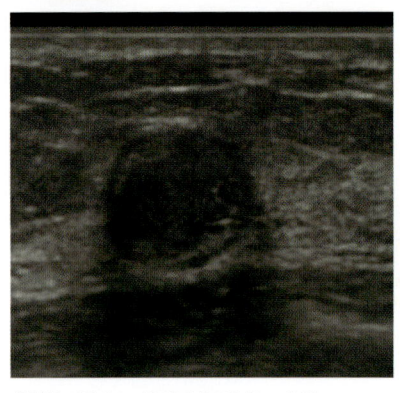

典型的ではないが正円形であり,内部エコーは凝縮した液体を思わせる。

e:囊胞(エラストグラフィ)

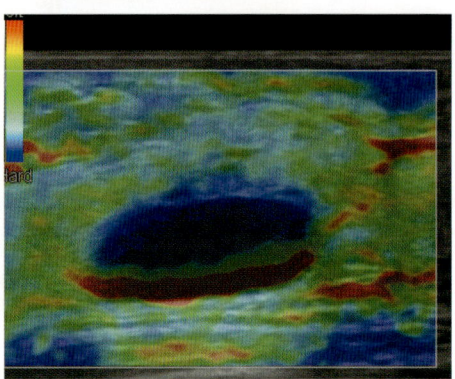

囊胞はエラストグラフィでみると3層に表示される。BGRサイン(Blue Green Red sign)という。

線維腺腫（図44）

- 女性乳房に発生する最も頻度の高い腫瘍である。
- 10～30歳代の若い年代に発生し，性ホルモンが関与する。
- 病理組織学的には線維（間質）と腺（上皮）の両者が増殖する混合腫瘍である。

【エコー所見】

- 形状：通常は楕円形だが，多結節性から分葉状を呈することもある。
- 境界：明瞭平滑。
- 内部エコー：低エコー均質。陳旧性の線維腺腫は音響陰影を伴う粗大石灰化を認める。
- D/W：小さいことが多いが，大きいこともある（大きい場合は癌との鑑別が難しい）。

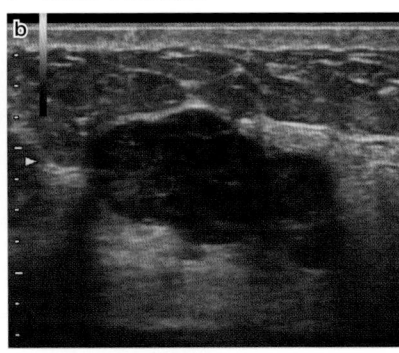

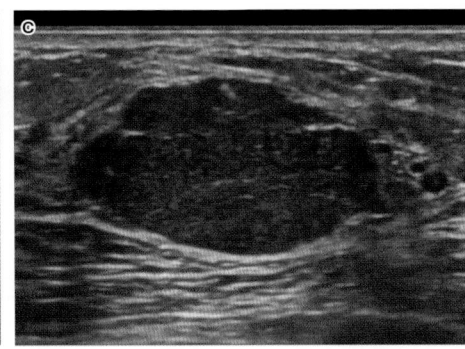

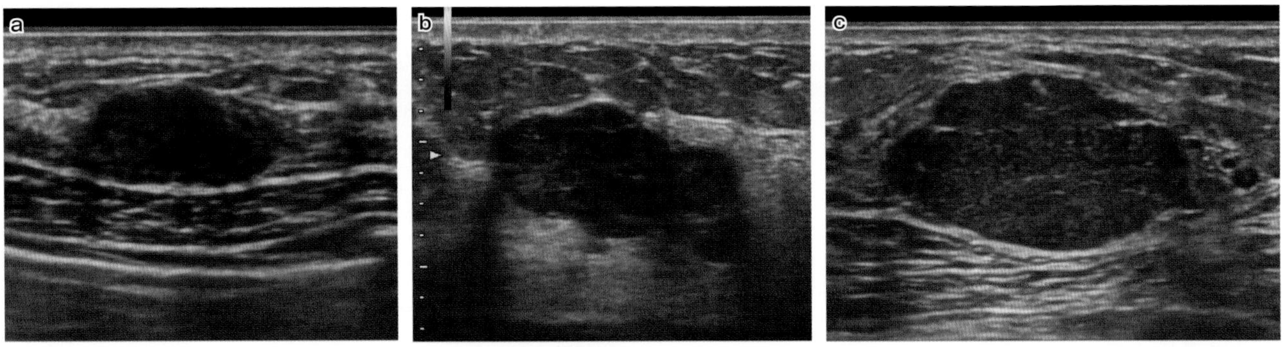

図44　線維腺腫（FA）
a：典型例　　b：分葉形の線維腺腫　　c：大きな線維腺腫
d：陳旧性線維腺腫　　e, f：乳癌類似線維腺腫

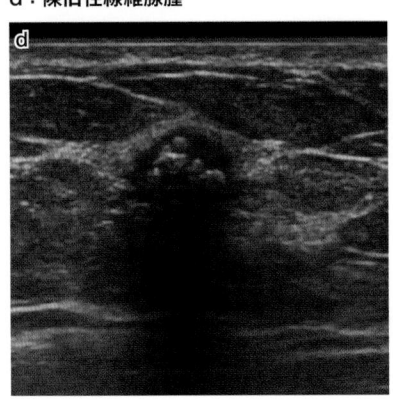

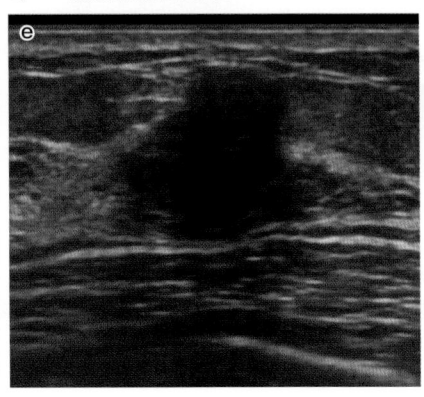

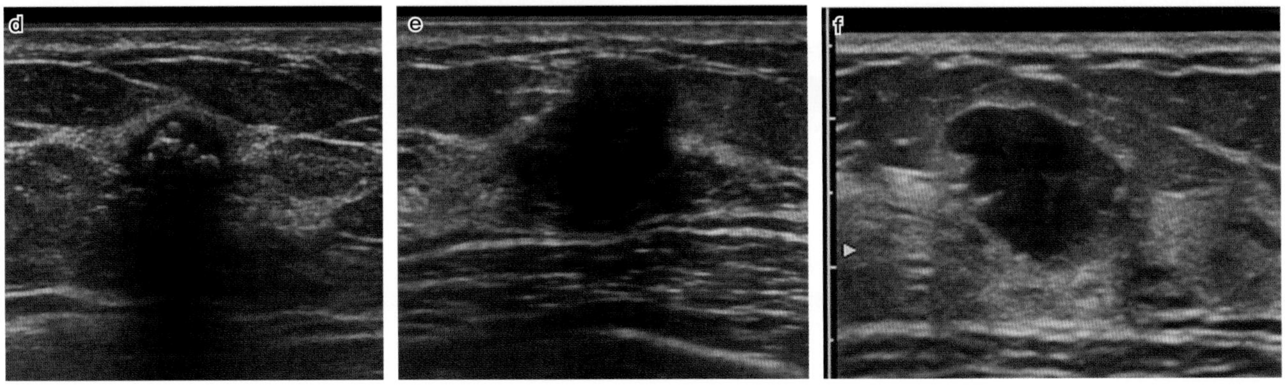

terminology
FA：fibroadenoma

葉状腫瘍（図45）

- 線維腺腫と同様に線維（間質）と腺（上皮）の増殖による混合腫瘍だが、線維腺腫より間質の増生が著しい。
- 上記理由により腺成分が引き伸ばされて葉状構造を呈する。
- 中年期に急速増大することがあり、分葉形で大きな腫瘤を呈することが多い。

【エコー所見】
- 形状：分葉形、楕円形のものが多い。
- 境界：明瞭平滑。
- 内部エコー：低エコー不均質、裂隙を認めることがある。
- D/W：大きいものもある。

図45　葉状腫瘍（phyllodes tumor）
著しい間質増生により、腺成分が引き伸ばされ葉状構造を呈する。超音波画像では裂隙（slit）として認められる。

a：大きな葉状腫瘍　　b：線維腺腫と類似の葉状腫瘍

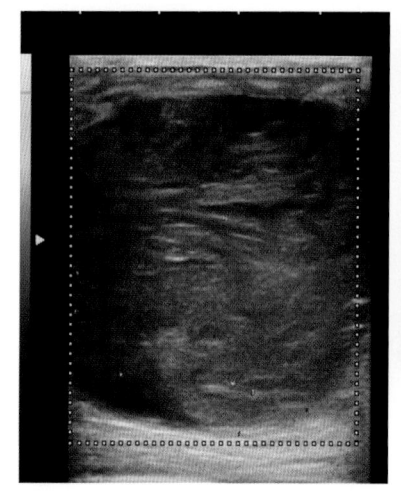

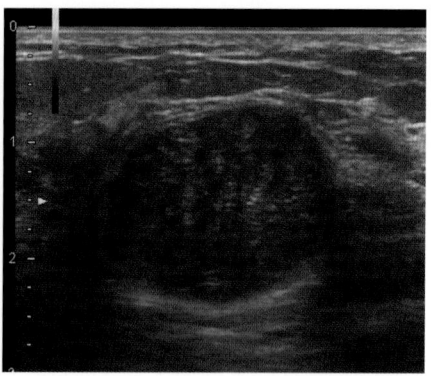

乳管内乳頭腫（図46）

- 筋上皮層と上皮層を保った血管結合織の茎を持ち、乳管内に乳頭状に増殖した病変である。
- 乳頭直下付近に認められることが多い。
- 乳頭分泌を伴うことが多く、血性の場合もある。
- DCISとの鑑別は困難であり、閉経期以降で血性乳頭分泌の場合は注意が必要である。

図46　乳管内乳頭腫（intraductal papilloma）

a：大きな乳管内乳頭腫　　b：充実部やや不整な乳管内乳頭腫 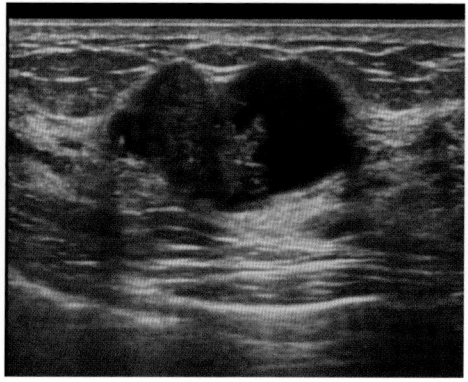　　c：小さな乳管内乳頭腫

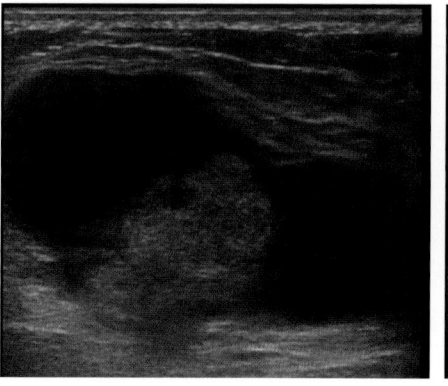

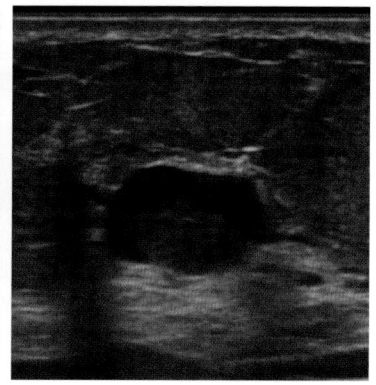

乳管内に乳頭状に増殖した病変として認められる。

【エコー所見】
- 形状：拡張した乳管内に立ち上がりが急峻な充実性腫瘤。分葉形として認められることが多い。
- 境界：明瞭平滑。
- 内部エコー：低エコーから等エコーで比較的均質。線維腺腫よりはエコーレベルが高いことが多い。
- D/W：大きい場合もある。

乳腺症（図47）
- 正常からの逸脱であり，病気ではない。
- 性ホルモンに関与している。
- 画像・組織ともに乳癌と間違えやすい。
- 痛みや硬結などの臨床症状，生検の病理学的所見，画像診断における良性画像でも用いられるが，その定義はあいまいで，必ずしも一致しない。
- 組織学的には囊胞，アポクリン化生，硬化性腺症，閉塞性腺症，乳管過形成，小葉過形成，線維腺腫症の7つの部分像が複数絡みあっている。

【エコー所見】
- 腺症（腺増殖症）の場合は間質成分の増生によりエコーレベルが低下するので，低エコーの腫瘤や低エコーの所見と区別しにくいが，低エコーの中に正常の乳腺組織が確認できるか注意深く観察する

図47 乳腺症
正常からの逸脱であり，間質成分の増生によりエコーレベルが低下すると，低エコーの所見と区別しにくいが，正常乳腺が確認できるか注意深く観察することが大切。

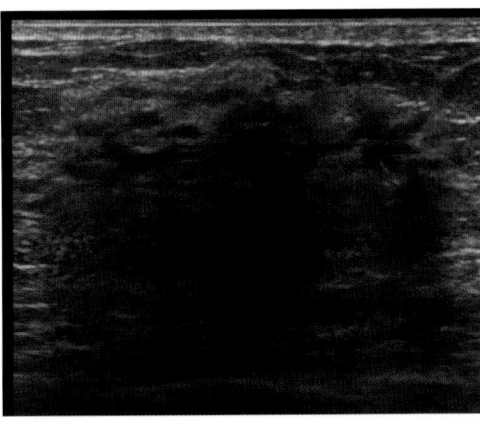

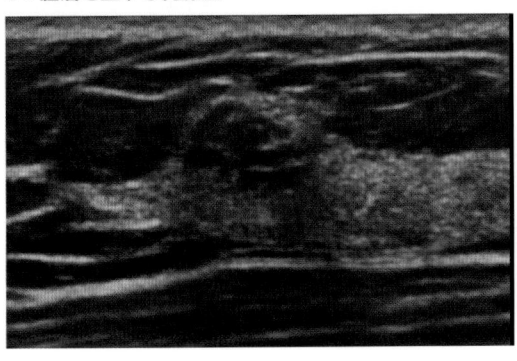

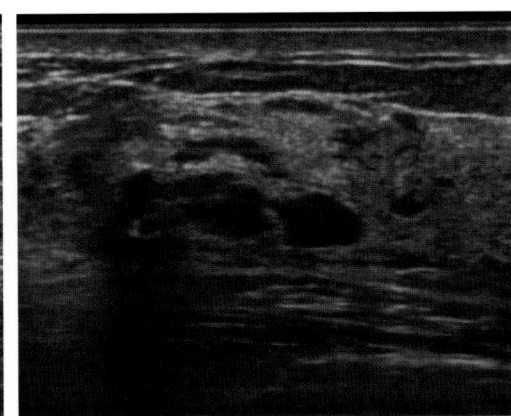

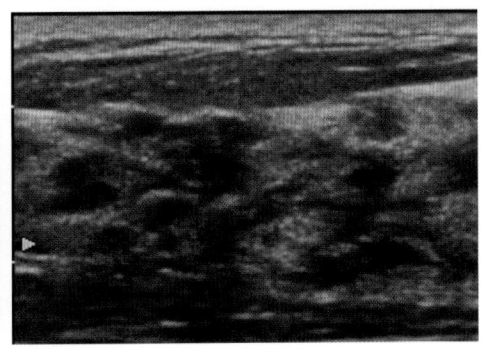

a：全体的にエコーレベルが低下した乳腺症
b：線維腺腫様の乳腺症
c：腫瘤を呈する乳腺症
d：不規則な豹紋様の乳腺症

■ 過誤腫（図48）
・正常でも存在する組織が正常と異なった割合で腫瘤を形成したものである。
・乳腺では，脂肪腫様の組織中に乳腺組織を伴う腺脂肪腫，線維腺腫様の組織のなかに脂肪組織を伴う線維腺脂肪腫，脂肪腫様の組織の中に軟骨成分を伴う軟骨脂肪腫などがある。

【エコー所見】
・形状：楕円形。
・境界：明瞭平滑。
・内部エコー：高エコーと低エコーが独特なまだら状に混在。
・D/W：小さい。

図48 過誤腫（hamartoma）

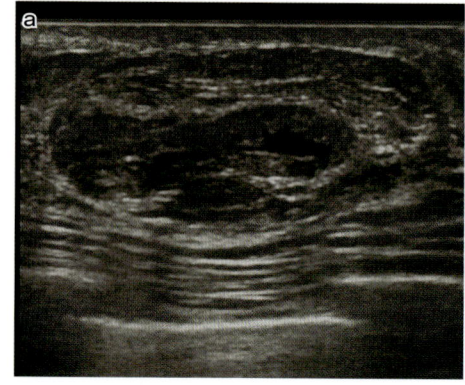

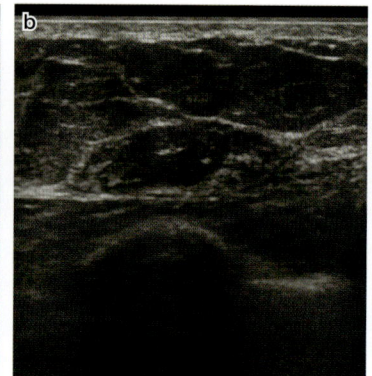

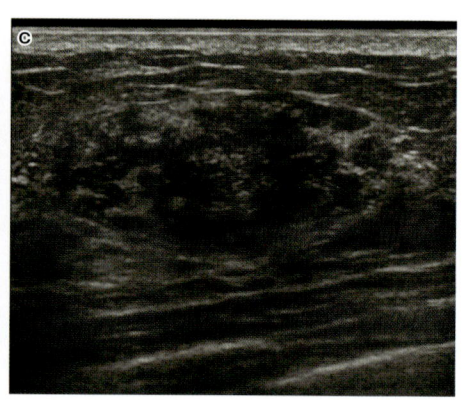

a〜c：いろいろなエコー像を呈する過誤腫
内部エコーは低エコーと高エコーがまだら状に混在した独特なエコー像を呈する。

参考文献

1）日本乳腺甲状腺超音波医学会，編：乳房超音波診断ガイドライン改訂第3版．南江堂，東京，2014．
2）日本乳腺甲状腺超音波医学会，編：乳房超音波診断ガイドライン改訂第4版．南江堂，東京，2020．
3）佐久間 浩：乳房アトラス（三訂版）．ベクトルコア，東京，2015．
4）何森亜由美：誰も教えてくれなかった乳腺エコー．医学書院，東京，2014．

II 体表エコーの実践教習－検査法の実際

2 腋窩リンパ節

Ⅱ 体表エコーの実践教習－検査法の実際

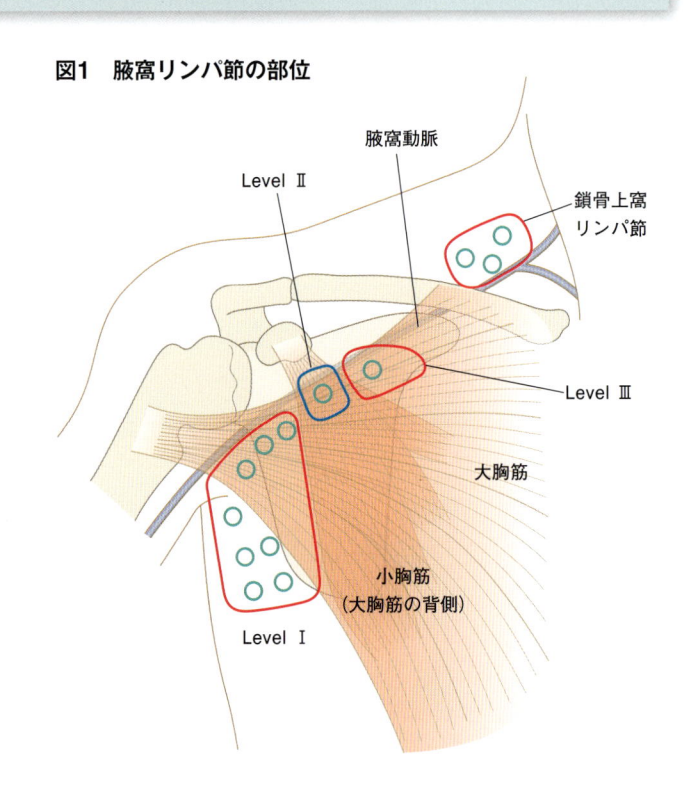

2 腋窩リンパ節

腋窩リンパ節超音波検査のSTEPとゴール

STEP

STEP 1	腋窩リンパ節の解剖を理解する
STEP 2	検査環境を整える
STEP 3	腋窩リンパ節を検索する
STEP 4	腋窩リンパ節のエコー性状を捉える
STEP 5	リンパ節腫脹病変のエコー性状を理解する

ゴール

腋窩リンパ節を描出し性状を評価できるようになる

STEP 1 腋窩リンパ節の解剖を理解する

　乳癌検診で乳腺に異常のない場合は，腋窩リンパ節を検査する必要はありません。しかし，癌が疑われる所見が認められた場合は，腋窩リンパ節を確認することで診断がより確実になることもあります。また，精密検査の場合はリンパ節転移の有無を知るために参考となる情報提供が可能です。
　まずは乳腺の所属リンパ節の位置や周囲の血管走行を把握しましょう（**図1，2**）。

図1　腋窩リンパ節の部位

図2　腋窩リンパ節周囲の血管

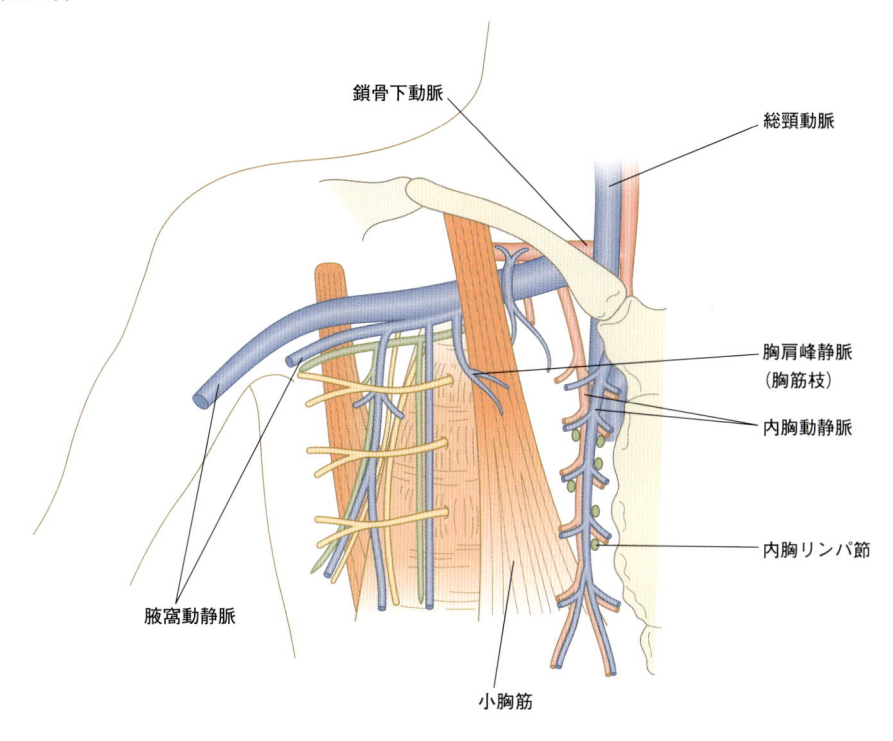

腋窩リンパ節

- Level Ⅰ：小胸筋外側より外側，つまり腋窩側に存在するリンパ節。
- Level Ⅱ：小胸筋の背側および胸筋間リンパ節。
- Level Ⅲ：小胸筋内側より内側，つまり胸骨側のごく狭い範囲に存在する
　　　　　　リンパ節。

その他の所属リンパ節

●内胸リンパ節（Im）
胸骨の背側を走行する内胸動脈と肋骨付近に存在
乳腺から内側に向かう約4分の1のリンパが流入する乳腺の領域リンパ節

●鎖骨上窩リンパ節（SC）
総頸動脈と鎖骨下動脈の分岐部付近で，鎖骨の上方に存在するリンパ節

terminology
Im：internal mammary lymph nodes
SC：supraclavicular lymph nodes

STEP 2 検査環境を整える

検査の前に

　食事や服薬の制限はありません。
　腋窩から首周りを出せるような格好がよいでしょう。髪に超音波ゼリーがつかないように束ねてもらうなど，配慮をしましょう。

被検者の準備と体位（図3）

　Level Ⅰを検索するときは腕を挙上してもらい，腋窩を90°以上開いてもらいます。
　Level Ⅱ，Ⅲを検索するときは，腕を挙上すると観察しにくくなります。腕を下垂してもらうか，腋窩の開きを90°ほどになるところまで上腕をおろしてもらい，首は軽く対側を向いてもらうよう指示しましょう。

図3　腋窩リンパ節検索時の被検者の体位
a：Level Ⅰを検索するときは腕を挙上してもらう

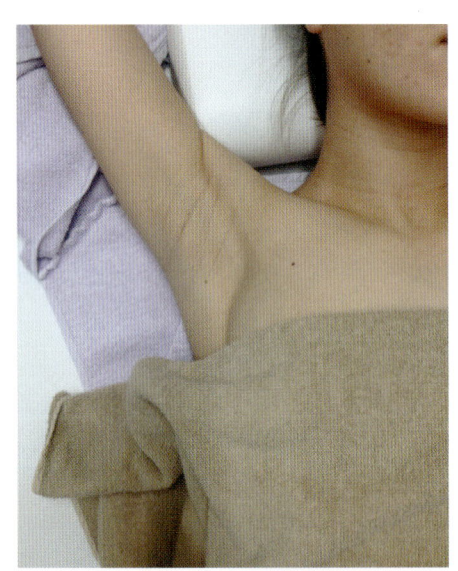

b, c：Level Ⅱ，Ⅲを検索するときは腕を下垂するか腋窩を90°ほど開いてもらう。首は軽く対側を向いてもらう

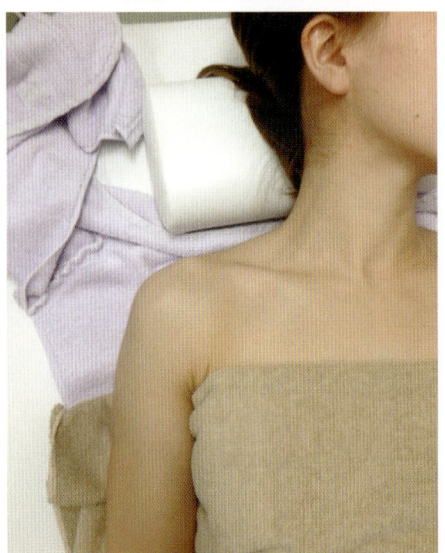

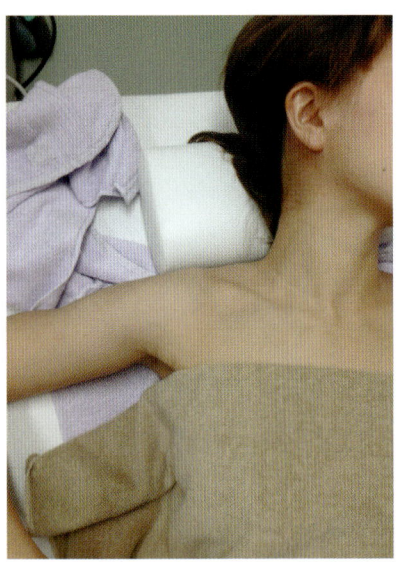

STEP 3 腋窩リンパ節を検索する

①横断走査で広背筋と大胸筋を捉える

プローブを横走査で腋窩の中腋窩線付近にあて，上下に走査し広背筋を確認します。次にプローブを胸側に移動し，大胸筋を確認します。大胸筋と広背筋の間にある腋窩の脂肪組織内が腋窩リンパ節Level Ⅰの存在部位です（**図4**）。

図4 Level Ⅰリンパ節の描出方法

a：腋窩の中腋窩付近をやや強めにプローブで検索する

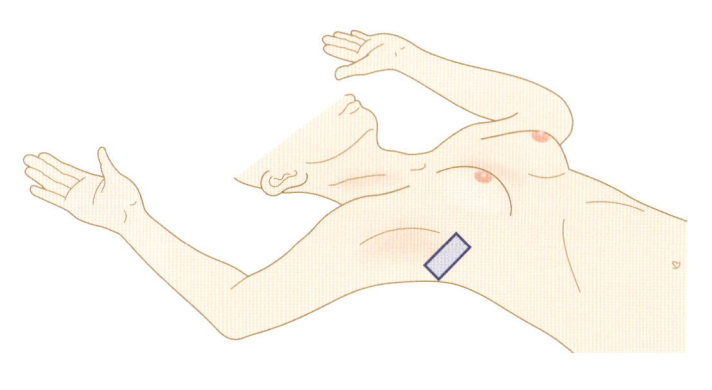

b：aで大胸筋の位置を確認

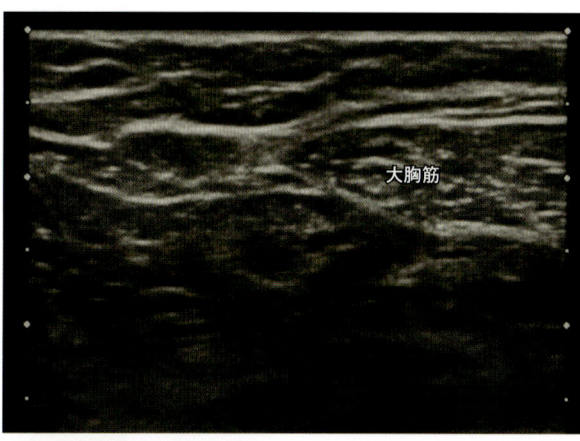

c：中腋窩付近からプローブをやや背側に動かす

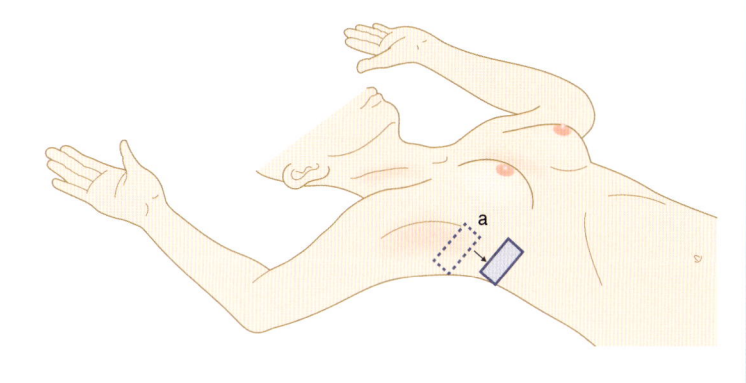

d：cで広背筋の位置を確認

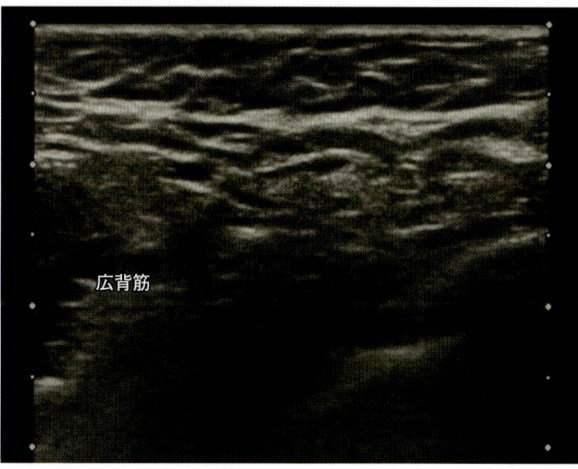

e：aとcの中間付近をやや強めにプローブで検索する

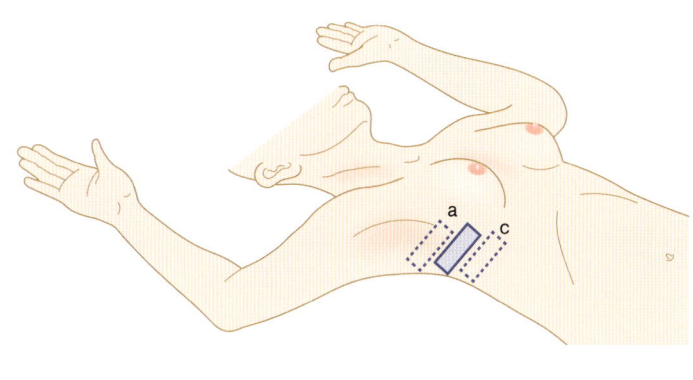

f：eで広背筋と大胸筋の間にある脂肪組織を確認，このエリアにLevel Ⅰリンパ節が存在する

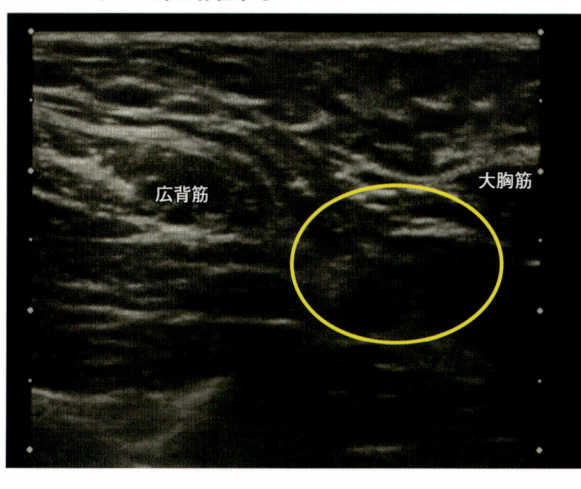

▭：プローブ位置

②Level Ⅰリンパ節を描出する

　①で確認した範囲にやや圧をかけてプローブをあて，ゆっくり上下しながらリンパ節を検索します。リンパ節は血管の近くに多く存在しますので，血管付近も注意深く観察します(**図5**)。
　特に目立たなければ病的なリンパ節腫脹はないと判断します。

図5　Level Ⅰリンパ節（健常例）
約1cmの扁平なリンパ節が脂肪組織内に認められる。

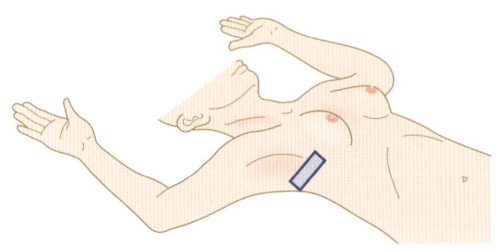

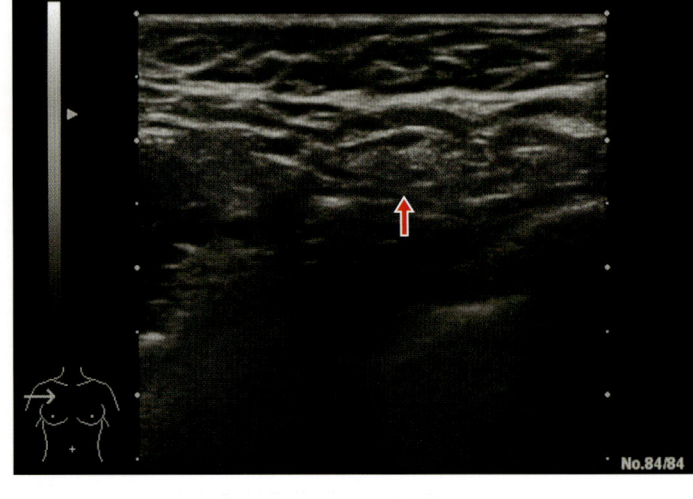

▭：プローブ位置

③Level Ⅱ，Level Ⅲリンパ節を描出する

　Level Ⅱ，Level Ⅲはともに小胸筋が指標となります。小胸筋を確認するには，被検者に上腕を下垂または腋窩を90°くらいに開くところまで下げてもらい，鎖骨下縁を縦走査より少し斜めにして検索します。乳腺はほとんど存在せず，大胸筋が確認されますので，その背側に小胸筋が存在する位置を確認します。
　Level Ⅱは大胸筋と小胸筋の間にあたる胸筋間と小胸筋の背側です(**図6**)。リンパ節は血管付近に存在するため，小胸筋と腋窩動静脈付近で結合織が三角に切り取られてみえる範囲に高頻度に認められます。

図6　Level Ⅱリンパ節の描出方法
a：鎖骨下縁に少し斜めにプローブをおく

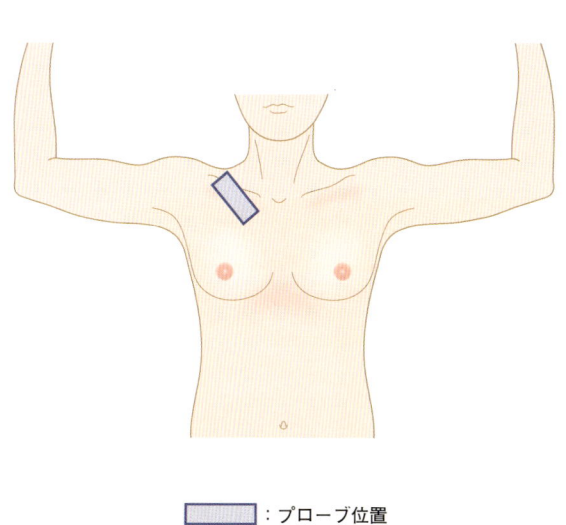

b：大胸筋と小胸筋の間にあたる胸筋間と小胸筋の背側がLevel Ⅱリンパ節が存在するエリア

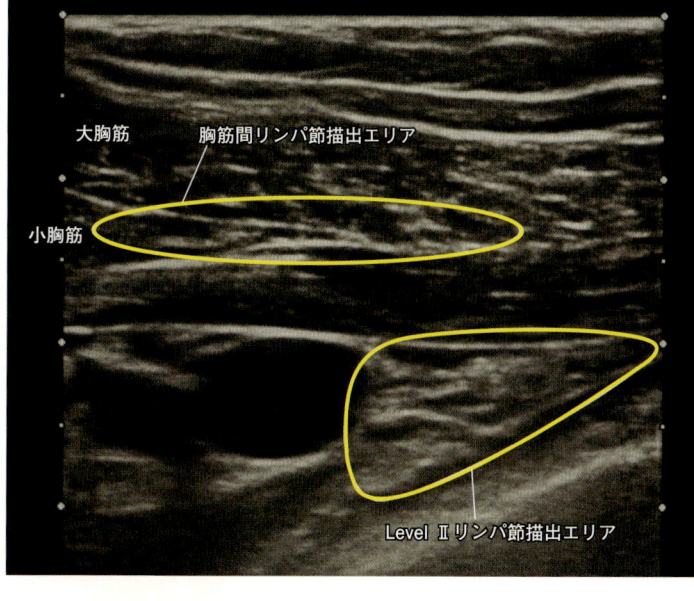

　Level Ⅲは，小胸筋の内側縁より内側の狭い範囲です（**図7**）。Level Ⅱで確認した小胸筋の内側を追い，小胸筋がなくなり大胸筋のみになった胸骨までの狭いエリアがLevel Ⅲになります。健常者ではこの部位にリンパ節が描出されることはほとんどありません。

図7　Level Ⅲリンパ節の描出方法
a：プローブの位置は小胸筋の内側縁，鎖骨，胸骨に囲まれた直径3〜4cmほどの狭い範囲を目安にする

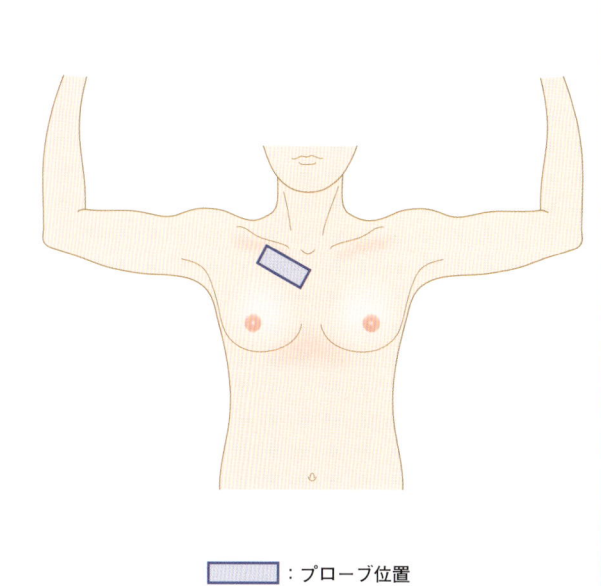

b：大胸筋の背側で，小胸筋内側縁より内側から胸骨までがLevel Ⅲリンパ節が存在するエリア

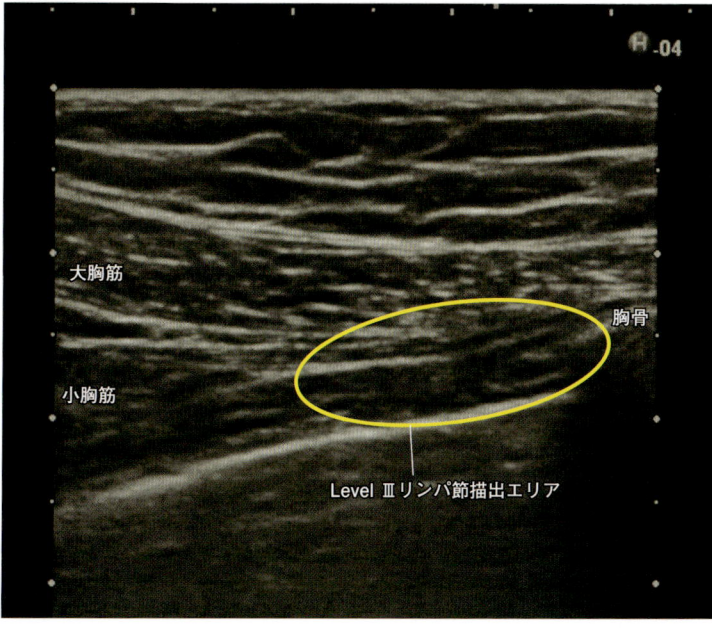

STEP 4 腋窩リンパ節のエコー性状を捉える

①健常者におけるリンパ節のエコー性状を理解する

　健常者においても腋窩リンパ節が描出されます（**図8**）。リンパ節は楕円形で，皮質は薄く中心が高エコー（節門エコーとよびます）に描出されます。健常者であってもリンパ節が描出された場合には，反応性腫脹と表現します。

図8　正常リンパ節（反応性腫脹）
Bモード。形状は楕円形からで，皮質は薄く無エコーに近い低エコーを呈し，中心が高エコーに描出される。

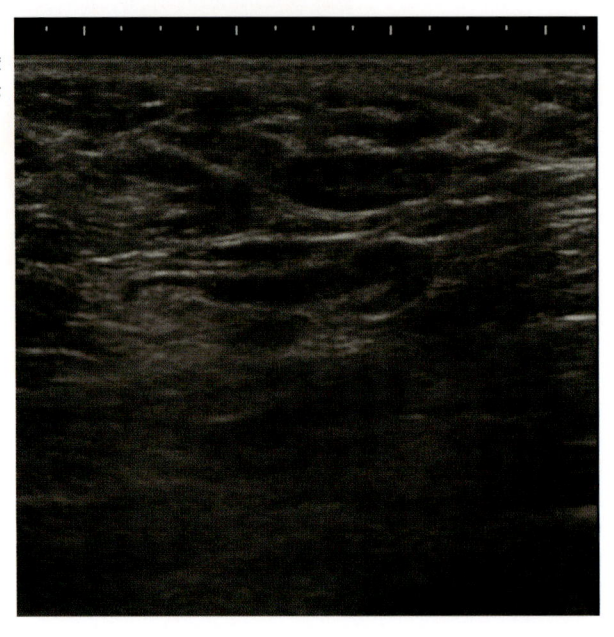

②形態異常や数の異常を確認する

　サイズが大きい，皮質が不規則に厚い，節門エコーが極端に偏在している，集塊を形成しているなどの形態異常だけでなく，多発かどうか，両側性かどうかについても確認します（**図9**）。

図9 さまざまなリンパ節

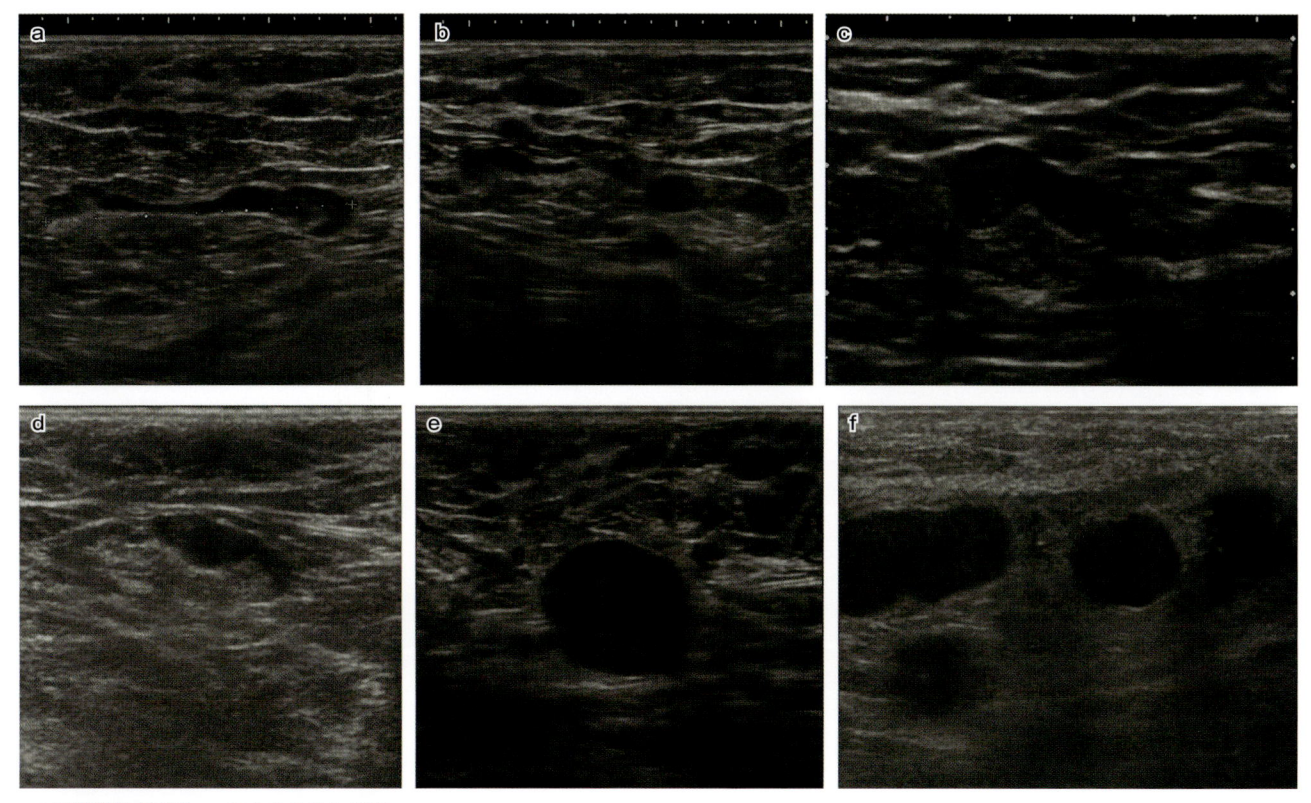

a：正常形態だが3cmと大きなリンパ節
b：皮質が均質に厚みを帯びたリンパ節
c：皮質がほぼ均質に厚く，節門エコーが偏在しているリンパ節
d：皮質が不均質に厚く，節門エコーが偏在しているリンパ節
e：節門エコーが消失し，縦横比の大きいリンパ節
f：節門エコーが消失し腫脹した大小不同のリンパ節が多発している

③リンパ節周囲組織を確認する

炎症性リンパ節腫脹の場合，多くはリンパ節周囲組織のエコー輝度上昇を認めます。ただし，悪性リンパ腫でも周囲組織のエコー輝度上昇を認めることがあるため注意が必要です。

STEP 5 リンパ節腫脹病変のエコー性状を理解する

癌の転移検索では，転移性腫脹か反応性腫脹かの鑑別が重要となります。また，広義の反応性腫脹には，健常者のリンパ節腫脹だけでなく，リンパ節炎などの炎症性腫脹も含まれます。本項では，代表的なリンパ節腫脹病変の超音波像について簡単に解説します。

■転移性リンパ節腫脹

節門エコーが不明瞭化または偏在した、縦横比の大きいリンパ節腫脹を認める。多発している場合や集塊をなす場合もある(**図10**)。上肢や胸背部の悪性腫瘍からの転移例では、原発巣の組織型を反映して、内部に石灰化や嚢胞変性を認める場合もある。カラードプラではリンパ皮質部分に血流シグナルの亢進を認める。

図10 転移性リンパ節の症例
いずれも原発性乳癌からリンパ節転移を認めた症例。節門エコーが不明瞭化または偏在したリンパ節や縦横比の大きいリンパ節は転移を疑う所見となる。また、多発や集塊形成はより悪性を考える所見となる。

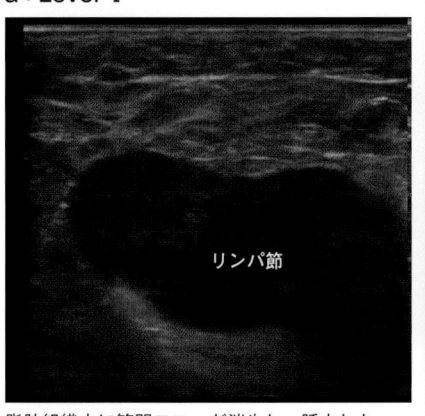

a: Level I
脂肪組織内に節門エコーが消失し、腫大したリンパ節。

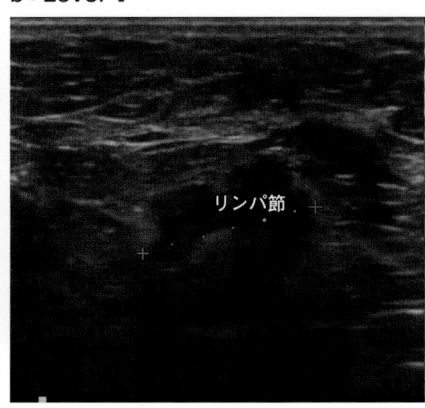

b: Level I
節門エコーが偏在し、皮質が不均質に肥厚した不整形のリンパ節。

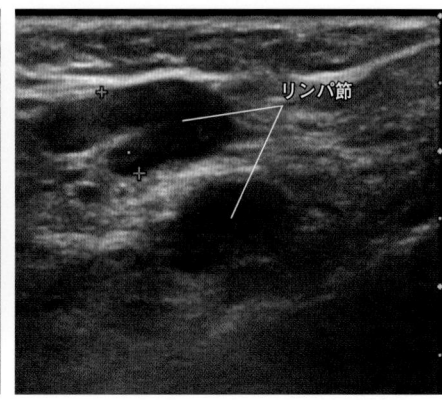

c: Level I
節門エコーが偏在または消失し、腫脹した複数のリンパ節。

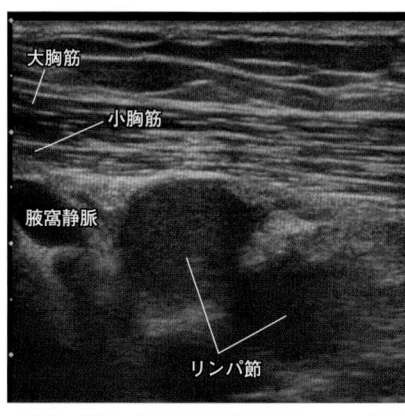

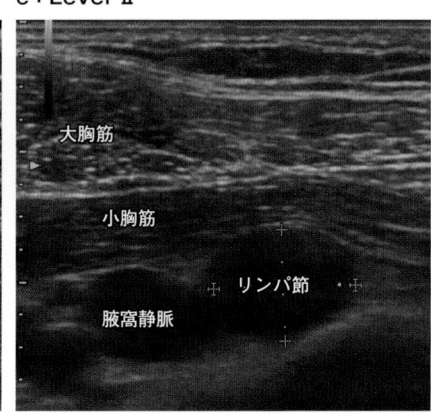

d: Level II
小胸筋の背側、腋窩静脈近傍に節門エコーが消失し、円形に腫大したリンパ節を認める。

e: Level II

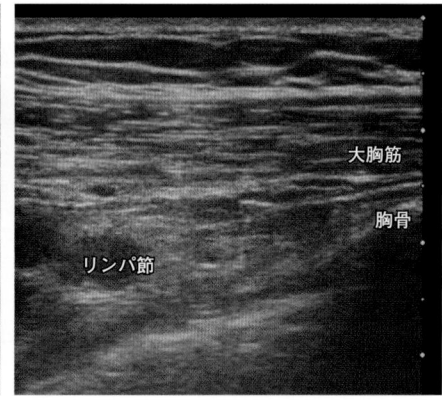

f: Level III
小胸筋内側縁より内側の大胸筋の背側に節門エコーが消失した円形のリンパ節を認める。

■悪性リンパ腫(詳しくはP145頸部リンパ節の章を参照)

リンパ腫の細胞型で多少の特徴差がみられるものの、おおよその超音波像としては、多数の類円形のリンパ節腫脹を認め、皮質のエコー輝度は著明に低下し、節門エコーは偏在しているか不明瞭な場合が多い。カラードプラでは、節門部だけでなく、皮質部分にも豊富な血流シグナルを認めることが多い(**図11**)。

図11 悪性リンパ腫の症例
a：Bモード　　　　　　　　　　　　b：カラードプラ

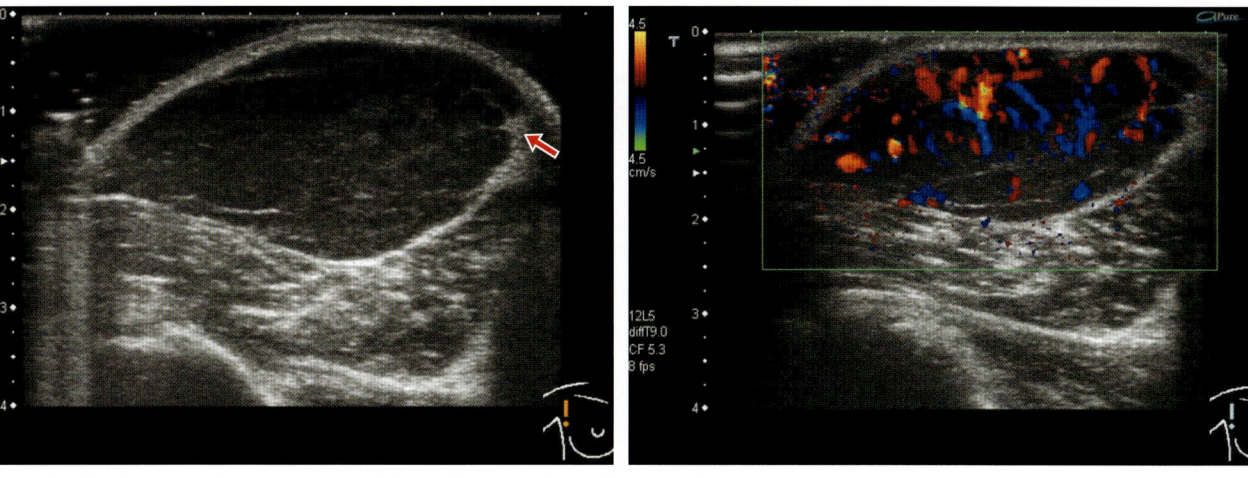

80歳代男性。濾胞リンパ腫の症例。右腋窩に内部に線状エコーを有する低エコー腫瘤を認め，一部では切れ込み様を呈している（→）。カラードプラでは腫瘤内に豊富な血流シグナルを認める。

■ リンパ節炎

上肢や腋窩周囲の炎症，結核などにより腋窩リンパ節が腫脹する。超音波検査では，多数のリンパ節腫脹を認め，節門エコーは偏在または消失し，リンパ節周囲組織のエコー輝度上昇を認める（**図12**）。リンパ節炎が進行すると膿瘍化し，形状不整となる場合もある。

図12 急性リンパ節炎の症例
a：Bモード　　　　　　　　　　　　b：カラードプラ

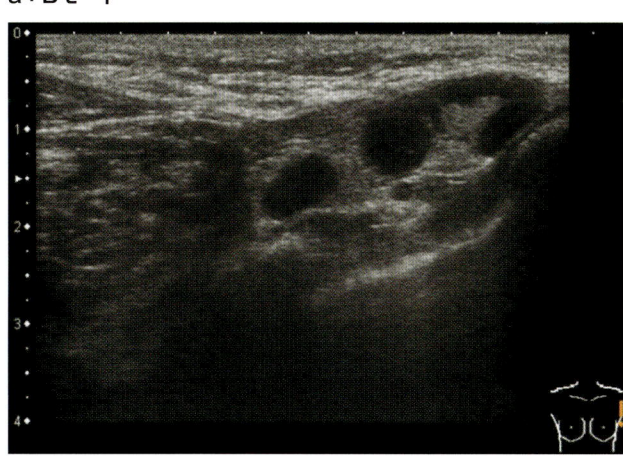

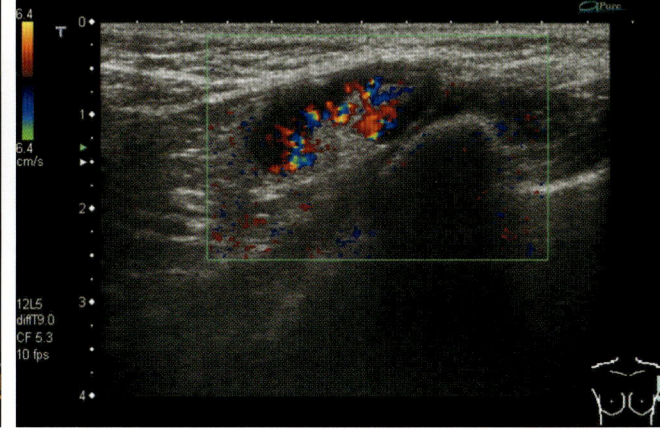

40歳代女性。左腋窩に皮質の厚いリンパ節腫脹を複数認め，周囲組織のエコー輝度は軽度上昇している。カラードプラでは皮質部分にも血流シグナルを認める。

■その他のリンパ節腫脹病変(詳しくはP145頸部リンパ節の章を参照)
　関節リウマチなどの自己免疫性疾患やサルコイドーシスでは，健常者のそれよりもリンパ皮質のやや厚いリンパ節腫脹を認めることが多い。
　MTX関連リンパ増殖性疾患では，悪性リンパ腫に類似した超音波像を呈することが多い。症例によっては投薬中止でサイズが縮小するものもある(**図13**)。

図13　MTX関連リンパ増殖性疾患の症例
a，b：MTX投与中
c，d：MTX投与中止後1カ月

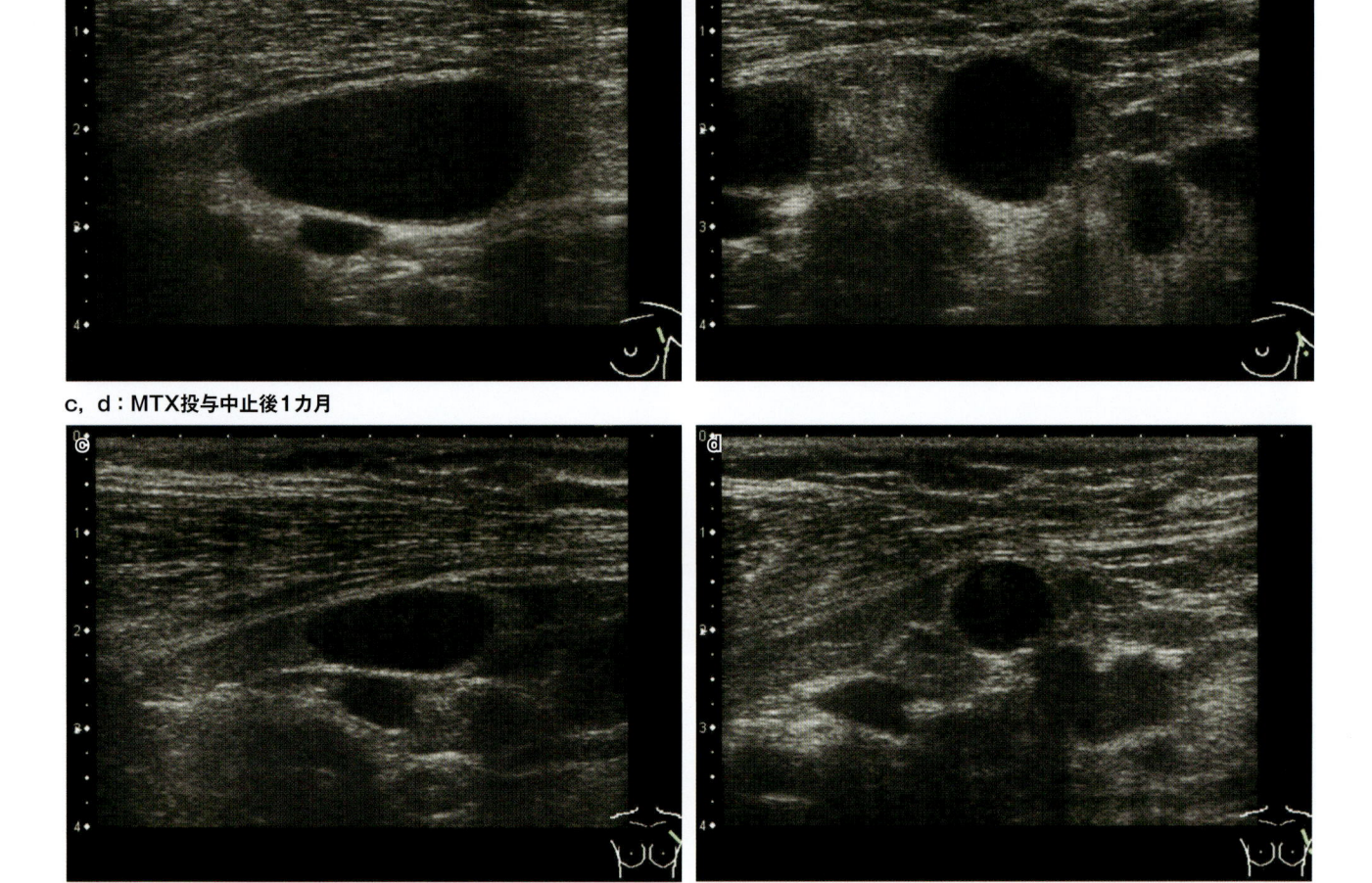

50歳代女性。左腋窩には多数のリンパ節腫脹を認め，多くは節門部エコーが不明瞭化しており，悪性リンパ腫に類似した超音波像を呈している。MTX投与中止後1カ月で，リンパ節の縮小がみられた。

参考文献
1) 日本乳腺甲状腺超音波医学会，編：乳房超音波診断ガイドライン改訂第4版．南江堂，東京，2020．

II 体表エコーの実践教習－検査法の実際

3 甲状腺

Ⅱ 体表エコーの実践教習－検査法の実際

3 甲状腺

甲状腺超音波検査のSTEPとゴール

STEP

STEP 1	甲状腺および周囲の解剖を理解する
STEP 2	検査環境を整える
STEP 3	甲状腺サイズを計測する
STEP 4	甲状腺実質エコーを評価する
STEP 5	腫瘤性病変のエコー性状を捉える

ゴール

・びまん性甲状腺疾患を評価できるようになる

・甲状腺の結節性病変を評価できるようになる

STEP 1 甲状腺および周囲の解剖を理解する

①甲状腺の位置や形を理解する

甲状腺は気管を取り巻くように存在しており，その形は翅を広げた蝶に例えられます。

右の翅の部分を右葉(right lobe)，左の翅の部分を左葉(left lobe)，それらの側葉をつなぐ部分を峡部(isthmus)とよびます。峡部から舌骨方向に伸びるように錐体葉(pyramidal lobe)を認めることがありますが，錐体葉を有する割合は60％程度とされています(**図1**)。先天的に峡部や側葉が欠損している場合もあります。

男性は女性に比べて咽頭の位置が低く，甲状軟骨が突出していることにより，甲状腺の存在する位置が足側に低い傾向があり，甲状腺の下極が鎖骨下に落ち込んでいる場合もあります。

図1　甲状腺の位置と形

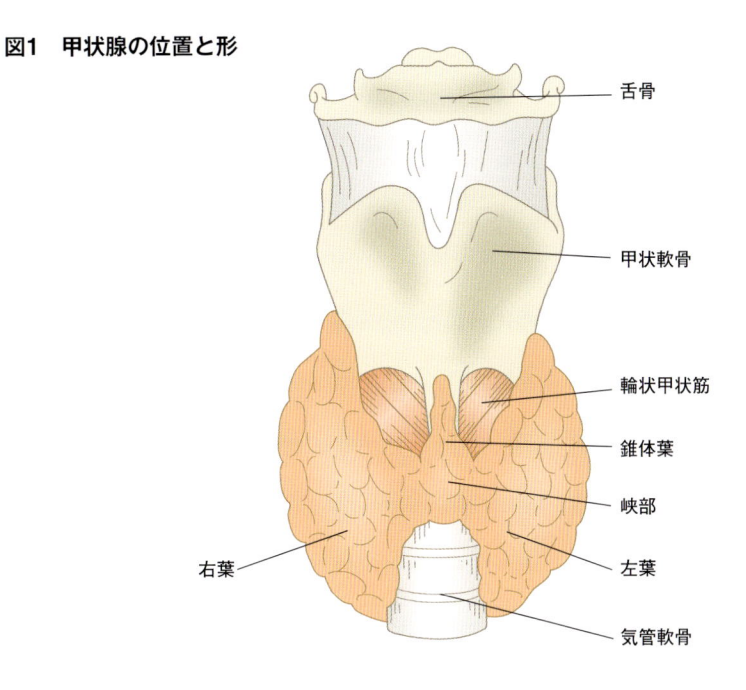

- 舌骨
- 甲状軟骨
- 輪状甲状筋
- 錐体葉
- 峡部
- 右葉
- 左葉
- 気管軟骨

One Point Advice

甲状腺という名称

甲状腺という名称の由来については諸説ありますが，その一つが「最初に"盾の形をした"軟骨を甲状軟骨とよぶようになり，その近くにある腺ということで甲状腺とよばれるようになった」というものです。いまでこそ有名な甲状腺ですが，大昔は内分泌系の臓器はその機能がよくわからなかったので，このような名前の付け方がされていたと考えられます。

② 甲状腺と周囲の血管や組織との関係を把握する

● 甲状腺周囲の血管（図2）

- **上甲状腺動脈**：外頸動脈の分岐部付近より甲状腺上極に流入する動脈であり，甲状腺の上極付近で2本（前枝，後枝）に分岐して甲状腺に流入することが多い。他の甲状腺の動脈よりも描出が容易であることから，血流速度の計測や血流量の推定計測に用いられる。
- **下甲状腺動脈**：鎖骨下動脈の分枝である甲状頸動脈から分岐し，総頸動脈および内頸静脈の背側を通って甲状腺の側面から流入する。下甲状腺動脈は副甲状腺の栄養血管でもある。
- **最下甲状腺動脈**：甲状腺峡部下極から流入する動脈を認めることがあり，最下甲状腺動脈とよばれる。腕頭動脈や大動脈弓から直接分岐して気管前面を通って甲状腺下極や峡部に流入する。

- **上甲状腺静脈**：甲状腺上極より出て，内頸静脈に流出する。
- **中甲状腺静脈**：甲状腺中央付近から出て，内頸静脈に流出する。
- **下甲状腺静脈**：甲状腺下極より出て，右側は腕頭静脈へ，左側は鎖骨下静脈に流出する。

図2　甲状腺周囲の血管

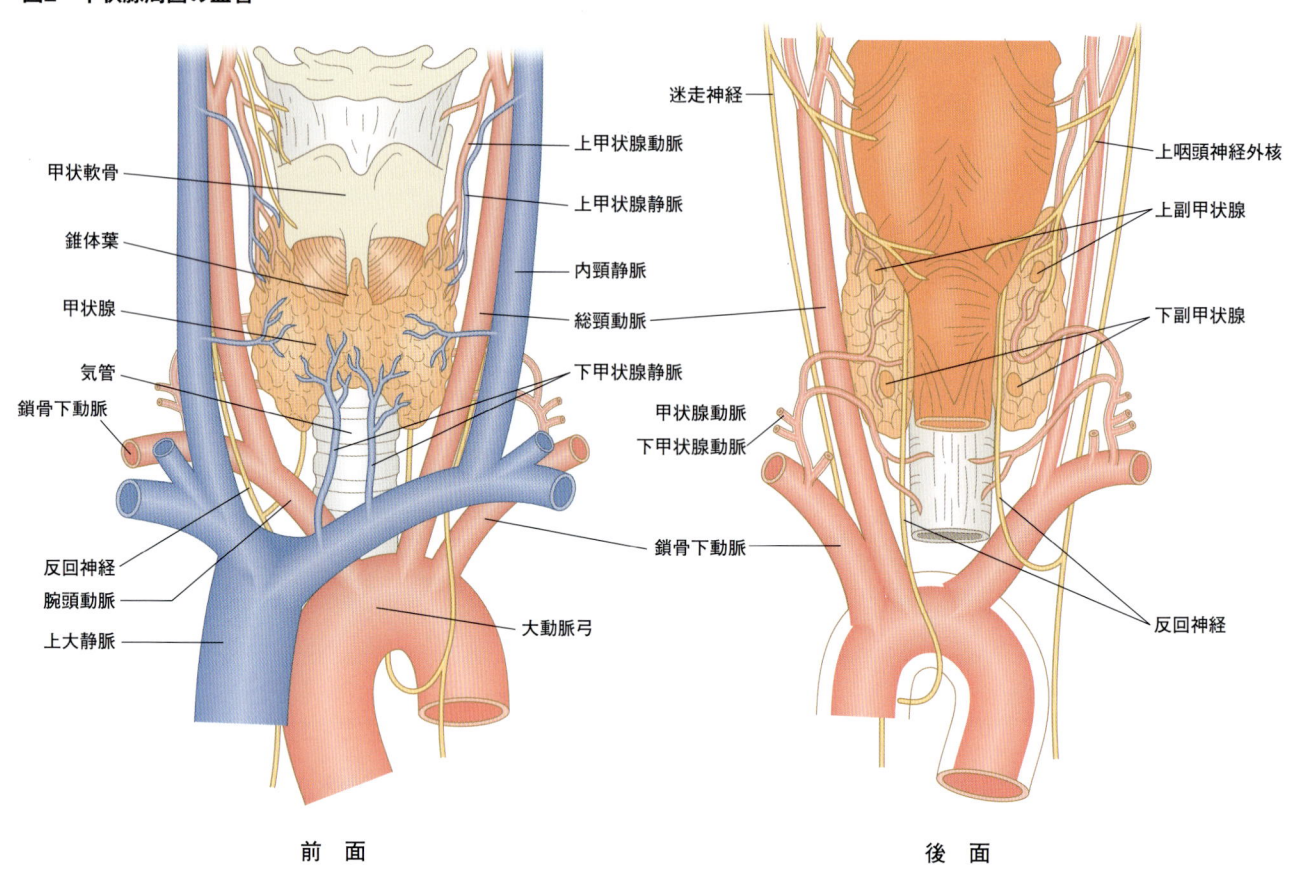

前　面　　　　　　　　　　　　後　面

●甲状腺の周囲組織（図3）

　甲状腺周囲の筋としては，両葉の前面に前頸筋群（胸骨舌骨筋，胸骨甲状筋），その外側に胸鎖乳突筋，甲状腺の後方には頸長筋が存在する。

　気管は甲状腺の後方に位置しており，気管によって甲状腺の峡部および左右側葉が区分される。気管のやや左後方には頸部食道が位置している。気管の両外側（甲状腺左右側葉の後方）には反回神経を認める。

　甲状腺左右側葉の外側には，総頸動脈および内頸静脈が存在する。迷走神経は内頸静脈の内側後面にみられる。

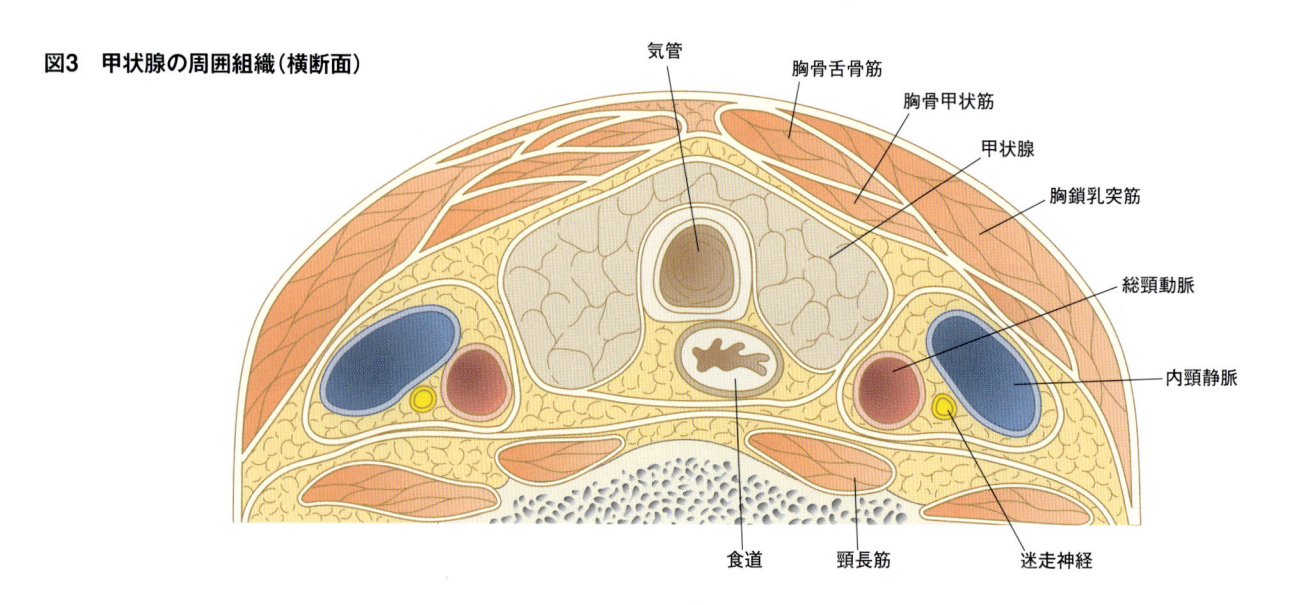

図3　甲状腺の周囲組織（横断面）

STEP 2 検査環境を整える

①既往や自覚症状の確認

　食事や服薬の制限はありません。
　頸部を伸展して検査を行うため，逆流性食道炎や上部消化管の手術歴などをカルテ内容や検査前の問診から把握して，どの程度まで伸展が可能か確認しておきます。また，めまいの既往がある場合には，頭部の回旋でめまいが発生することがありますので，被検者の様子をみながら検査を進めるようにしてください。
　また，検査の前に，痛みや違和感などの自覚症状について問診を行います。

②被検者の準備

　頸部が露出するようにします。ハイネックの服は走査範囲を狭める場合がありますので，検査前に脱いでもらいます。ネックレスやペンダントなども超音波ゼリーが付着する可能性がありますので，事前に外してもらいます。
　仰臥位で枕を外し，頸部を伸展するように顎を持ち上げた姿勢をとってもらいます。首元にペーパータオルやハンドタオルなどを挟むと，衣服に超音波ゼリーが付着するのを防ぐだけでなく，襟を押さえて走査範囲を広くとれる利点もあります。
　甲状腺が鎖骨下に落ち込んでいる場合（男性に多い）には，肩の下に畳んだタオルを入れるなどして頸部をより伸展させるようにします。少し苦しい体勢になるので，被検者の様子を伺いながら調整します。

　逆流性食道炎や上部消化管の手術歴により枕のない状態では胃液が逆流しやすい場合や，高齢による椎体の弯曲や頸椎障害により枕のない状態では仰臥位を保てない場合には，枕やタオルなどを使って，できる範囲での体勢を作ります（**図4**）。

図4　被検者の体位（枕を外しての仰臥位が難しい場合）
a：軽くタオルを入れた状態 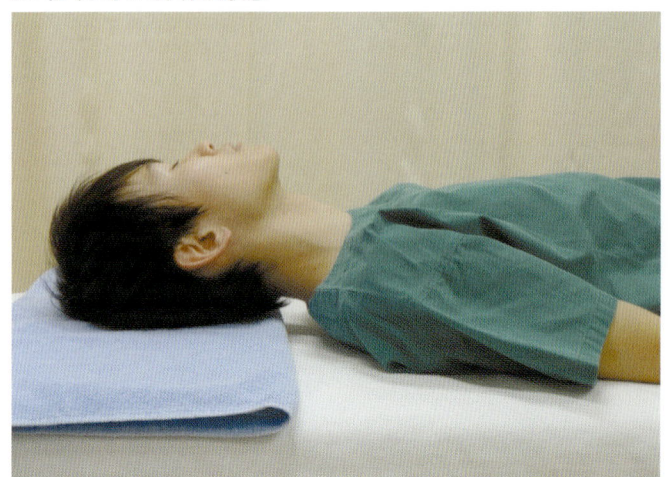
b：枕やタオルで高さを出した状態

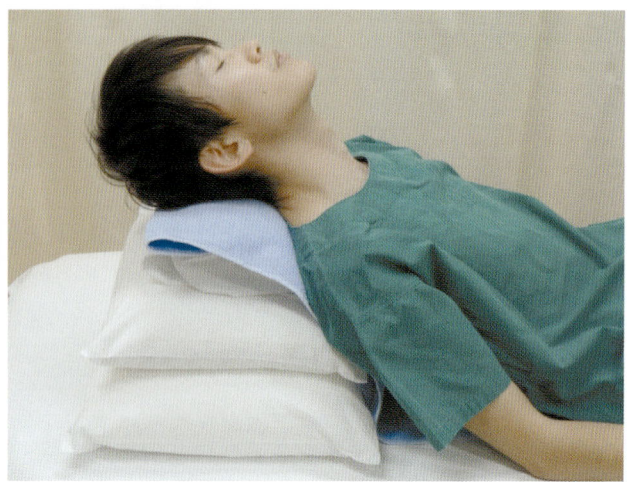

③検査ポジション

　検査者が楽に腕を降ろした位置に被検者の頸部がくるように，あらかじめベッド位置を調整しておきます。また，検者の腕や肩に負荷がかからないようにイスや検査ベッドの高さを調整します（**図5**）。

図5　検査ポジション

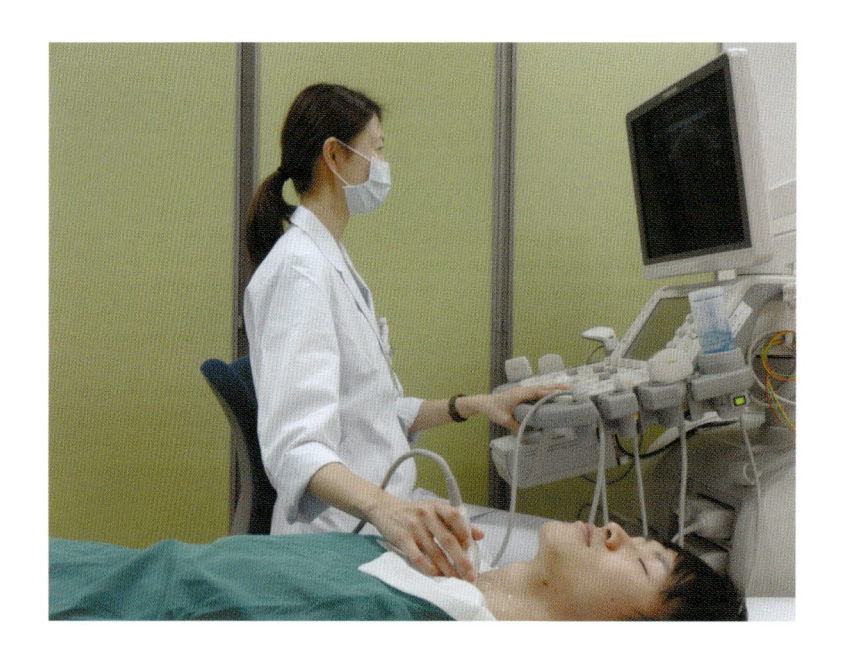

One Point Advice

　検査者の目と装置モニターとの距離を合わせ，腕をスムーズに動かせる位置に被検者の頸部がくるようにベッドの位置や高さを合わせます。

④使用プローブ

　通常，成人では中心周波数8〜10MHz程度のリニア型プローブを使用します。痩せた人や小児，浅い部位の観察にも対応できるよう，中心周波数12〜14MHz程度のリニア型プローブも準備しておきましょう。8〜14 MHz程度の周波数を1本でカバーするような周波数帯域の広いプローブもありますので，自施設で使用しているプローブの周波数を確認しておきましょう。また，高度の腫大や巨大腫瘤の検査用に中心周波数4〜6MHz程度のコンベックス型プローブもあると便利です（**図6**）。

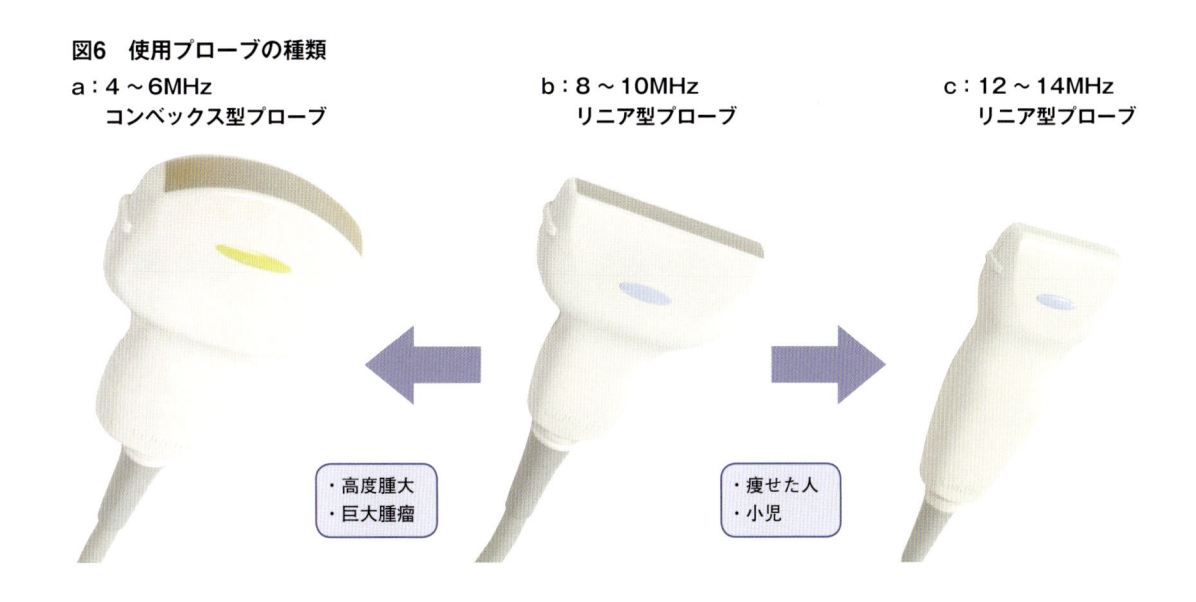

図6　使用プローブの種類
a：4〜6MHz　コンベックス型プローブ
b：8〜10MHz　リニア型プローブ
c：12〜14MHz　リニア型プローブ

・高度腫大
・巨大腫瘤

・痩せた人
・小児

⑤被検者の体位

　できる範囲で顎を挙げて頸部を伸展するようにしていただきます。側葉（右葉，左葉）の観察時には，反対側に少し顎を傾けるようにしていただくと超音波ビームが入射しやすくなります。強く傾け過ぎると胸鎖乳突筋が張ってプローブ走査がしづらくなるので，軽く傾けてもらうように指示しましょう（**図7**）。

図7　被検者の体位　　a：顎を十分に上げた状態（正面）　　　　b：顎を十分に上げた状態（側面）

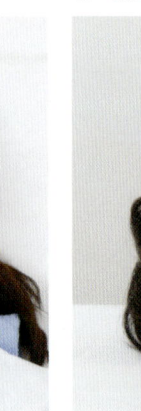

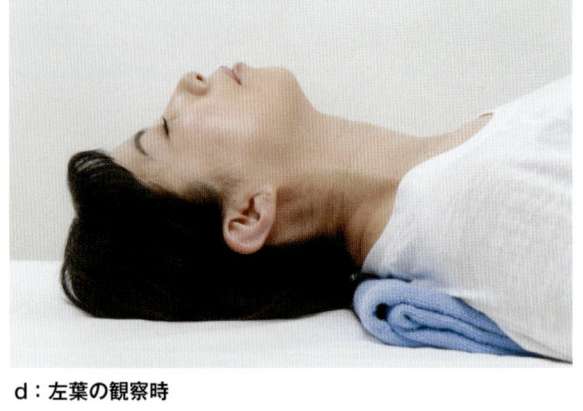

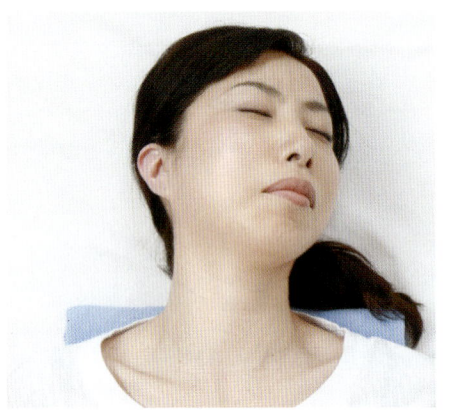

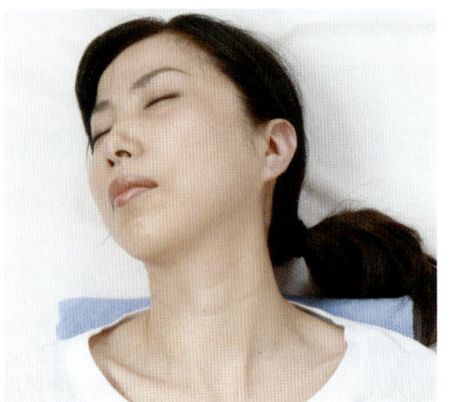

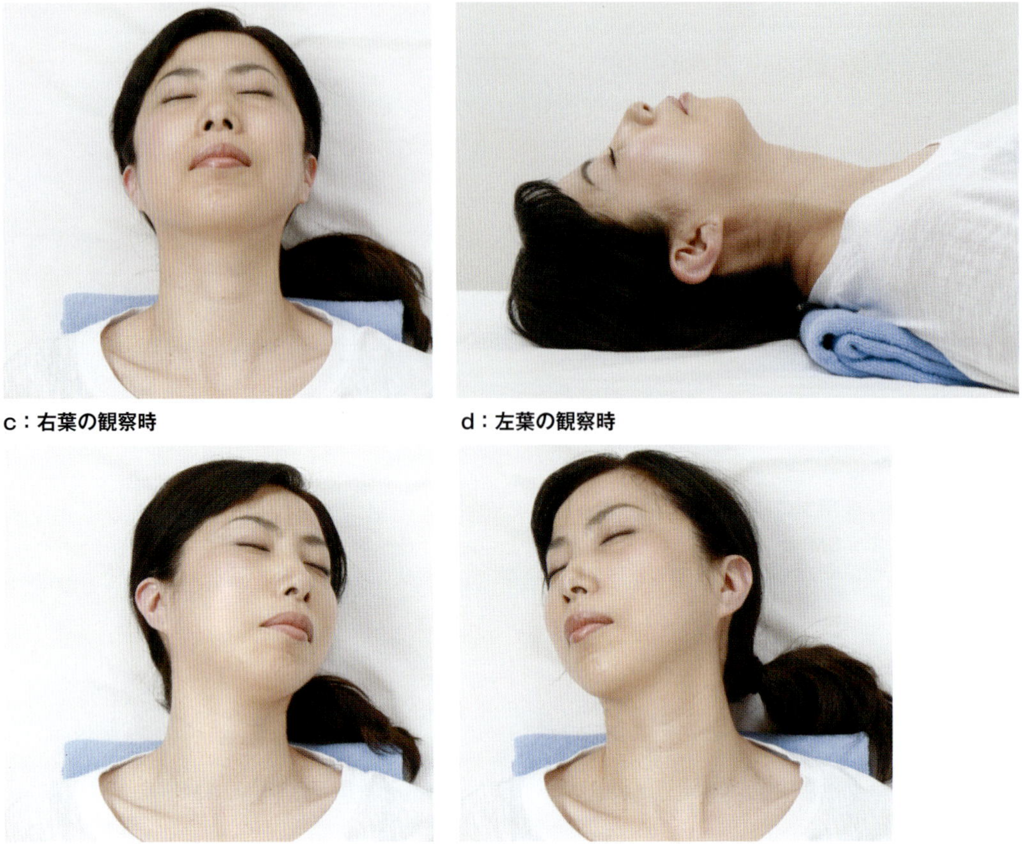

c：右葉の観察時　　　　　　　　　　d：左葉の観察時

STEP 3 甲状腺サイズを計測する

①横断走査で全体を観察する

　まずは横断走査で全体像を観察します。位置やおおよその大きさを確認したら，峡部と左右の片葉を走査して，腫瘤の有無などを確認します（腫瘤性病変の評価はP91参照）。ある程度慣れてくると車の車幅感覚のように，画角感覚がついてきて，描出するだけで腫大かどうかが判断できるようになります（図8）。正常サイズであれば，ほとんどの例で，峡部から側葉に移行する部分はなだらかに下向しますが，腫大すると肩が張ったように描出されることがあります（図9）。

図8　横断走査と超音波像
a：プローブ走査　　　　　　b：横断像

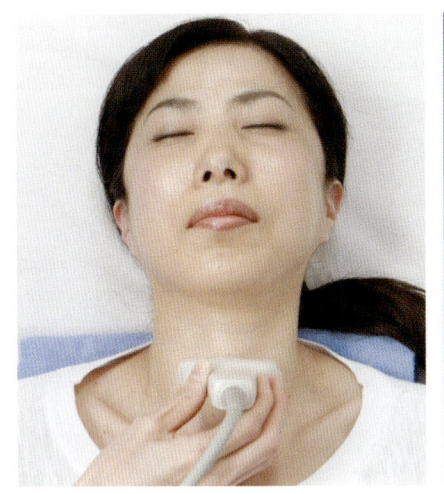

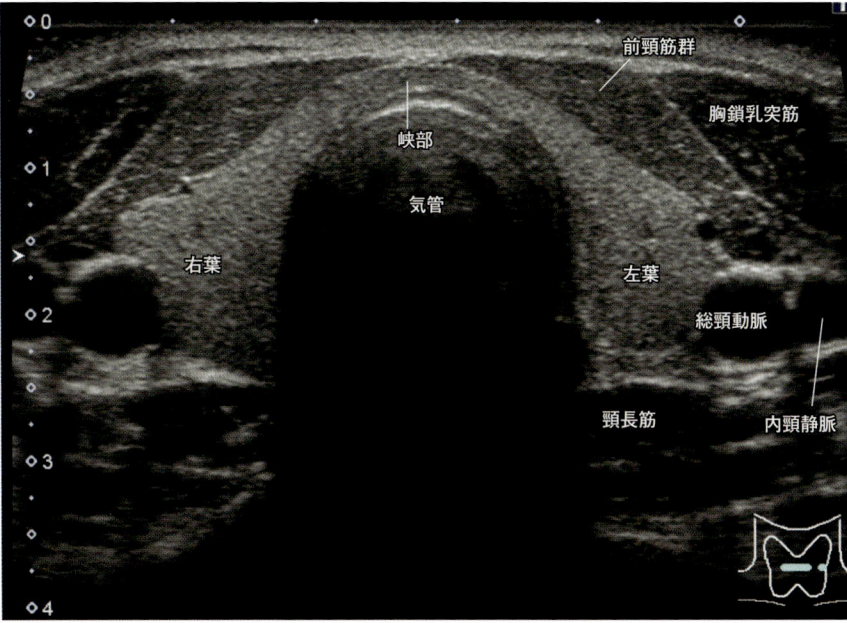

図9　側葉の上面ライン
a：正常像（側葉の上面が凹状，→）　　　　b：腫大像（側葉の上面が凸状，→）

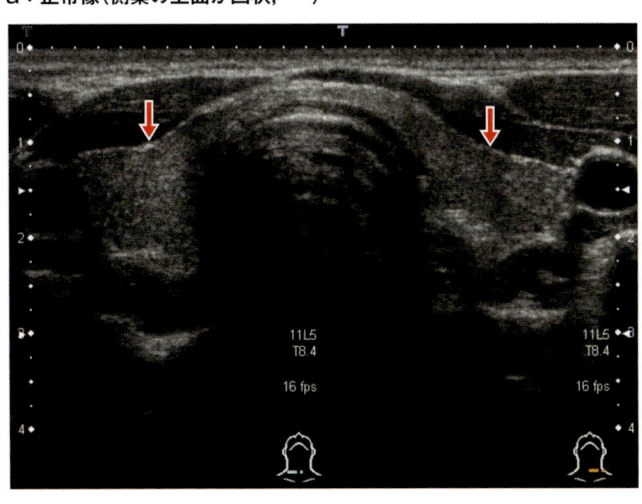

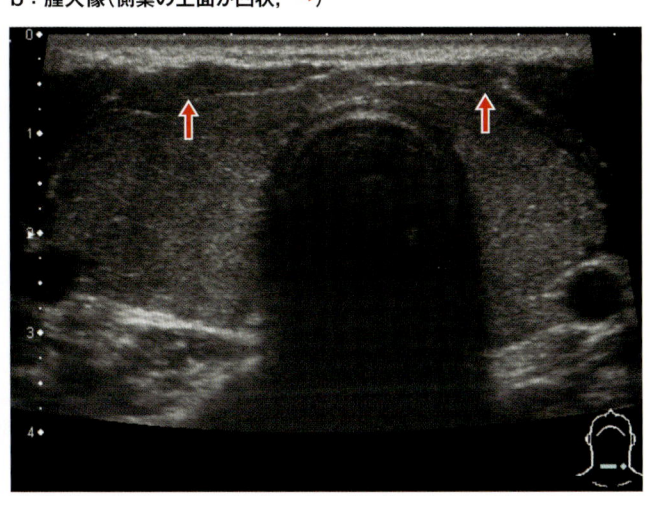

②横断走査で峡部の厚さ，側葉の厚さと幅を計測する

　甲状軟骨レベルの横断走査で，峡部の最も厚い部分を計測します（後で計測できるようなシステムを導入している施設の場合は，後から計測できるような画像を記録しておきます）。

　正常サイズであれば，**図10**のように左右の側葉が一画面に描出された横断像で側葉の厚さや幅が計測できます。気管からの側方陰影の影響で計測しづらいような場合は，プローブを少し横にずらして超音波ビームを入射することで，正確に計測することが可能になります（**図11**）。

図10 横断走査での計測
峡部厚，厚み，幅の計測（1画面での計測）。

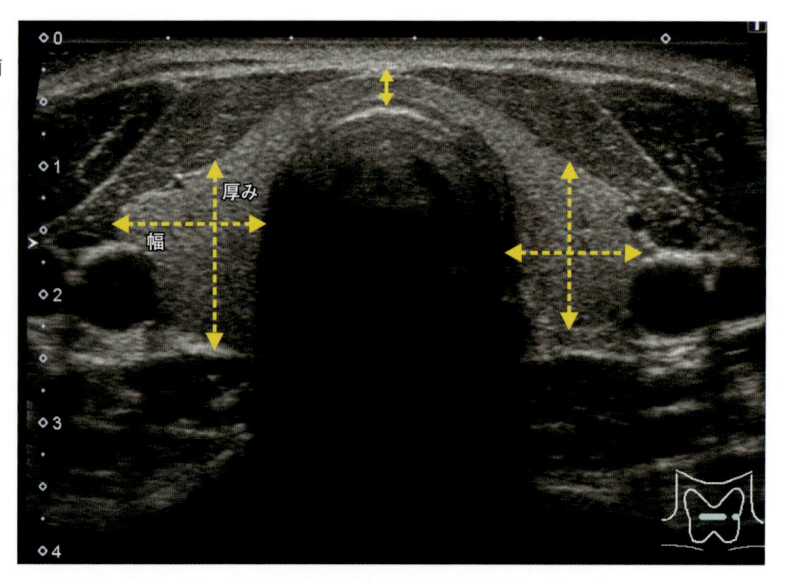

図11 横断走査での計測（側葉をそれぞれ描出しての計測）
a：右葉の厚みと幅の計測
b：左葉の厚みと幅の計測

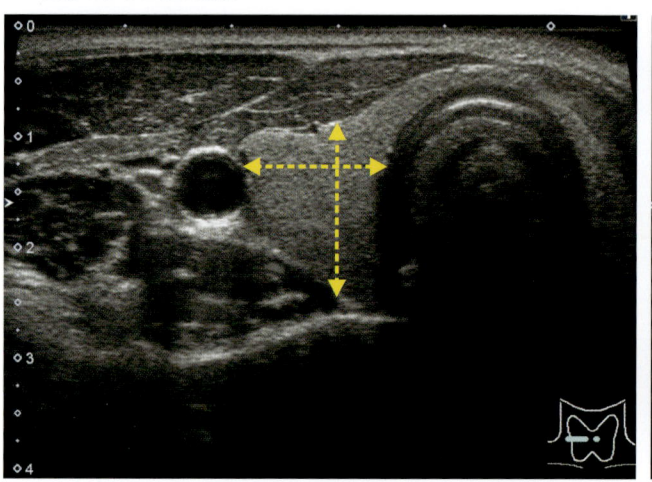

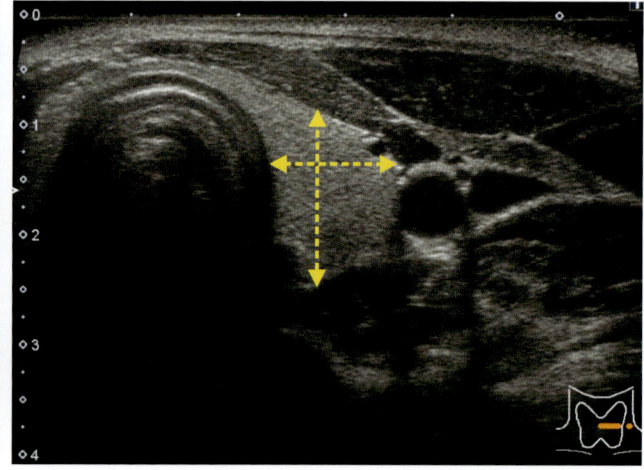

③縦断走査で左右側葉の長径を計測する

　縦断走査で左右側葉の長径を計測します（**図12**）。最も長径が大きくなる断面を探してください。上端と下端の位置が把握しにくい場合には，一度，横断走査で上端と下端の位置を確認して，それらを結ぶラインに合わせて縦断走査を行うと最大長径の断面を描出しやすくなります。

　長径が一画面に収まらない場合には，2画面を合成して計測したり，何か目印を決めて2分割して計測します（**図13**）。目印には甲状腺辺縁のくびれ，腫瘤，血管，椎骨などを用います。また，コンベックス型プローブを使って計測する方法もあります（**図14**）。

図12　縦断走査での計測
a：プローブ走査　　　b：縦断像

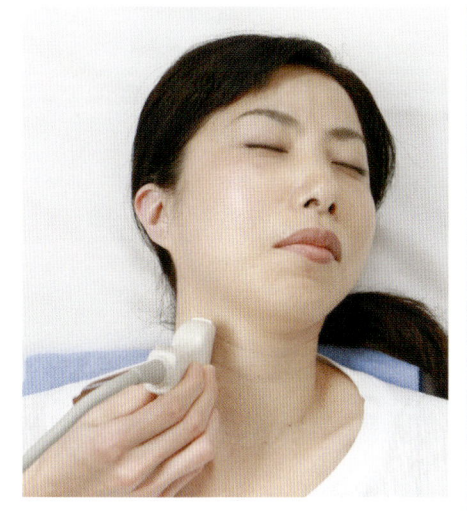

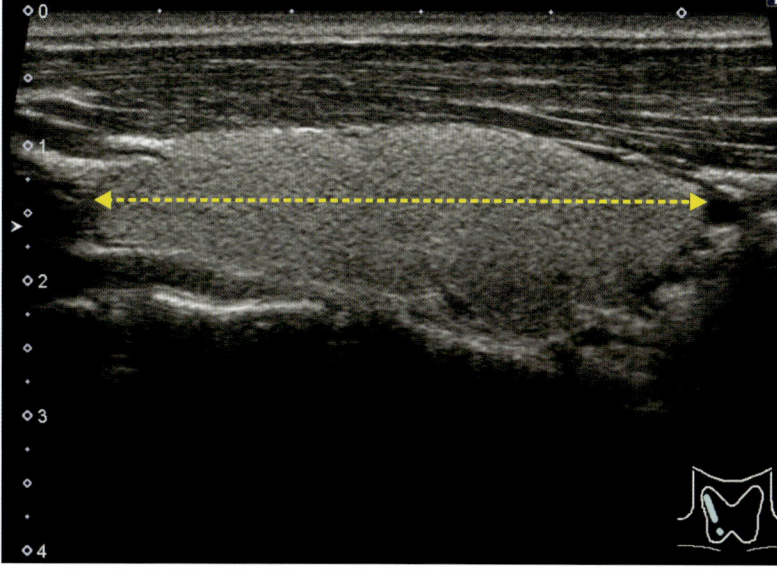

図13　甲状腺長径の分割計測
1画面では長径の全体が画角内に収まらないため，この症例では甲状腺内の血管（▶）を目安にして2分割で計測している。合算して長径を求める。

a：1画面

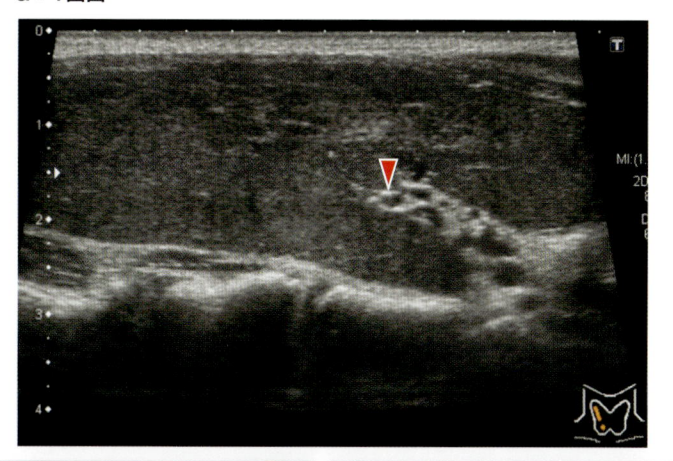

b：2分割（頭側）　　　c：2分割（足側）

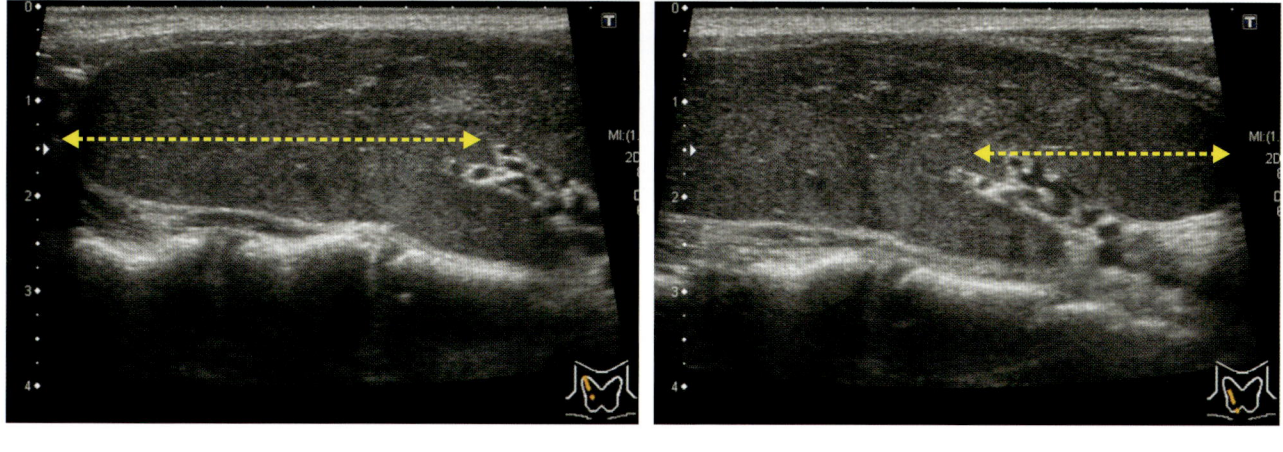

81

図14 コンベックス型プローブを用いた計測
a：リニア型プローブでの縦断像。サイズが大きく計測が困難である
b：コンベックス型プローブでの縦断像。サイズ計測が可能である

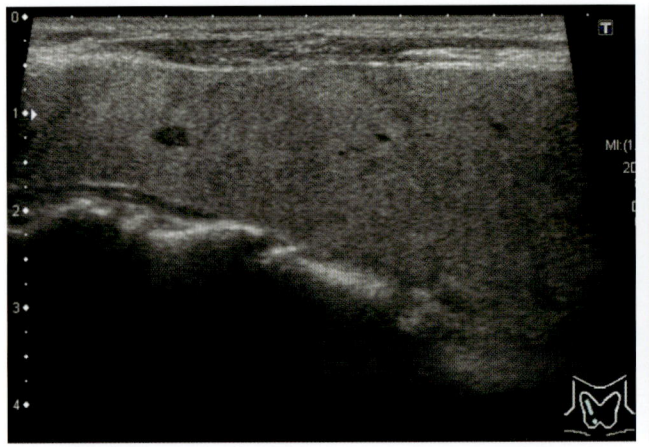

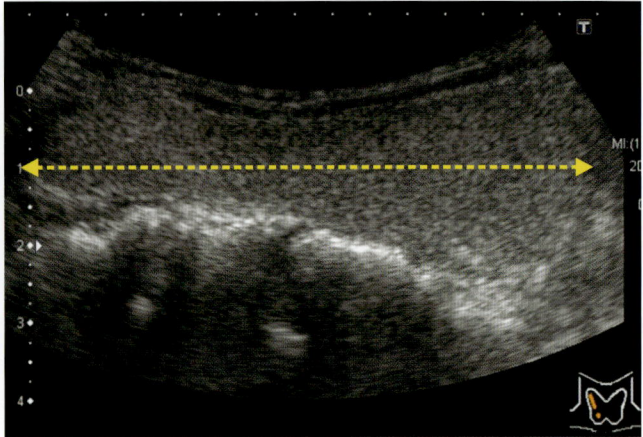

One Point Advice

甲状腺下極描出時の呼吸調節

　甲状腺は呼吸によりわずかですが上下します。下極が鎖骨下に落ち込んで描出しづらい場合には，息を吐いてもらった状態で観察すると，少しみやすくなるかもしれませんので試してみる価値はあります（図15）。

図15 呼気時での下極の描出
a：吸気時
b：呼気時

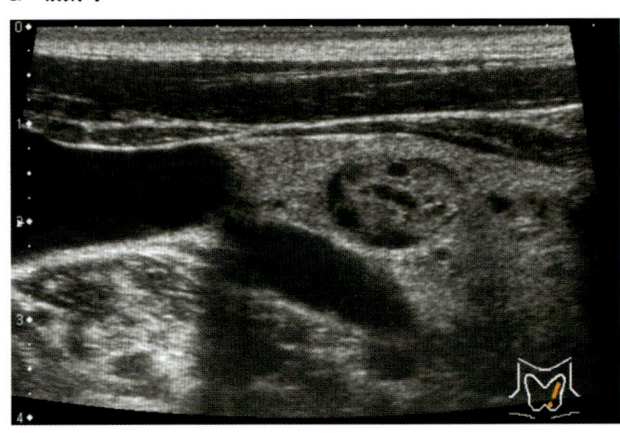

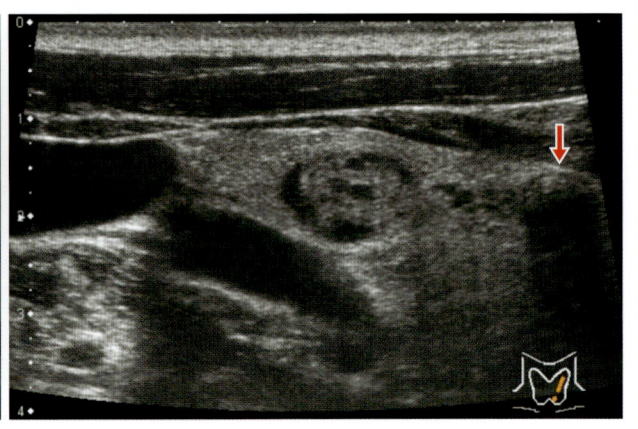

70歳代男性。左葉には複数の腫瘤性病変を認める。吸気時には下極の腫瘤（→）は描出不良であるが，呼気時には明瞭に描出される。このような場合には呼気位で息止めしてもらって下極端を観察する。

One Point Advice

錐体葉の描出

峡部から舌骨方向に細長く伸びた部分を錐体葉とよびます（**図16**）。錐体葉を有する割合は60％程度とされています。通常の検査時にはその存在にさえ気づきにくい部分ですが，錐体葉から腫瘍が発生する場合もありますので，知識として知っておくべき部分です。

図16 錐体葉の超音波像
a：錐体葉の位置

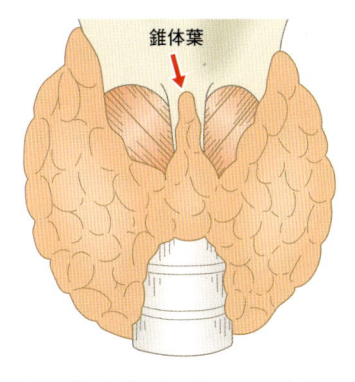

峡部から頭側に伸びる錐体葉を認める（→）。

b：錐体葉の縦断像

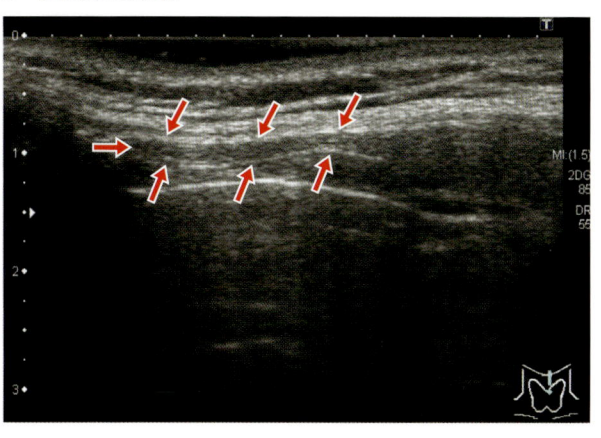

④甲状腺サイズの正常値

成人の正常甲状腺サイズを下表に示します（**表1，図17**）。このデータから，長径50mm，厚さ15mm，幅20mm，峡部厚3mmを目安として，これ以上の場合は腫大とします（**表2**）。体型による影響もありますので，長径が50mmを超えても，厚みや幅が十分に正常範囲内であれば，腫大とは判定しません。

表1 成人正常甲状腺サイズ

	右葉	左葉
長径	43.9±4.6	42.8±5.3
厚さ	13.2±3.6	11.5±2.9
幅	15.4±3.1	14.4±3.4
峡部厚	2.5±0.9	

表2 甲状腺腫大の目安（成人）

左右側葉	長径	50mm以上
	厚さ	15mm以上
	幅	20mm以上
峡部	厚さ	3mm以上

図17 甲状腺の計測方法

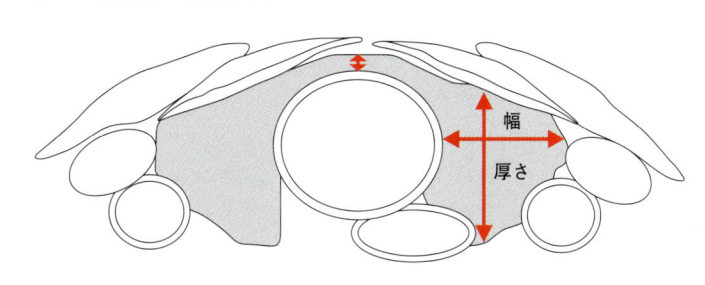

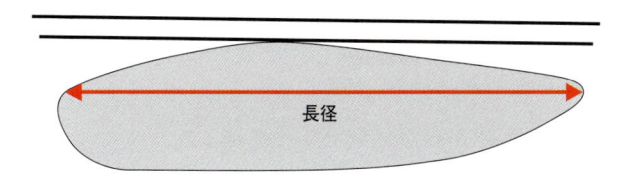

15歳以下の場合，（左右側葉の幅の合計）と気管の幅の比を求めて判定する方法もあります（**表3，図18**）。

表3　甲状腺腫大の目安（15歳以下）

$\frac{(a+b)}{c}$	< 1.2	萎縮
	1.7～2.4	正常
	3～4	軽度腫大
	4 <	腫大

図18　側葉と気管幅の計測

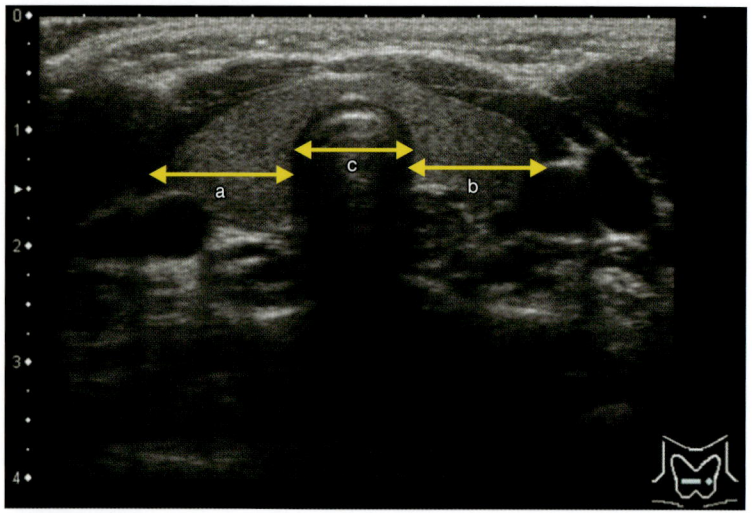

6歳女児。(a+b)／c＝2.2と，正常大と考えられる。

乳児の場合は，甲状腺横断像で全体の最大横径を計測する方法もあります（**表4，図19**）。

表4　乳児甲状腺の大きさ

月齢	最大横径（mm） （平均±SD）
0	23.5±1.6
1	25.6±1.6
4	28.4±1.3
7	29.2±1.3
10	30.8±1.3
12	32.3±1.5

図19　最大横径の計測方法

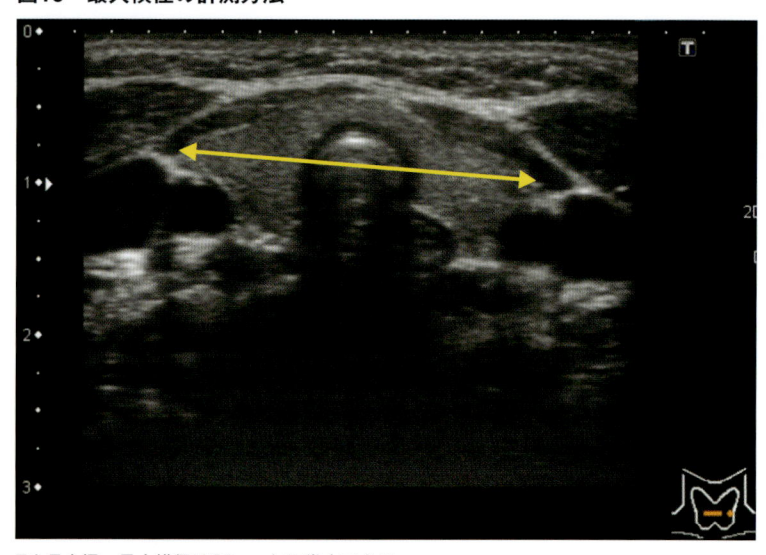

7カ月女児。最大横径は26mmと正常大である。

One Point Advice

腫瘤多発例での甲状腺サイズ評価

甲状腺サイズは主にびまん性疾患の評価に用いられます。腫瘤性病変が多発している場合には，甲状腺実質そのもののサイズが判定できないため，サイズを計測する際には腫瘤性病変を含めた計測値であることを臨床側に伝えることが重要です。

One Point Advice

異所性甲状腺

　甲状腺は胎生早期に舌根部に発生し，胎生3〜7週には舌根部から甲状舌管を形成してこれに沿って下降し，喉頭から気管の前面に甲状腺を形成します。この下降過程に障害があり，通常の部分以外に甲状腺が形成されたものを異所性甲状腺とよびます。舌根部にみられるものは舌甲状腺ともよばれ，異所性のなかでも最も多く認めます（図20）。下降し過ぎて心臓や胸部食道周囲に発生する場合もあります。また，なかには正常位置に甲状腺があって，異所性もあるといった例もあります。ちなみに甲状腺の錐体葉は甲状舌管の遺残組織です。

　正常の位置に甲状腺が認められない場合には，異所性甲状腺を疑って，舌根部付近から慎重に甲状腺組織を探しましょう。

図20　異所性甲状腺の超音波像
a：横断像。気管周囲（通常の甲状腺位置）に明らかな甲状腺組織を認めない

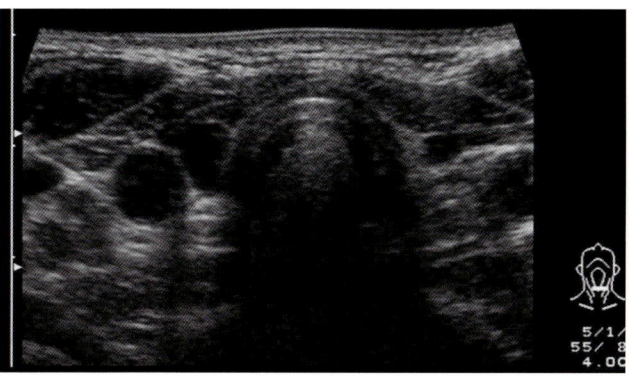

b：舌根部に高エコー像（→）を認め，異所性甲状腺が疑われる

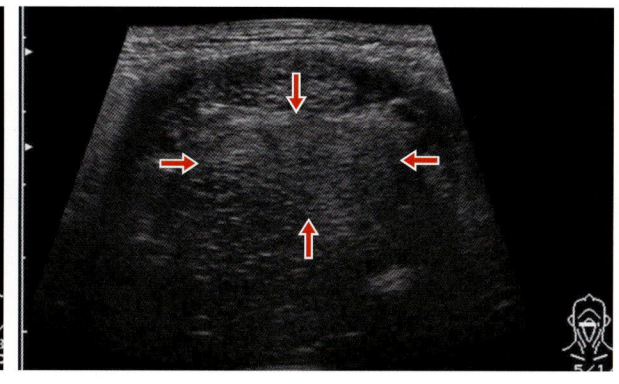

STEP 4　甲状腺実質エコーを評価する

①甲状腺実質のエコー輝度と実質の均質性を評価する

　実質のエコー輝度は，正常の場合は甲状腺近傍の前頸筋群や胸鎖乳突筋に比べて明らかにエコーレベルが高く描出されます。前頸筋群と同等の輝度の場合は甲状腺実質エコーレベルの低下を疑い，前頸筋群より輝度が低い場合は甲状腺実質エコーレベルが低下していると判定します（図21）。

　実質の均質さは，均一か不均一かを評価します。甲状腺実質エコーをよくみると小さな輝点の集合であることがわかります。この小さな輝点それぞれが個々の細胞や組織に対応しているわけではなく，超音波が作っている模様なのですが，この輝点の集合（スペックルパターン）は，炎症や線維化などの組織変化で乱れを生じるため甲状腺実質の評価に用いられます（図22）。

図21 甲状腺の実質エコー輝度
a：実質エコー輝度正常
b：実質エコー輝度低下

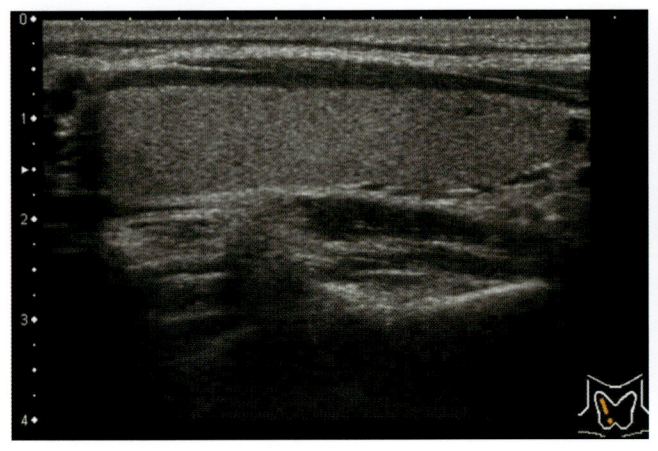

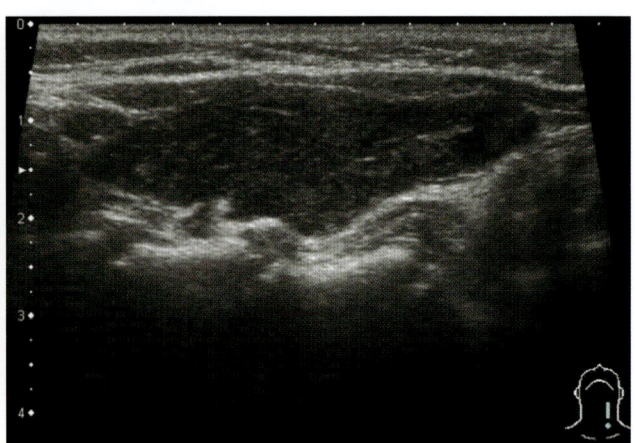

図22 甲状腺実質エコーの均質性
a：実質エコー均一
b：実質エコー不均一

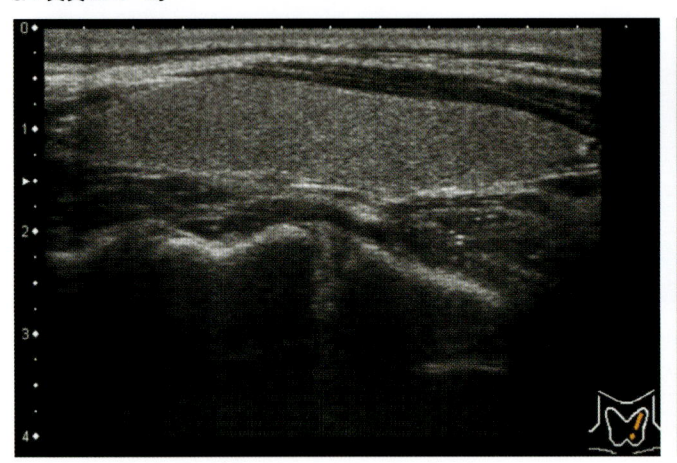

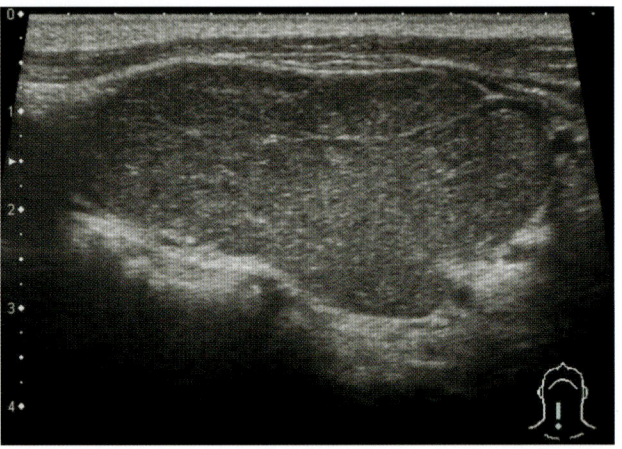

②ドプラを用いて甲状腺血流を評価する

　Basedow病などの甲状腺機能亢進症では甲状腺実質内の血流シグナルが亢進し，橋本病の末期などの甲状腺機能低下症では甲状腺実質内の血流シグナルが乏化します。ただし，超音波診断装置の設定で血流シグナルのみえ方が変わるので，実質内血流シグナルを評価する際の流速レンジやドプラゲインなどは施設内で統一するようにしましょう。あくまでも定性評価なので，明らかな"血流シグナルの亢進"や"血流シグナルの乏化"がみられた場合に所見として記載します。血流シグナルが非常に亢進している状態を「火焔状の血流シグナル」と表現することもあります（**図23**）。

図23　甲状腺実質血流シグナル
a：正常例

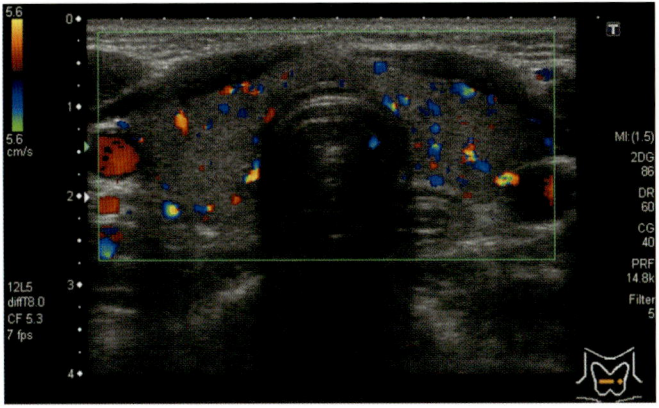

b：実質血流シグナル亢進（火焔状：Basedow病の症例）

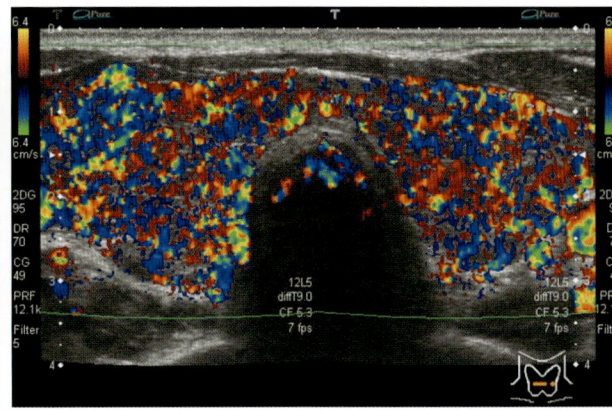

　血流を定量的に評価する方法として，上甲状腺動脈の最高血流速度を求める方法があります。上甲状腺動脈を用いるのは，下甲状腺動脈や最下甲状腺動脈に比べて描出しやすいためです。血流速度を求める場合は，ドプラの計測角度が60°以内になるよう，プローブを傾けたり，ドプラのスラント機能を用います。上甲状腺動脈の最高血流速度が50cm/sec以上を高速化と判定します。Basedow病などの甲状腺機能亢進症では高率に上甲状腺動脈最高血流速度の高速化がみられます（**図24**）。

図24　上甲状腺動脈血流の計測
a：正常例（最大血流速度　34.5cm/sec）

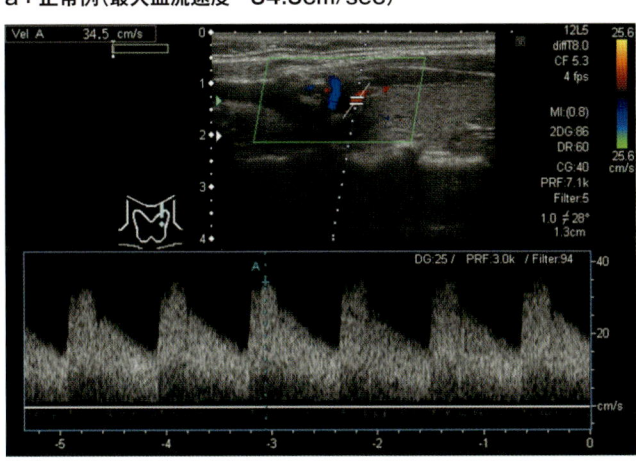

b：Basedow病の症例（最大血流速度　106.9cm/sec）

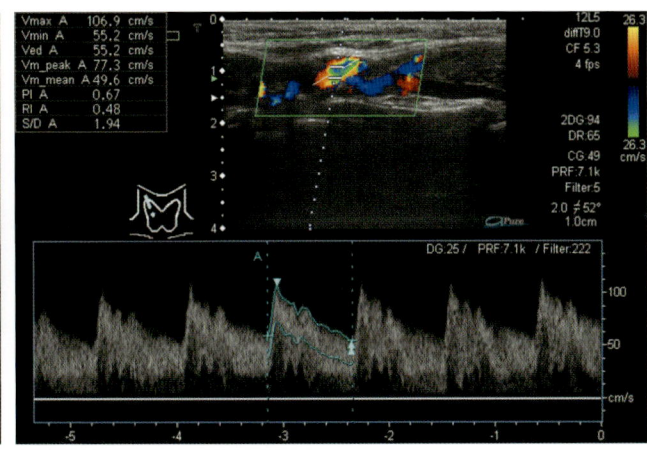

③びまん性甲状腺疾患の代表的疾患と超音波像を理解する

■Basedow病

病名は，この疾患を研究発表したドイツ人医師のBasedow氏に由来している。ドイツ医学の流れをくむ日本ではBasedow病とよばれているが，英語圏の国ではもう一人の研究者であるイギリス人医師の名前にちなみ，Graves' diseaseとよばれている。

甲状腺は脳下垂体から分泌される甲状腺刺激ホルモン（TSH）によって甲状腺ホルモンの分泌調節を受けている。甲状腺にはTSHが結合する受容体（TSH受容体）が存在するが，Basedow病では，複数の遺伝要因と環境要因により自己の甲状腺を異物とみなし，この受容体に対する自己抗体である抗TSH受容体抗体（TRAb）が産生される。この抗体がTSHの代わりにTSH受容体を過剰に刺激し，甲状腺ホルモンが多量に分泌される。甲状腺機能亢進症に伴ったMerseburgの三徴（甲状腺腫，眼球突出，頻脈）のほか，多汗や体重減少などの症状を認める。血液検査所見では，遊離T4と遊離T3のいずれか一方または両方の高値，TSHの低値，抗TSH受容体抗体の陽性を示す。

その病態により超音波所見は異なるが，未治療のBasedow病では，高度の腫大，実質エコーレベルの低下，カラードプラにて実質内血流の増加

> **terminology**
> TSH : thyroid stimulating hormone
> TRAb : TSH receptor antibody

図25　Basedow病の超音波像

a：横断像

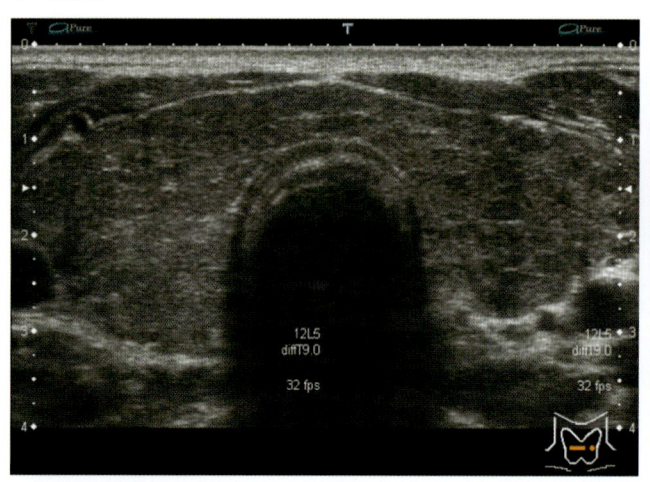

b：右葉縦断像

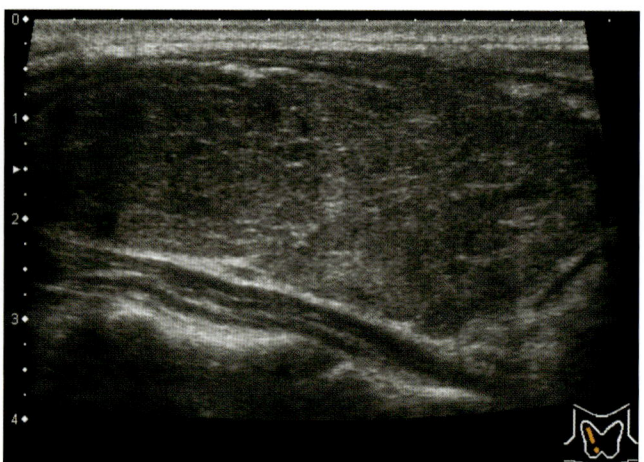

c：右上甲状腺動脈波形

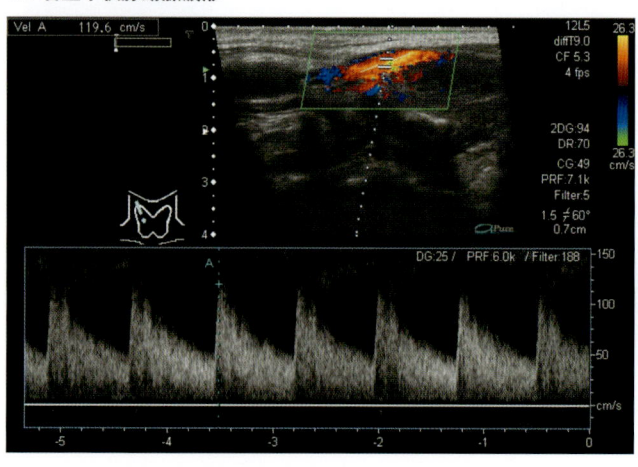

d：右葉縦断像（カラードプラ像）

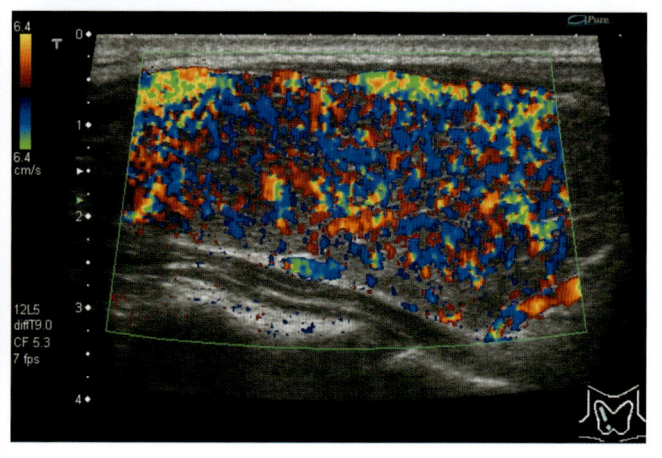

図23bと同一症例。40歳代男性。甲状腺は全体に腫大し，実質エコーレベルの軽度低下と実質エコーの不均一を認める。カラードプラでは火焔状の豊富な血流シグナルを認める。右上甲状腺動脈の最大血流速度は119.6cm/secであった。

を認める（**図25**）。実質エコーは微細均一から粗雑不均一なものまでさまざまである。抗甲状腺薬等で治療した例では，その超音波像は正常像に近づく。

■ 橋本病（慢性甲状腺炎）

国際疾病分類では橋本甲状腺炎（Hashimoto's thyroiditis）と表記され，これが学術用語として広く用いられている。1912年に橋本博士が中年女性のびまん性甲状腺腫の病理所見をリンパ腫性甲状腺腫（struma lymphomatosa）として発表したのが最初であり，この病名の由来となっている。その病理学的特徴は，甲状腺実質へのリンパ球浸潤，リンパ濾胞の形成，濾胞上皮細胞の変性，間質の線維化である。遺伝要因に環境要因が作用することにより免疫学的寛容が破綻し，細胞性免疫および液性免疫が関与して発症するとされている。甲状腺実質内に浸潤・集積したリンパ球である甲状腺特異抗原反応性ヘルパーT細胞および細胞傷害性T細胞による自己免疫反応により抗甲状腺自己抗体が産生され，さらに甲状腺濾胞のアポトーシスや甲状腺内の線維化などの細胞傷害が進行して甲状腺機能が低下する。抗甲状腺自己抗体の主な標的抗原は甲状腺マイクロゾーム（または甲状腺ペルオキシダーゼ：TPO）とサイログロブリン（Tg）であり，抗マイクロゾーム抗体（または抗TPO抗体）や抗Tg抗体の証明が診断に有用である。

甲状腺は腫大することが多いが，甲状腺機能は正常な場合が多い。細胞障害が進行した例のなかには機能低下症を呈したり，甲状腺が萎縮したりするものがある。甲状腺機能低下をきたした場合には，倦怠感や意欲低下，脱毛，筋力低下などの症状がみられる。また，橋本病は甲状腺に悪性リンパ腫を合併する頻度が高いため，超音波検査での経過観察は重要である。超音波検査では，典型像として，びまん性腫大，辺縁の凹凸や分葉状変化，内部エコーレベルの低下，内部エコーの不均一や粗雑化を認める（**図26**）。また，細胞障害が進行した例では萎縮を認める（**図27**）。橋本病は病態と同様に多彩な像を呈するため，注意が必要である。カラードプラは腫大例では血流シグナルの亢進を認めることが多く，萎縮例では血流シグナルの乏化を認めることが多い。

> **terminology**
> TPO：thyroid peroxidase
> Tg：thyroglobulin

図26　橋本病の超音波像（腫大例）
a：横断像（Bモード像）　　　　　　b：横断像（カラードプラ像）

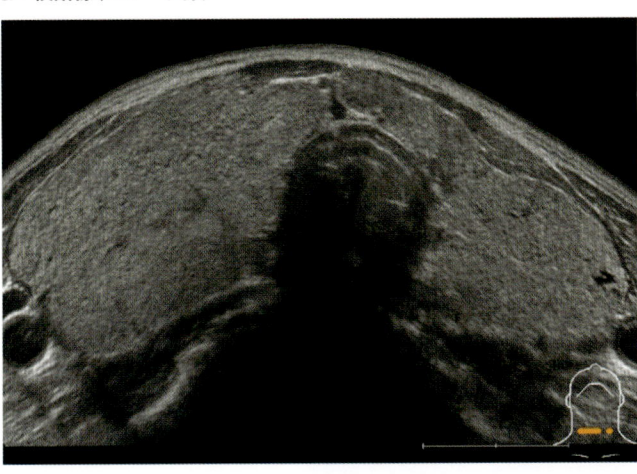

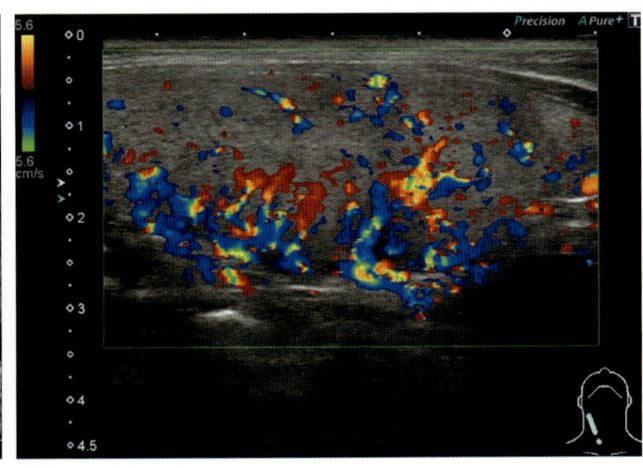

60歳代女性。甲状腺は全体に腫大し，実質エコーは不均一である。甲状腺実質内の血流シグナルは軽度亢進している。

図27　橋本病の超音波像（軽度萎縮例）
a：横断像（Bモード像）　　　　　　　　　　b：縦断像（カラードプラ像）

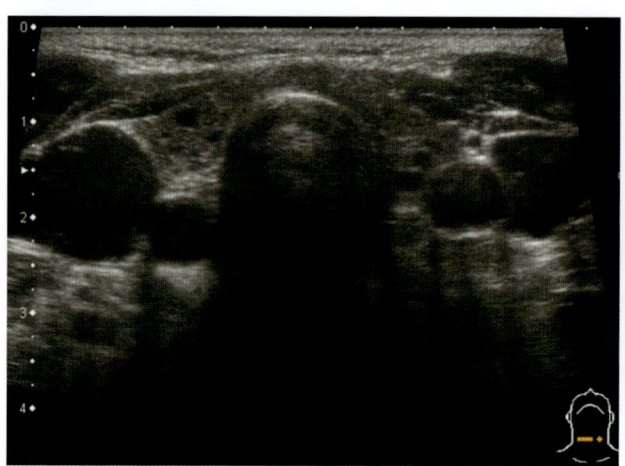

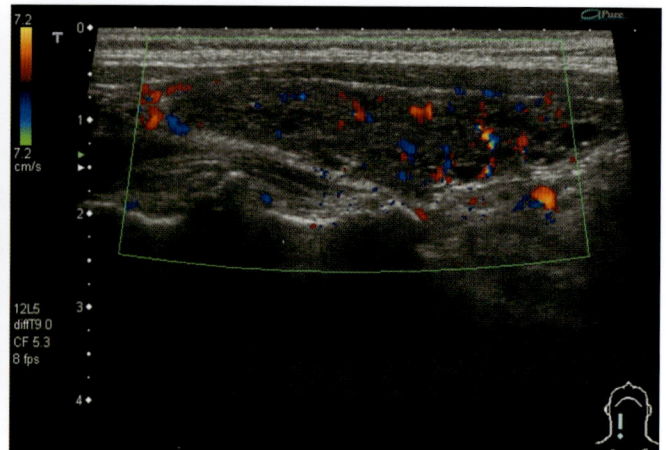

60歳代女性。甲状腺両葉の萎縮と実質エコーレベルの低下を認める。腺内には数個の嚢胞性腫瘤を認める。甲状腺内の血流シグナルは軽度乏化している。

■亜急性甲状腺炎

　亜急性とは，急性と慢性の中間に位置し，最も増悪した状態から脱しても急速には回復せずに症状が継続する状況をさす。亜急性甲状腺炎は，炎症による甲状腺破壊が起こり，甲状腺ホルモンが急激に血液中に流出することで，一過性に甲状腺機能亢進状態を呈する。病因としてウィルスの関与が疑われている。感冒様症状に引き続いて発症することが多く，2～3週間後に高熱や頸部痛が出現する。甲状腺は片側性の腫大を認めることが多く，腫大部に一致して圧痛がみられる。炎症は一方の側葉から対側の側葉へと波及することがある（クリーピング現象）。副腎皮質ホルモンの服用などにより，3～4カ月程度で治癒する。30～40歳代の女性に好発する。

　超音波検査では，甲状腺の軽度腫大や，有痛部に一致した境界不明瞭な低エコー域を認める。カラードプラでは炎症の強い時期では，低エコー域の血流シグナルの乏化がみられる（**図28**）。ただし，炎症の回復期には血流シグナルの亢進を示すことがある。また，経過観察中に低エコー域が移動するクリーピング現象を認めることがある（**図29**）。

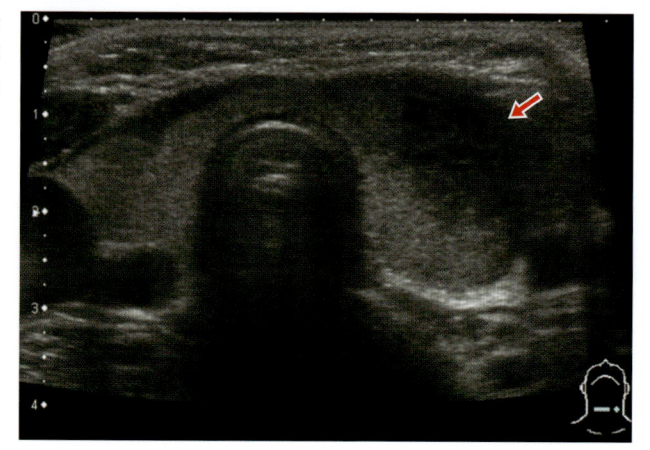

図28　亜急性甲状腺炎の超音波像　a：横断像

40歳代女性。甲状腺左葉に境界不明瞭な低エコー域を認める（→）。低エコー域に目立った血流シグナルの亢進は認めない。

図28 亜急性甲状腺炎の超音波像（つづき）
b：縦断像
c：縦断像（カラードプラ像）

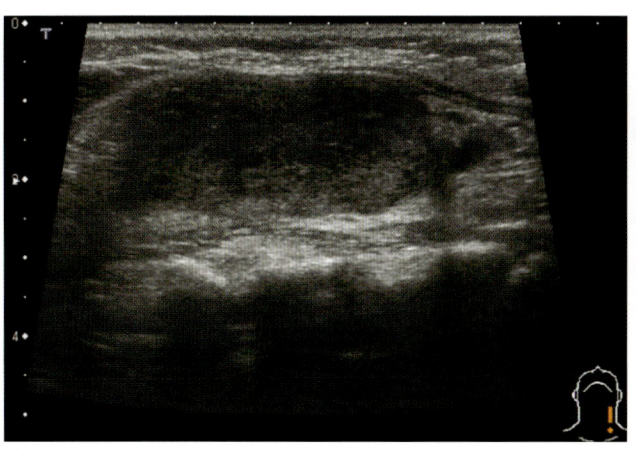

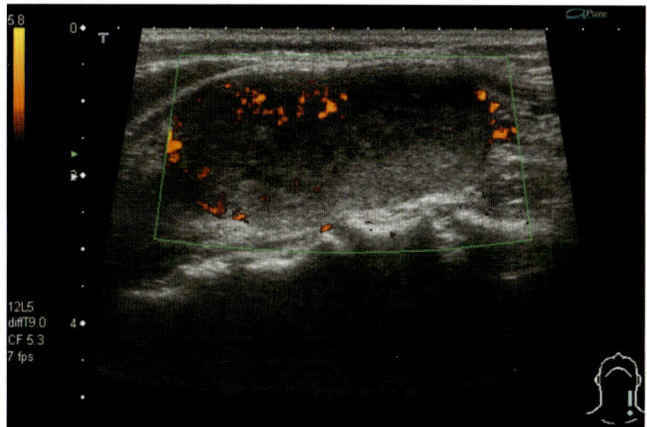

図29 亜急性甲状腺炎でのクリーピング現象
a：初回来院時
b：3週間後

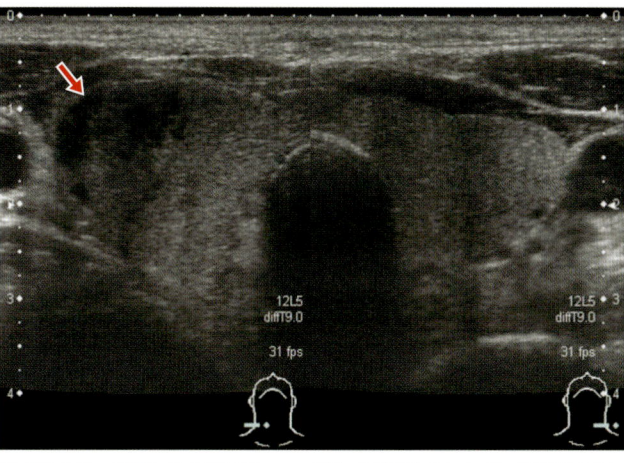

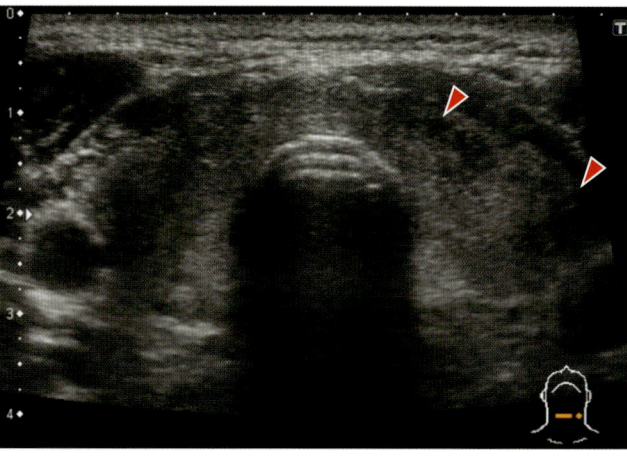

40歳代女性。初回には右葉に低エコー域（→）が認められたが，経過観察中に左葉にも低エコー域が出現した（▶）。

STEP 5 腫瘤性病変のエコー性状を捉える

腫瘤か非腫瘍性病変かを判別する

　甲状腺実質エコーが不均一な場合，非腫瘍形成病変であっても限局した低エコー部分を認めることがあり，腫瘤か非腫瘍性病変かを判別に悩むことがあります。腫瘤境界が不明瞭な場合には，多方向から描出して実質との境界の有無を確認します。

腫瘤の性状を評価する（甲状腺超音波診断ガイドブック：JABTSより抜粋）

●形状

　腫瘤形状は大まかな全体像の印象で表現される。形状は整と不整に大別され，形状整は断面が円形，類円形，楕円形などのものをさし，不整形の

ものは多角形，分葉形，勾玉様，カリフラワー状，切れ込みなどと表現される。

● 辺縁，境界，周辺
　腫瘤外側域（腫瘤内）で境界の近傍を「辺縁」，腫瘤と組織の境を「境界」，腫瘤周囲で腫瘤近傍を「周辺」と表す。境界の性状は，明瞭と不明瞭，平滑と粗雑（粗ぞう）などと表現し，境界不明瞭や境界粗雑の場合は，腫瘍の周囲組織への浸潤を表す際にも用いられる。

● 内部エコー
　腫瘤内部におけるエコーレベルや均質性（均一性）などを表す言葉である。内部エコーのありなしは，腫瘤内部が充実性であることを示すエコー（スペックル像）の有無を表現している。

● エコーレベル
　同一深度の隣接する正常甲状腺組織や健側の正常甲状腺組織と比較した場合の相対的な輝度によって表現することが望ましい。同一深度の比較対象となる正常甲状腺組織がない場合には，甲状腺腫瘤のエコーレベルを前頸筋群と比較して表現することもある。
　1）高エコーレベル
　　同一深度の周囲組織よりも高いエコーレベルをいう。石灰化のように，特に高いエコーレベルを表現する場合にはstrong echoesという語を用いる。微小石灰化に対して，点状高エコーという表現が用いられることも多い。
　2）等エコーレベル
　　同一深度の周囲組織と同じエコーレベルをいう。
　3）低エコーレベル
　　同一深度の周囲組織よりも低いエコーレベルをいう。
　4）無エコー
　　スペックル像が認められず，内部エコーのない状態をいう。囊胞性病変に対して用いることが多い。

● 内部エコー
　1）囊胞パターン
　　内部エコーがない状態をいう。
　2）混合パターン
　　囊胞パターンと充実パターンが混在する状態をいう。
　3）充実パターン
　　エコーレベルにかかわらず内部エコーがある状態をいう。
　4）内部エコーの表現
　　均質（均一），不均質（不均一），粗雑（粗ぞう）などといった表現を用いる。

● 境界部低エコー帯
　腫瘤の被膜に相当する。被膜のない腫瘤であっても，周囲の正常組織が圧迫された場合は同様の所見を呈することがあり，偽被膜などとよぶことが多い。

● 後方エコー
増強，不変，減弱に分けられる。

腫瘤と周囲組織の関係を評価する

良悪性の判定に重要であり，悪性の場合には周囲組織への浸潤所見を認めることがあります。甲状腺腫瘤では，前方では前頸筋群との関係を，内側では気管との関係を，また，高度浸潤例では胸鎖乳突筋や血管などとの関係を評価します。

腫瘤血流を評価する

甲状腺腫瘤性病変の腺腫や腺腫様結節は内部に血流シグナルを伴うことが多く，血流シグナルの有無で良悪性の判定ができるわけではありません。ただし，亜急性甲状腺炎にみられる境界不明瞭な低エコー域と腫瘤性病変との鑑別のような場面では，前者では血流シグナルが乏しいためにカラードプラが有用となります。

甲状腺腫瘤性病変の代表的疾患と超音波像を理解する

■腺腫

濾胞腺腫ともよばれる。全周性被膜に覆われた腫瘤で，大きさの一様な濾胞の増殖からなる。濾胞の大きさと細胞の性状により，①正常濾胞性，②大濾胞性，③小濾胞性，④特殊型(好酸性細胞型，淡明細胞型)などに分類される。通常は単発性であるが，腺腫様結節と混在する場合もある。男女比1：10と女性に多い。

超音波検査では，薄く均一な被膜様エコーを伴う充実性腫瘤で，内部エコーレベルは等〜高エコー，内部エコーは均一〜軽度不均一で，小さな囊胞性部分を有することが多い(**図30**)。被膜様エコーにstrong echo(石灰

図30 腺腫の超音波像
a：縦断像   b：横断像

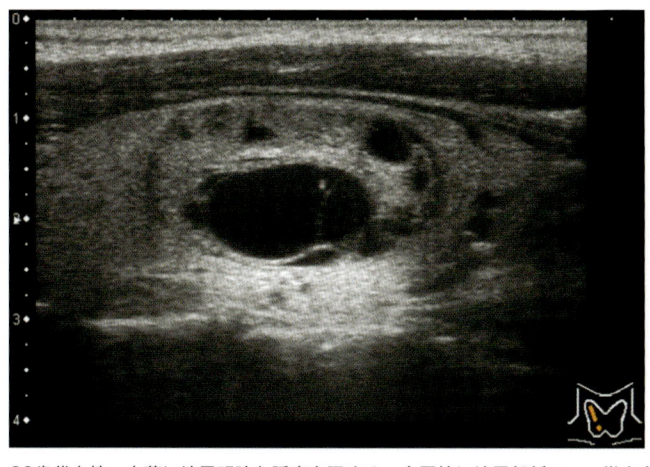

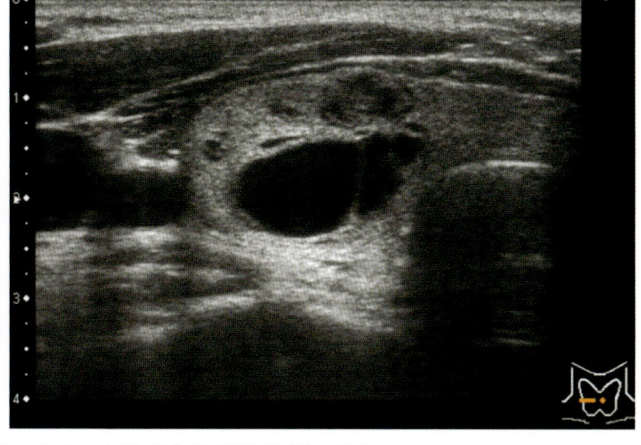

20歳代女性。右葉に境界明瞭な腫瘤を認める。全周性に境界部低エコー帯を有している。内部には複数の囊胞性部分を認める。

化)を認めることがあり，全周性に石灰化がみられることもある(**図31**)。カラードプラでは被膜付近や辺縁部分を縁取るような血流シグナルを認め，辺縁から中心に向かうものや，中心から辺縁に向かうものなどの豊富な血流シグナルがみられることが多い(**図32**)。また，Plummer病のような自律性機能性甲状腺結節(**AFTN**)の場合は，さらに血流シグナルが豊富になるとされる。甲状腺機能亢進症状があるにもかかわらず甲状腺腫大を認めず，血流シグナルの豊富な結節がみられた場合には，自律性機能性甲状腺結節も疑われる。

> **terminology**
> AFTN：autonomously functioning thyroid nodule

図31　腺腫の超音波像（辺縁の石灰化像）　a：縦断像　　b：横断像
70歳代女性。辺縁にstrong echoを有する腫瘤を認める。腫瘤の後方エコーは減弱し，辺縁の石灰化が疑われる。

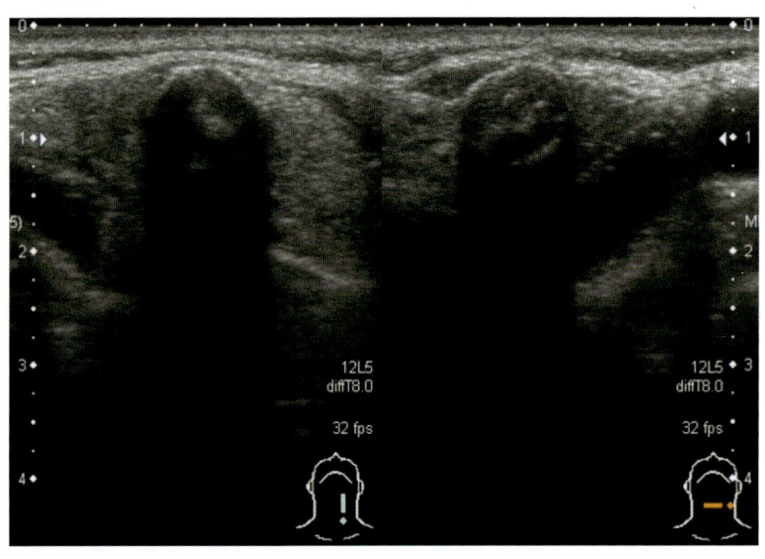

図32　腺腫の超音波像
a：縦断像（Bモード像）　　b：カラードプラ像
60歳代女性。左葉に境界明瞭な低エコー腫瘤を認め，境界部低エコー帯を伴っている。カラードプラでは辺縁を縁取るような血流シグナルを認め，内部にも豊富な血流シグナルを認める。

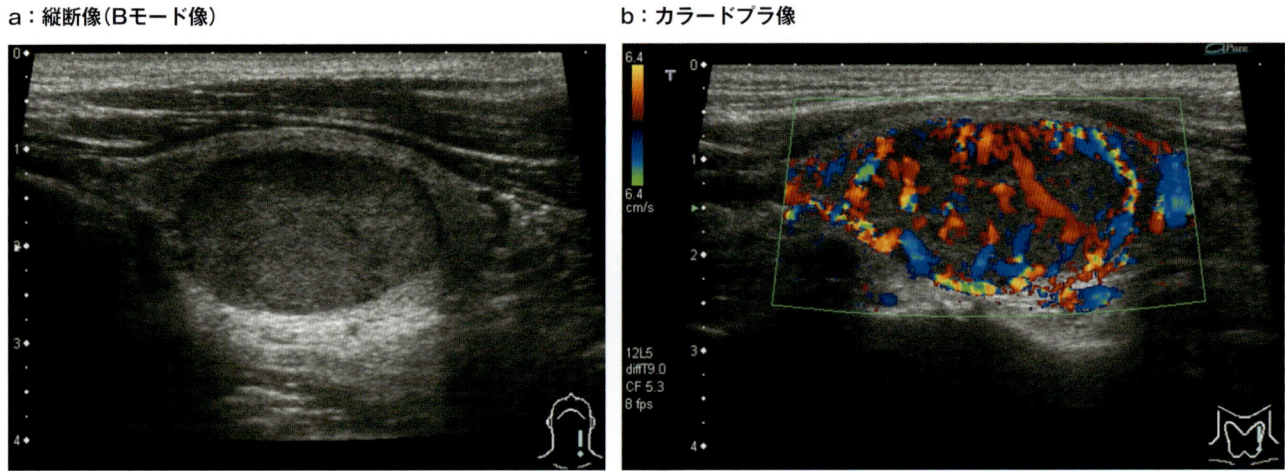

■腺腫様結節（腺腫様甲状腺腫）

濾胞の増殖による結節性過形成であり，腺腫とは異なり，被膜はあっても部分的である。通常は多発性で，サイズは大小さまざまである。甲状腺全体に多数の結節が存在し，結節間の境界が不明瞭なものは腺腫様甲状腺腫とよばれる。全年齢層にわたって腺腫様結節の保有率は非常に高い。男女比では1：3〜10と女性に多い。腺腫様結節はほとんどが囊胞形成を伴うが，その内容はコロイド様のものや出血や退行性変化による囊胞化などさまざまである。

超音波検査では，典型例は囊胞性と充実性の混在した蜂巣状エコーを呈し，被膜様エコーは認めないか，あっても限局的である（**図33, 34**）。カラードプラでは辺縁や内部に血流シグナルを認めるが，腺腫に比べて乏しい。囊胞様エコー内に充実性部分を認めることもあるが，充実性部分が不整であったり，充実性部分に豊富な血流シグナルがみられる場合には，囊胞形成乳頭癌も否定できないため，周囲リンパ節腫脹の確認や綿密な経過観察が必要となる。腺腫様甲状腺腫では多数の腺腫様結節により正常実質がほとんど描出されない。また，腫瘤が重なり合うことで個々の腫瘤の境界が不明瞭なことが多い（**図35**）。

図33 腺腫様結節の超音波像
a：縦断像（Bモード像）　　　b：カラードプラ像

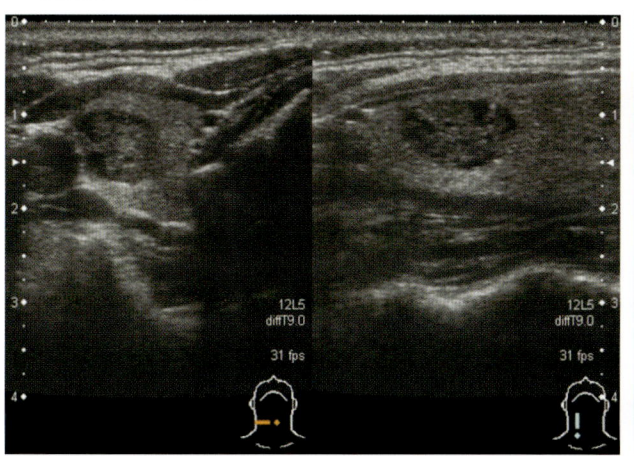

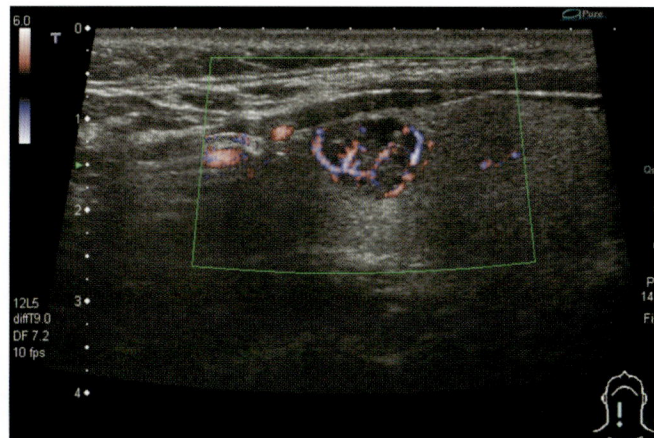

30歳代女性。右葉に境界明瞭な低エコー腫瘤を認める。腫瘤内部は蜂巣状を呈している。カラードプラでは辺縁および内部に血流シグナルを認める。

図34 腺腫様結節の超音波像（多発例）
a：縦断像　　　b：横断像

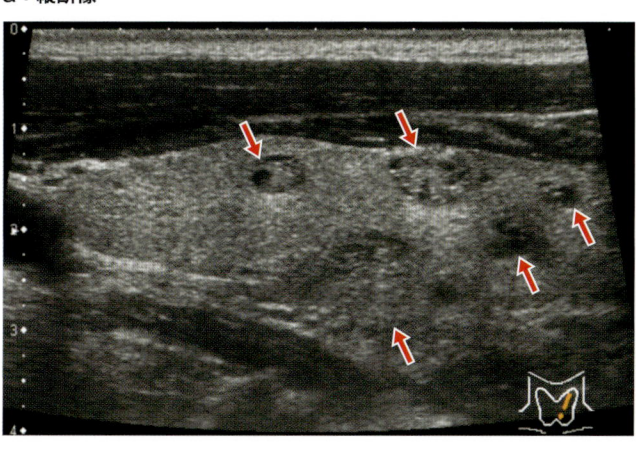

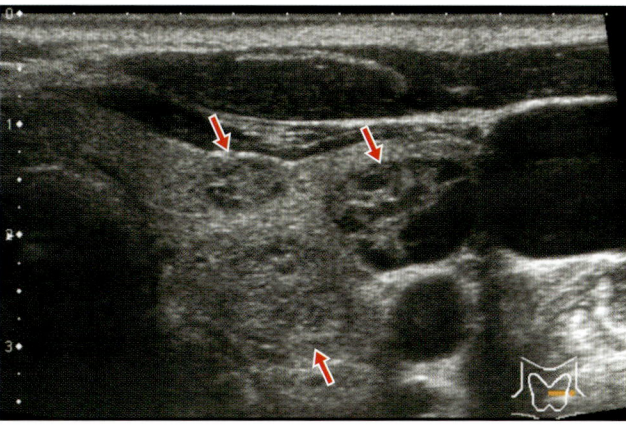

70歳代男性。左葉に多数の腫瘤を認める（→）。その多くは蜂巣状を呈し，腺腫様結節が疑われる。

図35 腺腫様甲状腺腫の超音波像
a：40歳代男性　　　　　　　　　　　　　　　　b：60歳代女性

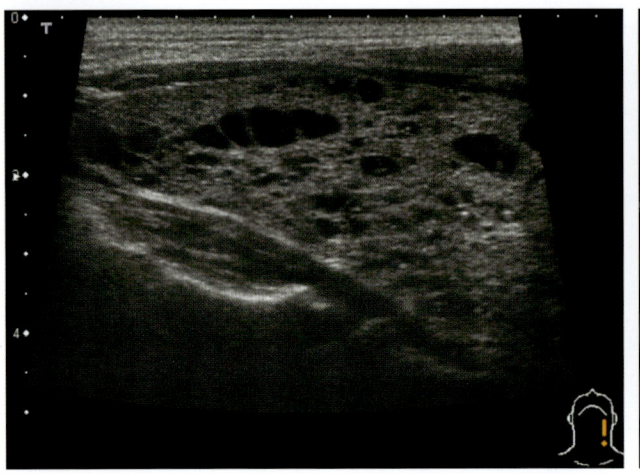

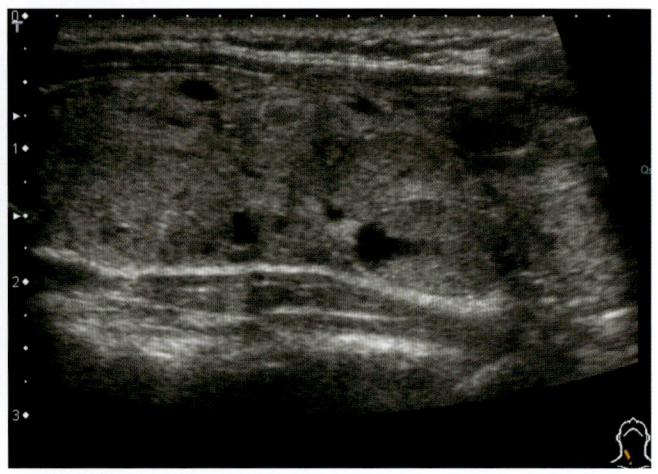

多数の囊胞性腫瘤や低エコー腫瘤を認め，正常実質はほとんど描出されない。

多数の低～等エコー腫瘤を認め，腫瘤内に囊胞性部分を認めるものもある。個々の腫瘤の境界は不明瞭で，正常実質はほとんど描出されない。

One Point Advice

腺腫と腺腫様結節の判別困難例

典型像では超音波検査でも両者の判別は可能ですが，なかには両者の鑑別が困難なものがあり，病理診断でも判別できない例も存在します。ただし，いずれにしろ良性疾患であり，原則，摘出されることがないため，無理に判別する必要はないとも考えられます。超音波検査で判別が難しい場合は，"腺腫または腺腫様結節疑い"と併記します。判別よりも，サイズや腫瘤性状などの変化を捉えることに重点をおいて検査を進めます（図36）。

図36 腺腫と腺腫様結節の判定困難例
a：縦断像（Bモード像）　　　　　　　　　　　b：カラードプラ像

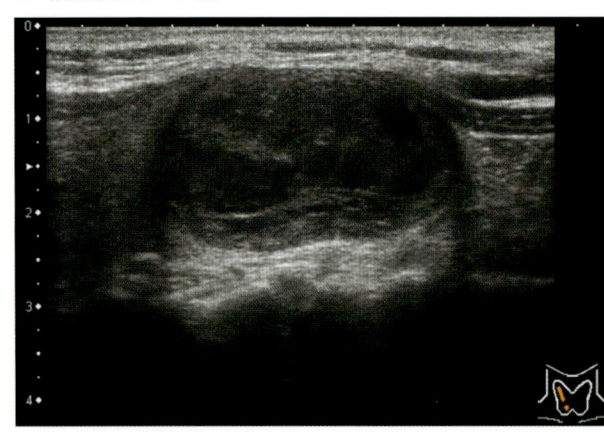

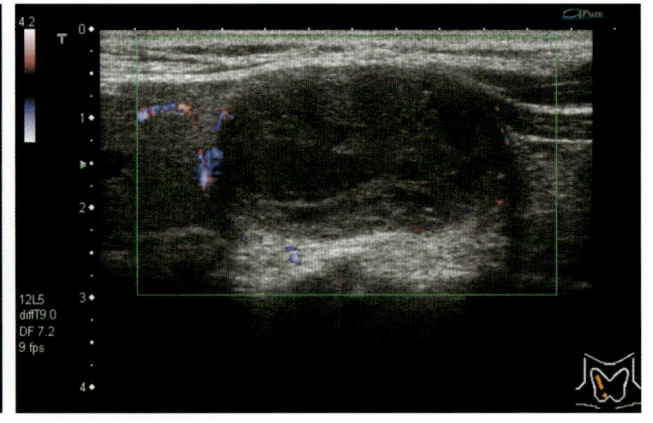

30歳代女性。右葉に境界明瞭な低エコー腫瘤を認め，内部エコーを伴う囊胞性部分が多数みられる。カラードプラでは，辺縁の一部に血流を認めるものの，内部には明らかな血流シグナルはみられない。定期的に超音波検査を行うもサイズ変化なく，経過観察となっている。

囊胞性所見

甲状腺の真性囊胞はまれで，ほとんどは続発性の囊胞性所見（腺腫様結節や腺腫の内部に起こった囊胞変化）やコロイド囊胞である。続発性では内壁に充実性部分を認めることが多い。コロイド囊胞内にはコメットサインを認めることが多い（**図37**）。甲状腺の後面側に内部無エコーの囊胞性腫瘤を認める場合には，副甲状腺囊胞を疑って検査を進める。

コロイド囊胞は乳幼児期から認めることが多く，病的意義は小さいと考えられる。また，腺腫様結節と併存する場合も多いため，超音波検査でコロイド囊胞様にみえる部分があっても，他に腺腫様結節様の腫瘤性病変が存在する場合には，厳密に分けずにまとめて"腺腫様結節疑い"と記載することもある。

図37 コロイド囊胞の超音波像
20歳代女性。中心にコメットサインを有する囊胞性腫瘤を認める（→）。

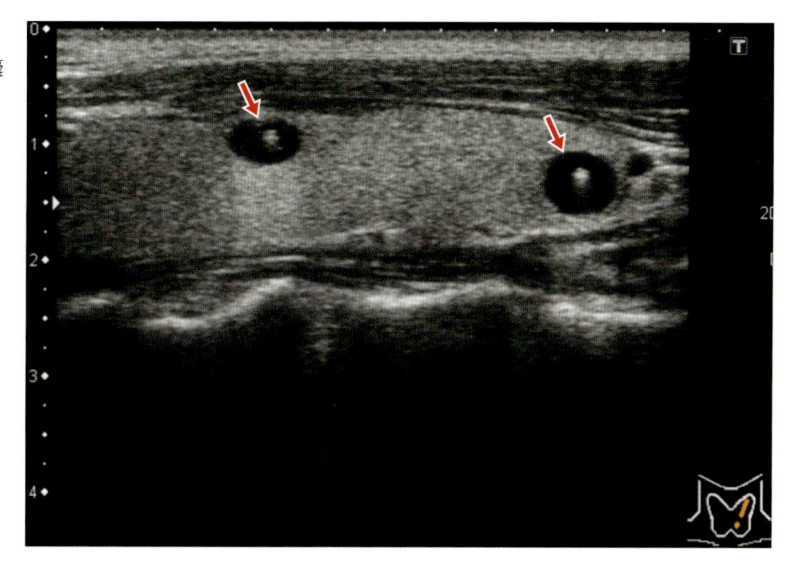

One Point Advice

囊胞性腫瘤の穿刺後の変化

囊胞性腫瘤を穿刺吸引した後は充実性腫瘤様や乳頭癌様に描出される場合もあり，注意が必要です（**図38**）。検査時にはカルテや問診から，穿刺の既往がないかを確認しましょう。

図38 囊胞性腫瘤の穿刺後変化（60歳代男性）

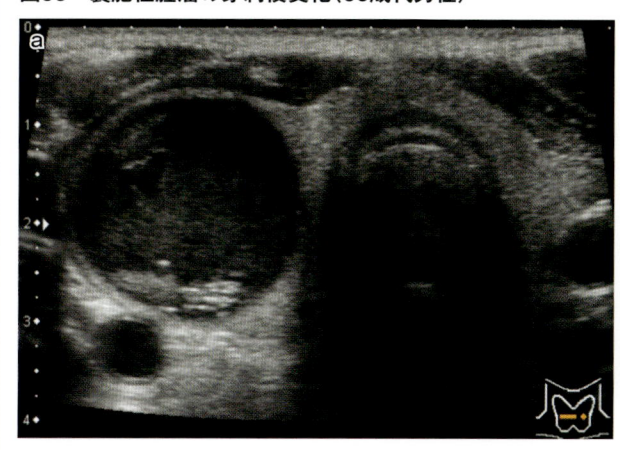

穿刺前には微細な点状エコーやstrong echoを伴う囊胞性腫瘤を認める。

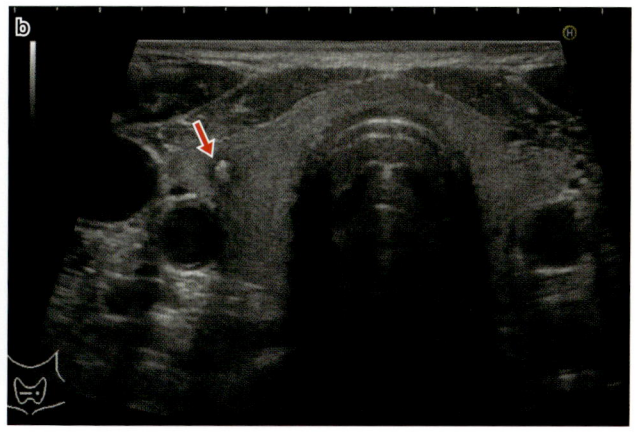

穿刺後1年の検査では内部にstrong echoを伴う低エコー腫瘤（→）として描出され，乳頭癌に類似した超音波像を呈している。

乳頭癌

乳頭癌は甲状腺悪性腫瘍の90％以上を占める。男女比は1：6と女性に多い。好発年齢は30～60歳代であるが，若年者に発生することもある。甲状腺内転移や頸部リンパ節転移を伴うことが多く，前頸筋群や気管への浸潤を認めることもあるが，一般的に発育は緩徐で，手術後の予後は良好とされる。組織型には，通常型と特殊型があり，通常型が95％以上を占める。

通常型は乳頭状構造の細胞構築を示し，砂粒小体とよばれる大小不同の石灰沈着を伴う。腫瘍被膜は存在せずに，癌組織が正常組織と直接接している。

超音波検査では，形状不整な低エコー腫瘤で，内部エコーは不均一，内部には微細な高エコーを多数認めることが多い（**図39**）。なかには石灰化の不明瞭な例もみられる（**図40**）。周囲組織への浸潤や，頸部リンパ節転移の有無なども確認する。

図39 乳頭癌の超音波像
a：横断像　　　　　　　　　　　　　　　　b：縦断像（カラードプラ像）

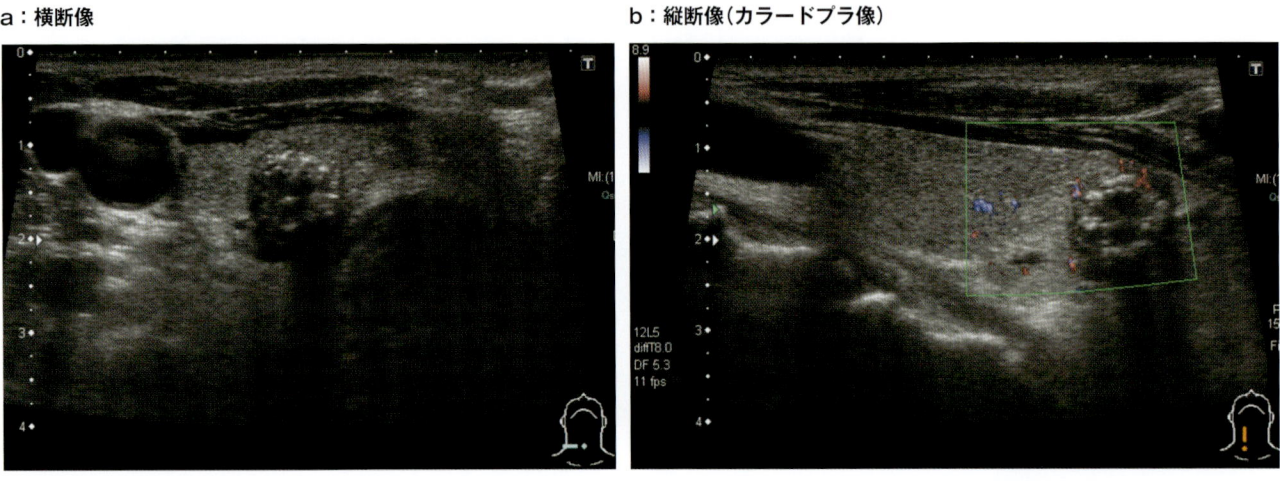

70歳代男性。右葉下極に多数のstrong echoを有する低エコー腫瘤を認める。カラードプラで辺縁にわずかな血流シグナルを認める。

図40 乳頭癌の超音波像
a：縦断像　　　　　　　　　　　　　　　　b：カラードプラ像

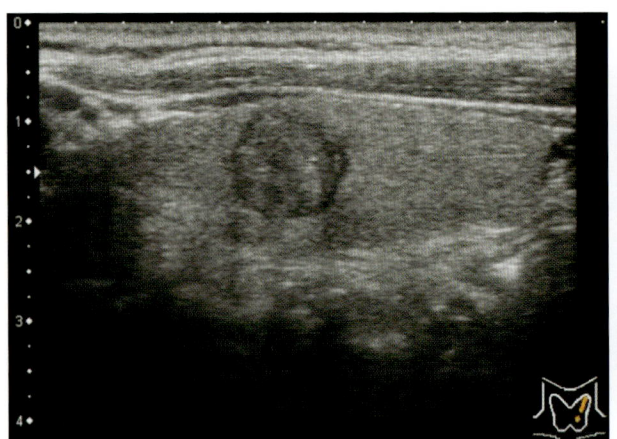

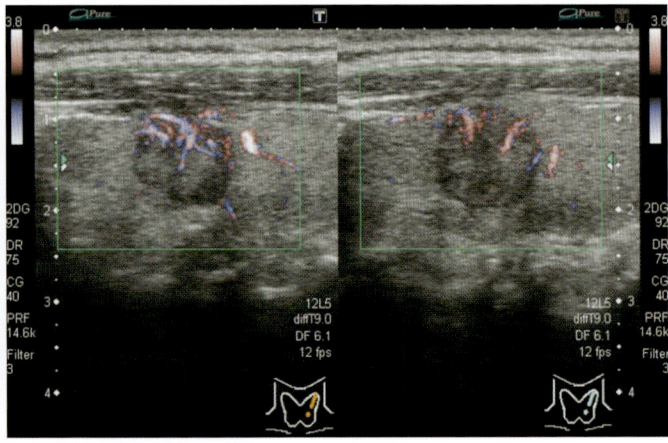

60歳代女性。左葉に境界明瞭，辺縁やや粗雑な低エコー腫瘤を認める。内部エコーやや不均一である。カラードプラでは腫瘤内に血流シグナルを認める。

One Point Advice

食道憩室

食道憩室にはZenker憩室やKillian-Jamieson憩室などがあり，咽頭と食道の境界部付近に発生する圧出性の後天性憩室です。憩室が大きくなると甲状腺を圧排するようになり，断面によってはあたかも甲状腺や副甲状腺の腫瘤様に描出されます。内部にairを伴い，継時的に内部の流動などがみられるため，リアルタイムに観察することで鑑別は容易です。横断走査で食道との連続性も確認しましょう（**図41**）。

図41 食道憩室の超音波像
a：縦断像   b：横断像

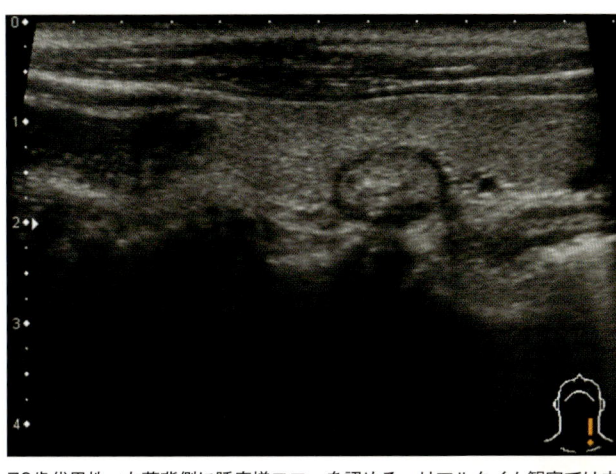

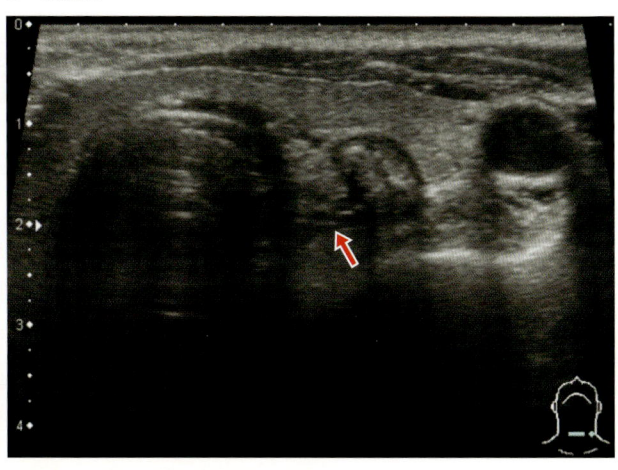

70歳代男性。左葉背側に腫瘤様エコーを認める。リアルタイム観察では内部に動きがみられ，横断走査では頸部食道との連続性を認める（→）。

■濾胞癌

濾胞癌は甲状腺悪性腫瘍の約5%を占める。比較的若年の女性に多くみられるが，乳頭癌とは異なり主に血行性転移をきたすことが多く，治療予後は乳頭癌よりもやや悪い傾向にある。

濾胞癌は濾胞を形成しながら索状，充実性に増殖する。腫瘍細胞による被膜浸潤や脈管浸潤によって腺腫とは区別されるが，病理学的に判断の難しい例も存在する。血中サイログロブリン値でも両者を明確に区別することは困難であるが，濾胞癌の術後再発判断における腫瘍マーカーとしては有用とされている。

超音波検査においても，明らかな被膜浸潤が認められないかぎりは，腺腫との鑑別は難しい（**図42**）。

図42　濾胞癌の超音波像
a：縦断像　　　　　　　　　　　　　　　b：カラードプラ像

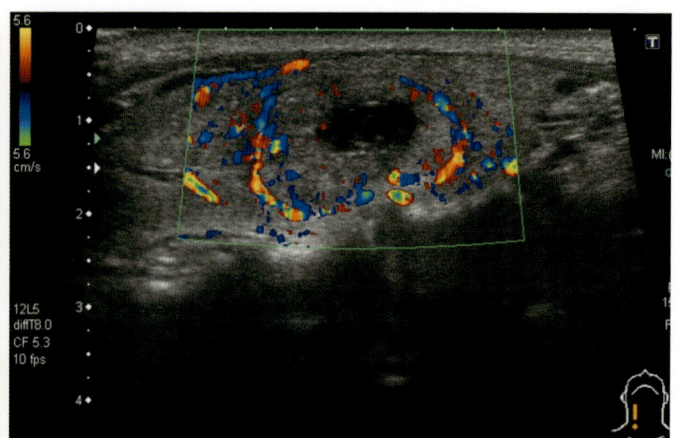

30歳代女性。境界部低エコー帯を有する等エコー腫瘤を認め，内部に囊胞性部分を伴っている。カラードプラでは縁取るような血流シグナルと，内部にも血流シグナルを認める。

■未分化癌

　甲状腺未分化癌は甲状腺悪性腫瘍の1〜2%とその頻度は少ないが，予後はきわめて不良である。60〜70歳代に多く発症し，40歳未満での発症はまれである。乳頭癌や濾胞癌などの分化癌からの未分化転化もみられる。
　急激な腫瘍径の増大とともに，周囲組織への浸潤やリンパ節転移などをきたす。
　超音波検査では，腫瘍径の大きな低エコー腫瘤で，内部には出血や壊死を反映して囊胞部分を認めることが多い(**図43**)。また，腫瘍内部に大きな円弧状の石灰化を認めることがある。腫瘍周囲組織への浸潤やリンパ節転移について検索を進める(**図44**)。

図43　未分化癌の超音波像
a：80歳代女性　　　　　　　　　　　　　b：40歳代女性

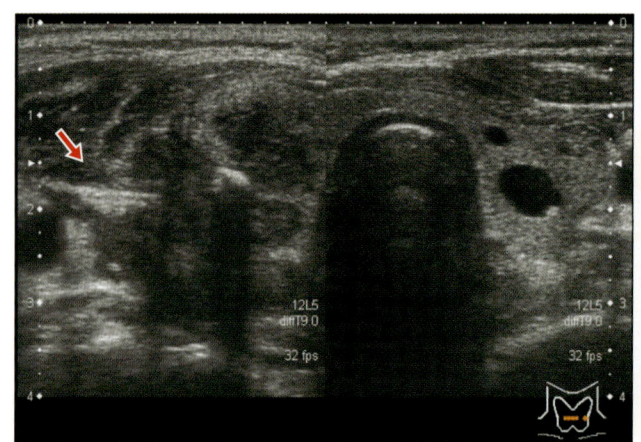

右葉に形状不整な低エコー腫瘤を認め，内部に石灰化と思われるstrong echoを有している。外縁では甲状腺被膜が断裂しており周囲への浸潤が疑われる(→)。左葉には数個の腺腫様結節を認める。

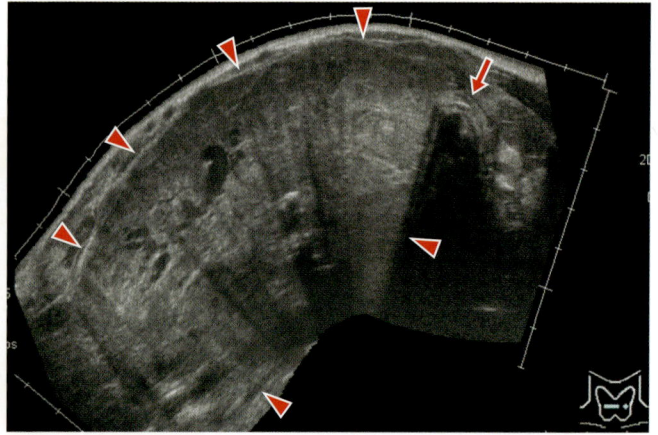

右葉に巨大な腫瘤性病変を認める(▶)。内部は不均一で囊胞性部分やstrong echoもみられる。腫瘍により気管は左方へ偏位している(→)。

図44 未分化癌の周囲浸潤所見
a：気管浸潤（図43aと同一症例）
b：内頸静脈浸潤（図43bと同一症例）

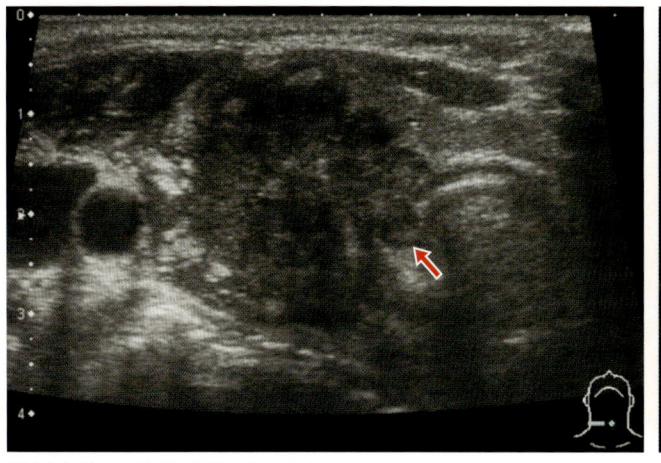

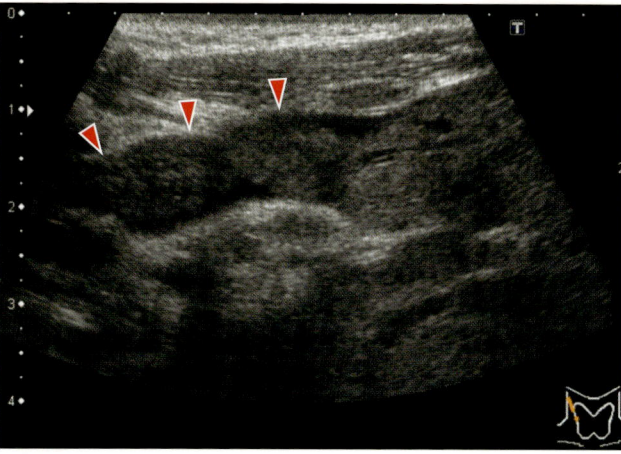

腫瘍と気管との境界は不整である（→）。
腫瘍の一部は内頸静脈内へ伸びている（▶）。

髄様癌

髄様癌は甲状腺悪性腫瘍の1％程度とまれな腫瘍である。甲状腺ホルモンを産生する濾胞細胞の近くに存在する甲状腺傍濾胞上皮細胞（C細胞）から発生する。C細胞は甲状腺上極～中央付近に多く分布するため，髄様癌もこの部に発生することが多い。カルシトニンおよび癌胎児性抗原（CEA）を産生する。髄様癌症例のうち30％程度は遺伝的要因により発生するとされ，なかでも多発性内分泌腫瘍症2型（MEN2型）は甲状腺髄様癌，副腎褐色細胞腫，原発性副甲状腺機能亢進症を主徴とする遺伝性疾患である。

髄様癌はリンパ行性に転移をきたしやすく，先に頸部リンパ節腫脹を指摘され，その精査時に発見される場合もある。

超音波検査では，境界明瞭な楕円形の低エコー腫瘤像を呈し，辺縁は軽度凹凸不整，内部は軽度不均一である（図45）。石灰化像を伴いやすいため，乳頭癌と類似した所見を呈することが多い。遺伝性では両葉に腫瘤像を認めることもある。

terminology
CEA : carcinoembryonic antigen
MEN2型 : multiple endocrine neoplasia type2

図45 髄様癌の超音波像
50歳代女性。右葉に形状やや不整な低エコー腫瘤を認める。腫瘤の辺縁には複数の小囊胞性部分を認める。

a：横断像
b：縦断像

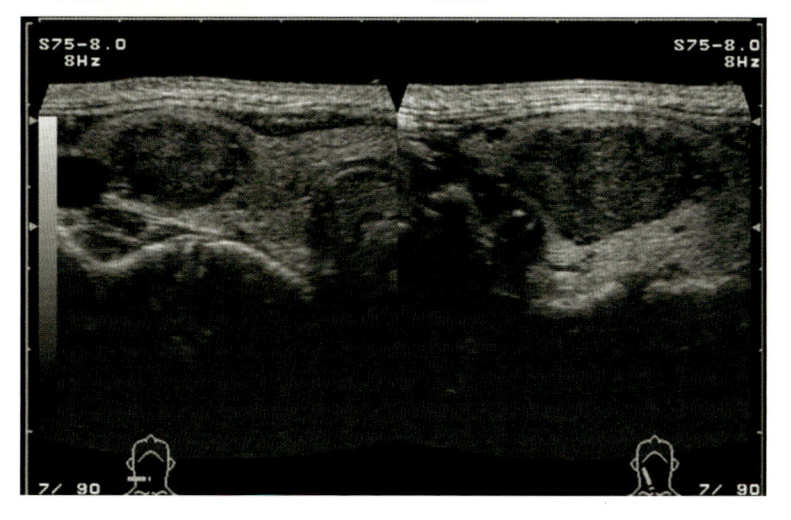

悪性リンパ腫

悪性リンパ腫は甲状腺悪性腫瘍の1～5％を占める。高齢の女性に多い。その大部分は橋本病に合併しており，橋本病患者の悪性リンパ腫の発生頻度は健常者の60倍といわれている。現に超音波検査で橋本病の経過観察中に悪性リンパ腫が発見されることが多い。

甲状腺原発の悪性リンパ腫は主にB細胞由来であり，びまん性大細胞型B細胞性リンパ腫（DLBCL）や，低悪性度の粘膜関連リンパ組織リンパ腫（MALTリンパ腫）がほとんどである。

超音波検査では，切れ込みを有する低エコー腫瘤で，内部エコーは不均一，内部に線状エコーを有する場合が多い（**図46**）。橋本病でも実質エコーレベルが低下している場合があるが，悪性リンパ腫の低エコー腫瘤は，それよりもさらにエコーレベルが低いのが特徴である（**図47**）。また，腫瘤の後方エコーは増強する。細胞浸潤が両葉に及んだ例では，正常実質が辺縁に圧排され，甲状腺全体が低エコーに描出されるため注意が必要である。カラードプラでは低エコー腫瘤内に豊富な血流シグナルを認めることが多い。

> **terminology**
> DLBCL : diffuse large B-cell lymphoma
> MALT : mucosa-associated lymphoid tissue lymphoma

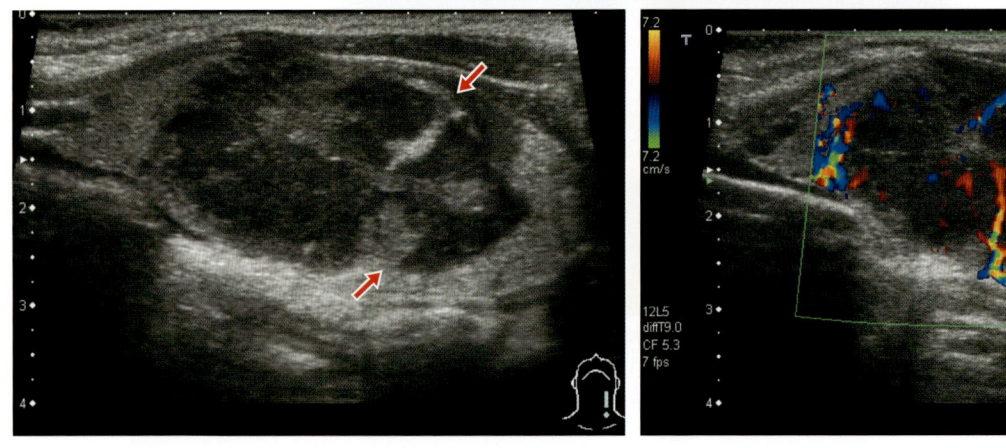

図46　悪性リンパ腫の超音波像　a：横断像
80歳代女性。左葉に形状不整な低エコー腫瘤を認める。低エコー腫瘤には切れ込み様部分を認める（→）。カラードプラで腫瘤内に血流シグナルを認める。

b：縦断像

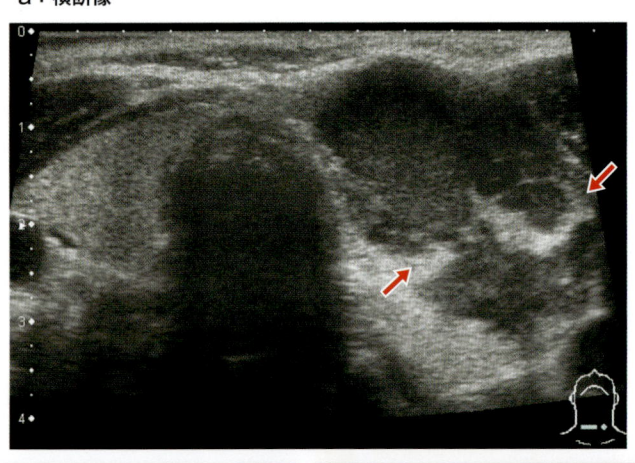

c：カラードプラ像

図47 橋本病に発生した悪性リンパ腫の超音波像
a：50歳代女性。

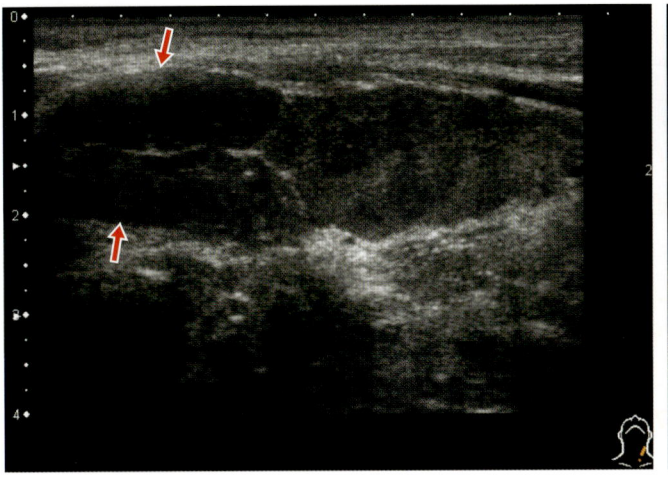

b：70歳代女性。

上極に境界やや不明瞭な低エコー域を認める（→）。中央から下極の実質エコーは不均一である。

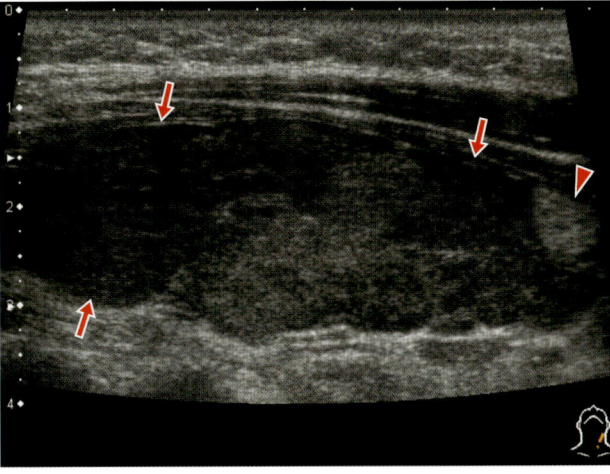

側葉全体に低エコー域が広がっており（→），中央に島状の甲状腺実質を認める。下極には高エコー腫瘤を認め，腺腫または腺腫様結節が疑われる（▶）。

One Point Advice

異所性胸腺

　胸腺原基は胎生6週に第3および第4咽頭嚢の一部から発生し，尾内方へ移動しながら胎生8週に胸腔内に下降し，左右両葉が上縦隔で癒合して胸腺を形成します。この下降過程に障害をきたすと，この経路上に胸腺組織の遺残が生じます。胸腺の一部が鎖骨上窩まで伸びている場合には，異所性とは表現しないので注意が必要です。

　超音波検査では，胸腺は内部に多数のstrong echoを伴った低エコー像として描出されます（**図48**）。易変形性で呼吸や周囲の血管などで形状がやや変化するなど，柔らかい印象を受けます。まれに，甲状腺内に迷入すると乳頭癌との鑑別が必要になります。

図48 異所性胸腺の超音波像
a：10歳男児。

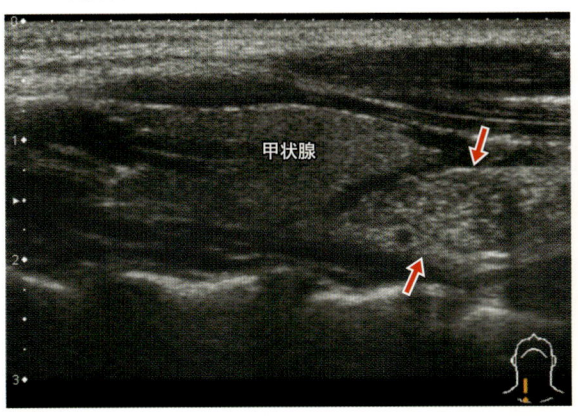

b：7歳男児。

甲状腺右葉下極の背側に多数の微細strong echoを伴った腫瘤様構造を認める（→）。

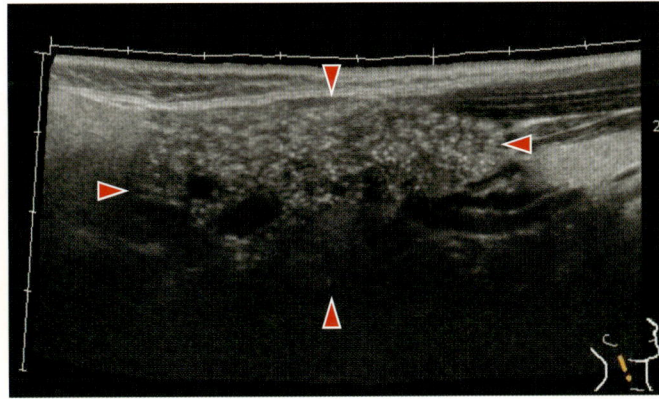

右耳下腺の下極に接して，多数の微細strong echoを伴った腫瘤様構造を認める（▶）。

参考文献

1) 東海大学病院超音波検査室，編：超音波診断要覧　Ⅵ乳房・甲状腺・その他の体表臓器編．東海大学出版会，東京，1993.
2) 日本乳腺甲状腺超音波診断会議，甲状腺用語診断基準委員会，編：甲状腺超音波診断ガイドブック　改訂第2版．南江堂，東京，2012.
3) 来住野　修，高梨　昇，編：月刊Medical Technology別冊　超音波エキスパート15　頸部エコーのスクリーニングとステップアップガイド．医歯薬出版，2015.
4) 大西尚志，ほか：高周波超音波断層法による乳児甲状腺の計測．日児誌 94：875-881，1990.

II 体表エコーの実践教習−検査法の実際

4 | 副甲状腺（上皮小体）

Ⅱ 体表エコーの実践教習－検査法の実際

4 副甲状腺（上皮小体）

副甲状腺超音波検査のSTEPとゴール

STEP

STEP 1	副甲状腺の解剖を理解する
STEP 2	検査環境を整える
STEP 3	副甲状腺を検索する
STEP 4	副甲状腺サイズを計測する
STEP 5	副甲状腺のエコー性状を捉える
STEP 6	代表的疾患と超音波像を理解する

ゴール

副甲状腺腫大を評価できるようになる

One Point Advice

副甲状腺？　上皮小体？

　どちらも同じ器官を指している言葉です。英語のparathyroid glandを訳したものが副甲状腺，ドイツ語のEpithelkörperchenを訳したものが上皮小体です。ドイツ語でも最近はNebenschilddrüse（副甲状腺）という呼称も用いられています。

　副甲状腺（上皮小体）は甲状腺とは異なる組織や機能を有しており，副耳下腺や副脾のように本体と同じ組織で形成されているものと区分するために「上皮小体」としたほうがわかりやすいと考える一方，副腎のように腎とは異なる組織や機能を有していながら"近傍にある"という意味で名称されているものもあり，その場合「副甲状腺」のほうがわかりやすいとも考えられます。

　日本医学会で，診療で広く用いられている「副甲状腺」の呼称が推奨されましたが，発生学や解剖学の分野では「上皮小体」と呼称されることが多く，まだ統一には至っていません。

　本項では「副甲状腺」という呼称を用いています。

STEP 1　副甲状腺の解剖を理解する

副甲状腺の位置や形を理解する

　副甲状腺は甲状腺の背面に，通常は左右で上下2腺ずつ計4腺存在しています（**図1**）。上副甲状腺は甲状腺の上約1/3の背面に多く，下副甲状腺は甲状腺下極の背側に多いですが，必ずしも一定ではなく位置異常が多い臓器です。ときに甲状腺内や下極のさらに足側，また胸腺内などに存在し，5腺以上保有している場合もあります。

図1　副甲状腺の位置

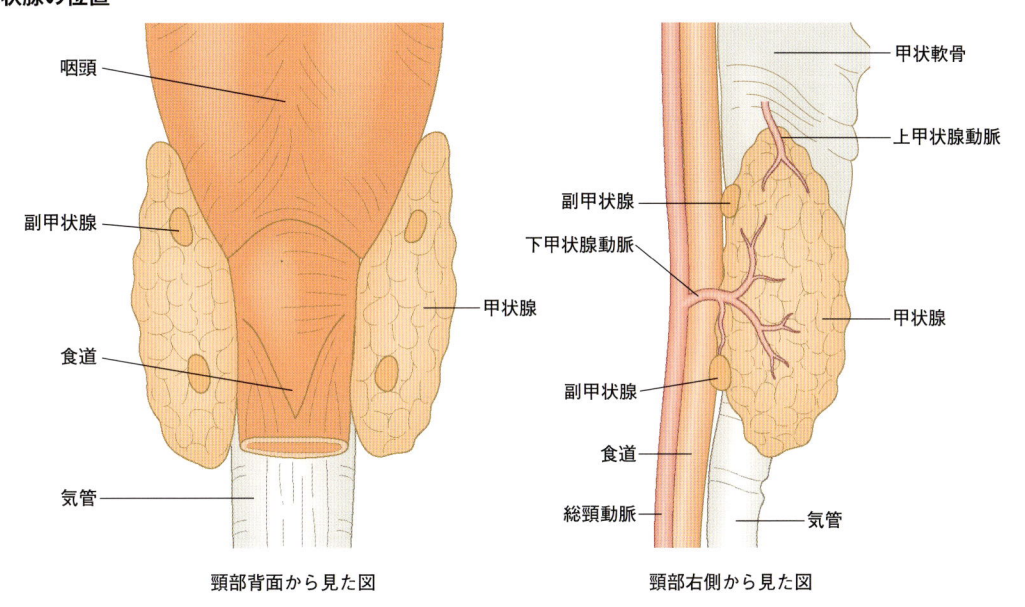

頸部背面から見た図：咽頭，副甲状腺，食道，甲状腺，気管

頸部右側から見た図：甲状軟骨，上甲状腺動脈，副甲状腺，下甲状腺動脈，甲状腺，副甲状腺，食道，総頸動脈，気管

STEP 2　検査環境を整える

①被検者の準備と体位

　甲状腺検査と同様ですが，副甲状腺は位置異常の多い臓器です。鎖骨下などをさらに広く走査する必要があるので，頸部をよく伸展してもらい走査範囲をできるだけ広くとるようにします。

②既往や検査データの確認

　血液透析や副甲状腺手術などの既往を確認します。また，副甲状腺に関する血液検査データに異常がないかどうかも事前に確認しておきましょう。

③使用プローブ

甲状腺検査と同様にリニア型プローブを使用します。また，深い位置や鎖骨下を検索するときにコンベックス型プローブを併用します。

STEP 3　副甲状腺を検索する

正常の副甲状腺は大きさが米粒ほどで，超音波像としては観察することができません。腫大してくると描出することができるようになります。

①横断走査で甲状腺の後面を検索する

まず左右の一方を検索します。片方の検索を終えてから反対側を検索するようにすると，見落としが少ないです。横断走査で甲状腺の側葉を上端から下方へ走査し，甲状腺後面や気管の側面をよく観察します。このときフォーカスは甲状腺の後面に合わせておきます。

②縦断走査で腫瘤の再現性を確認する

横断走査で副甲状腺と思われる腫瘤像が描出されたら，そのままプローブを90°回転させ縦断走査にして（**図2**），腫瘤の再現性を確認します。横断走査で腫瘤様にみえても，縦断走査にすると周囲の筋層が描出されている場合があります（**図3**）。また横断走査で腫瘤像が描出されなかったときでも，反対側を検索する前に縦断走査をして甲状腺の後面をよく観察するようにしましょう。

図2　プローブの回転

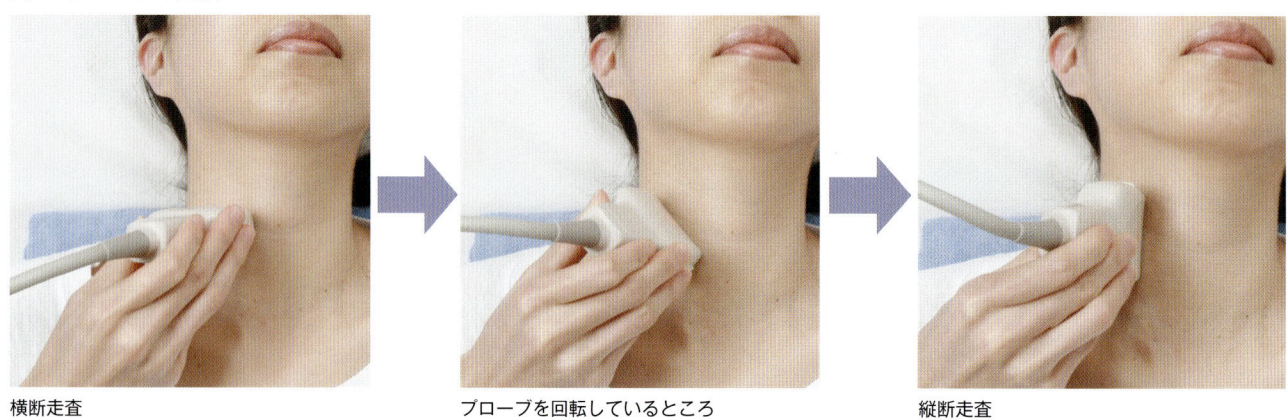

横断走査　→　プローブを回転しているところ　→　縦断走査

One Point Advice

腫瘤像を画面の中央に描出し，プローブの中心がずれないように，ゆっくりと回転させます。

図3　横断走査と縦断走査による腫瘤像の確認
a：横断走査　　　　　　　　　　　　　　　　b：縦断走査

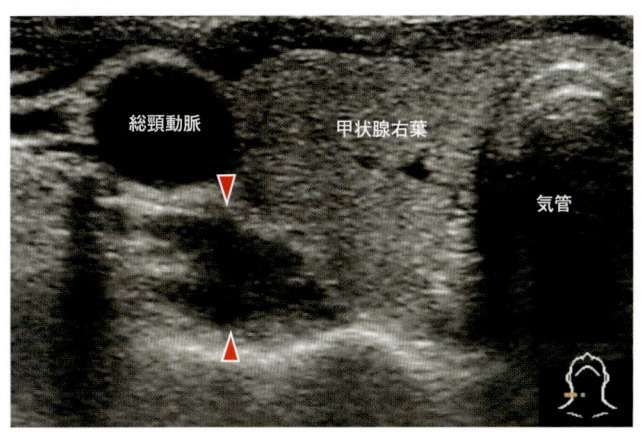

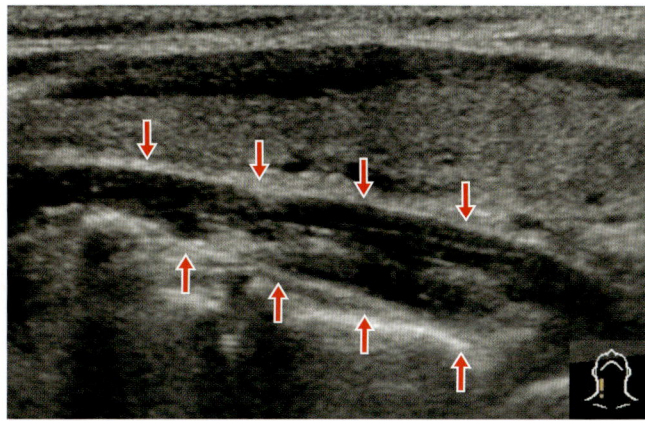

横断走査(a)で甲状腺後面に低エコー像が描出されている(▶)。しかし，プローブを回転させ縦断走査(b)にすると，腫瘤ではなく筋層であることがわかる(→)。

One Point Advice

カラードプラを使用して脈管を鑑別する

横断走査と縦断走査で，形状からある程度，脈管の鑑別はできますが，カラードプラ(パワードプラ)を使用することで，よりわかりやすくなります。

③鎖骨下を検索する

前述のように位置異常が多いことや甲状腺が腫大している場合もあるため，必ず鎖骨下まで観察するようにします。横断走査でプローブが鎖骨にあたったら，プローブを傾けて鎖骨上窩から覗き込むようにしていきます。縦断走査でも同様に覗き込むように走査していきます。深部の観察が困難なときは，周波数を下げたりコンベックス型プローブを併用します(**図4**)。

図4　鎖骨下の観察　　a：リニア型プローブ　　　b：コンベックス型プローブ

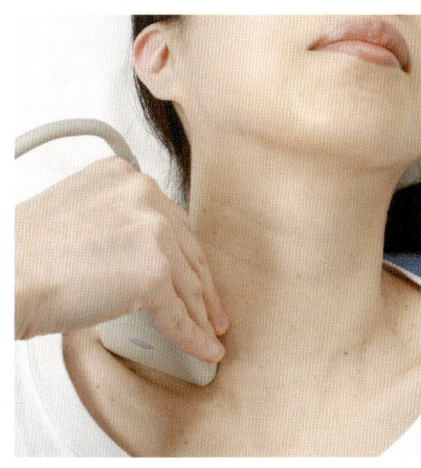

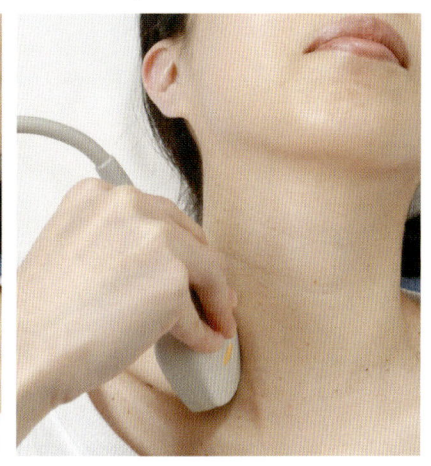

One Point Advice

プローブを顔のほうへ傾けて，上から覗き込むようにします。このとき，力を入れて押し込みすぎないよう注意しましょう。

STEP 4 副甲状腺サイズを計測する

①長径と厚みをはかる

　縦断走査で，副甲状腺の長径が最も大きくなる断面を描出して上端と下端を計測します。そのままの画像で最も厚い部分の厚みを計測します。

②幅をはかる

　横断走査で長径と直行する断面を描出し，幅を計測します（図5）。

図5　副甲状腺サイズの計測
a：縦断走査　　　　　　　　　　　　　　　　　　b：横断走査

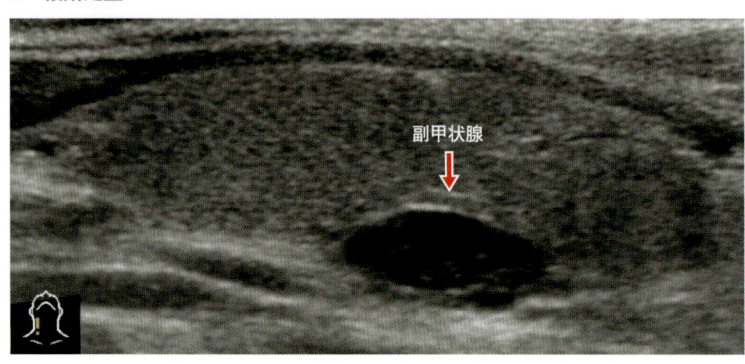

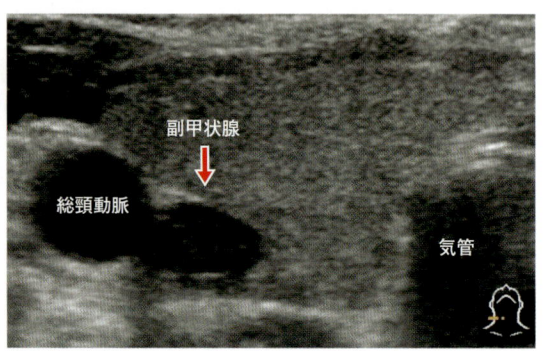

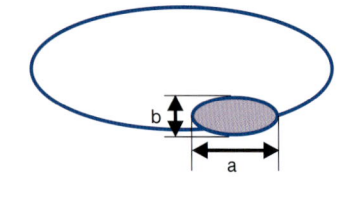

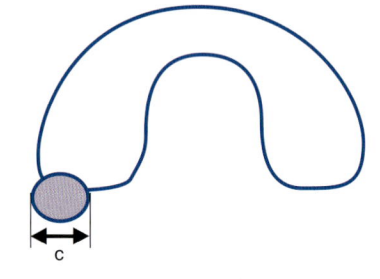

縦断走査で長径と厚みを計測する。直行する横断走査で幅を計測する。

③体積を計算する

　サイズを計測したら体積を計算します。副甲状腺を回転楕円体と仮定して次式に当てはめます。

　　a：長径，b：厚み，c：幅　　　体積＝（a×b×c）×π/6

One Point Advice

多結節型の計測

　多結節型の場合には，一つの腫瘤像として描出される場合はその端と端を計測し，明らかに腫瘤像が分かれて描出される場合は別々に計測します。

STEP 5 副甲状腺のエコー性状を捉える

①形状

　扁平形や楕円形が多いですが，球状，涙滴状などさまざまな形状を呈します。ときに多結節型を呈することがあり，数個の腫瘤像が塊に描出される場合や，1腺が複数個にみえることもあります（図6）。

図6　単結節型・多結節型

a：単結節型

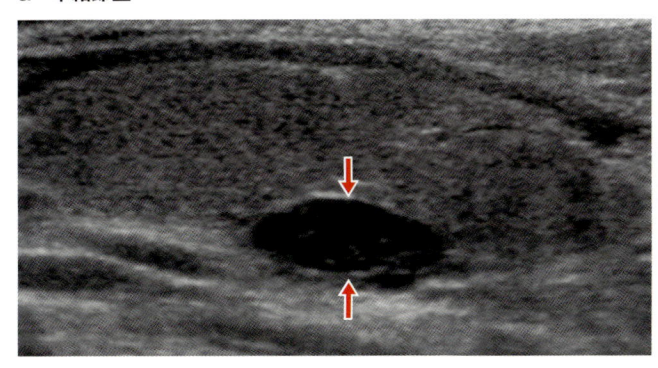

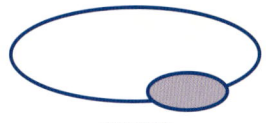

b：多結節型

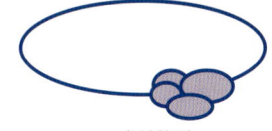

単結節型

a：副甲状腺（→）が1個の腫瘤像として描出されている。

c：多結節型

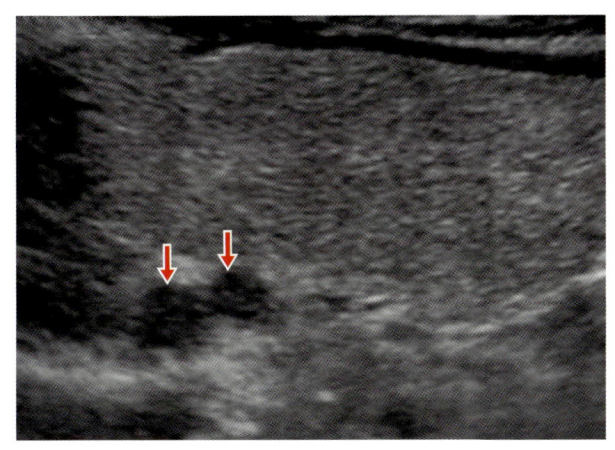

多結節型

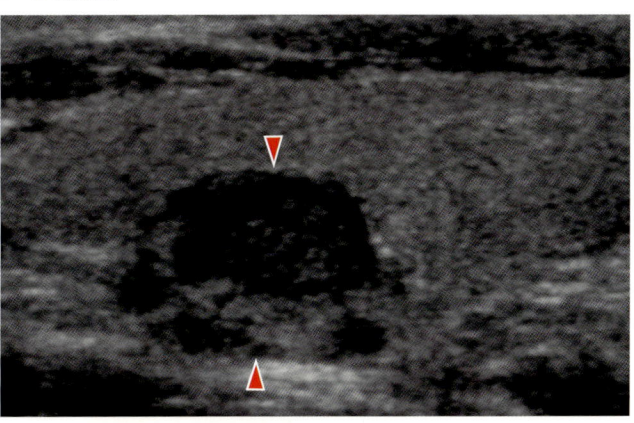

b：副甲状腺が複数個塊になっているように描出されている（▶）。

c：2腺腫大しているように描出されている（→）。

②甲状腺との境界

　甲状腺との境界には被膜を反映した線状の高エコーが描出されます。甲状腺内の腫瘤と鑑別するために，この線状の高エコーを確認するようにします（図7）。
　副甲状腺癌では形状が不整になり，この線状の高エコーがみられないことが多く注意が必要です。

図7 甲状腺と副甲状腺の境界
甲状腺と副甲状腺の境界に，被膜を反映した線状の高エコーを認める（→）。

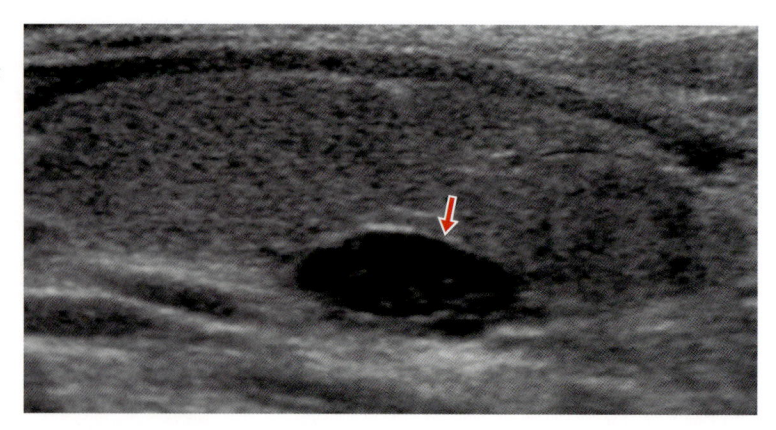

③内部エコー

通常，内部は甲状腺よりも低エコーで均質に描出されることが多いですが，線維化や脂肪変性，石灰化や出血による囊胞変性などさまざまな所見を呈し，不均質に描出されることもあります（**図8～10**）。

図8 内部エコー
a：副甲状腺は甲状腺に比べ，内部低エコー（▶）で均質に描出されている 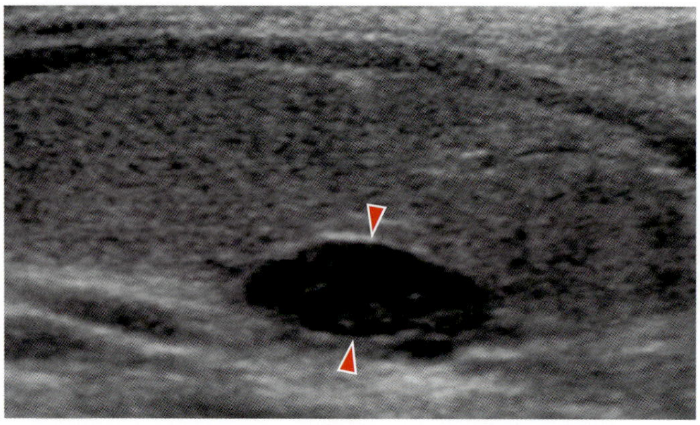
b：aよりも高エコー（→）で均質に描出されている 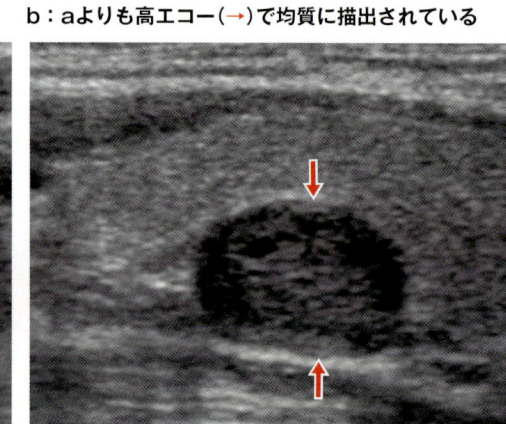
c：低エコー（▶）と高エコー（→）が混在し，不均質に描出されている

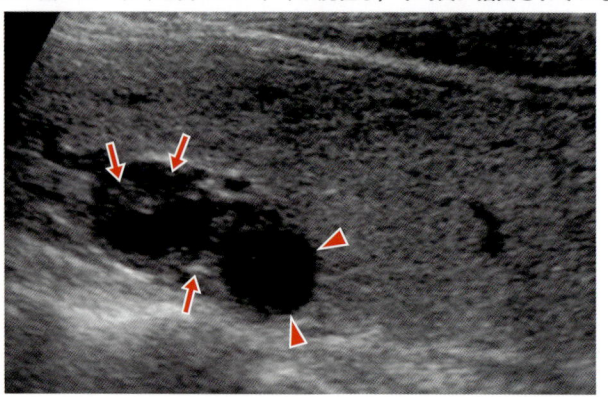

図9 石灰化

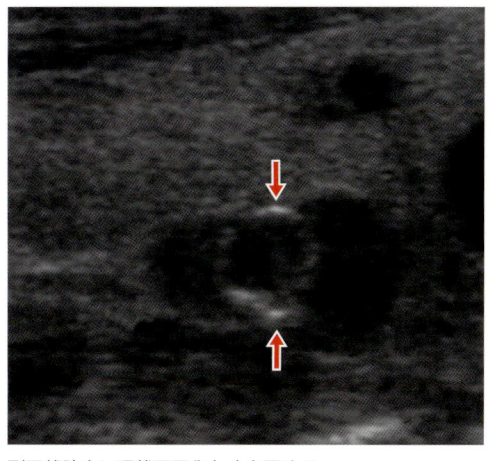

副甲状腺内に環状石灰化(→)を認める。

図10 囊胞変性

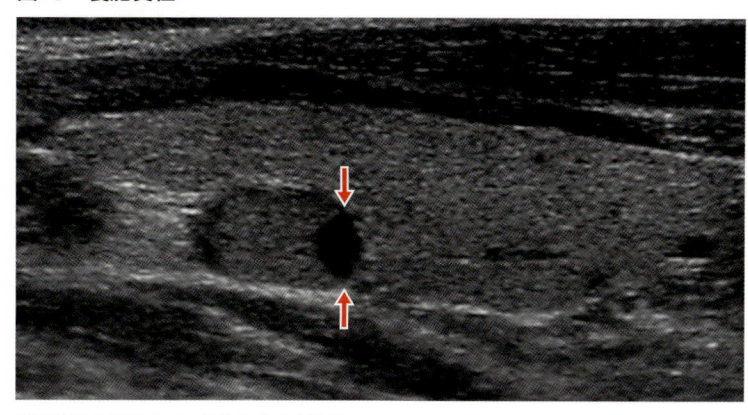

副甲状腺内に無エコー部分(→)を認める。

④ドプラによる血流シグナルの確認

副甲状腺ホルモン(PTH)の分泌能が高ければ、副甲状腺内の血流量が多くなるといわれています。カラードプラ(パワードプラ)を併用し、副甲状腺内や周囲の血流状態を確認するようにします(**図11**)。腫大した副甲状腺に対する経皮的エタノール注入療法(PEIT)前後の血流状態の確認にもカラードプラ(パワードプラ)が有用です。

terminology
PTH : parathyroid hormone
PEIT : percutaneous ethanol injection therapy

図11 ドプラ法による副甲状腺血流シグナルの確認
a：カラードプラ　　　　　　　　　　b：パワードプラ

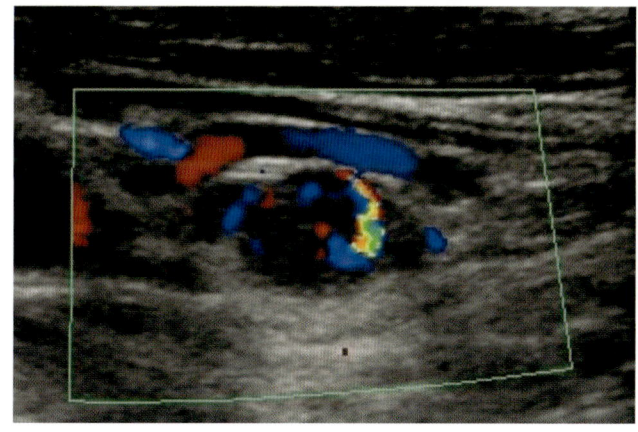

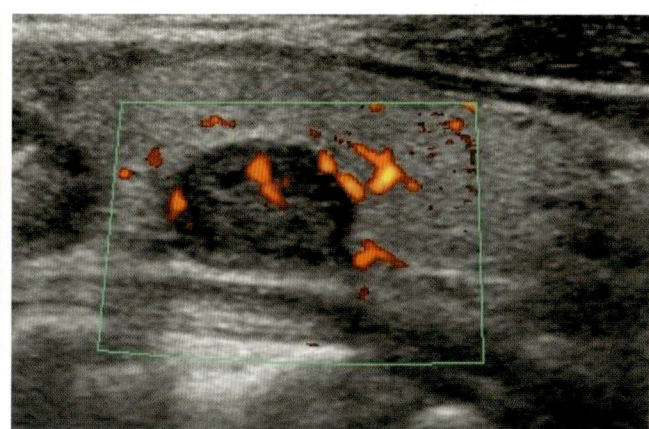

c：Advanced Dynamic Flow®(ADF)

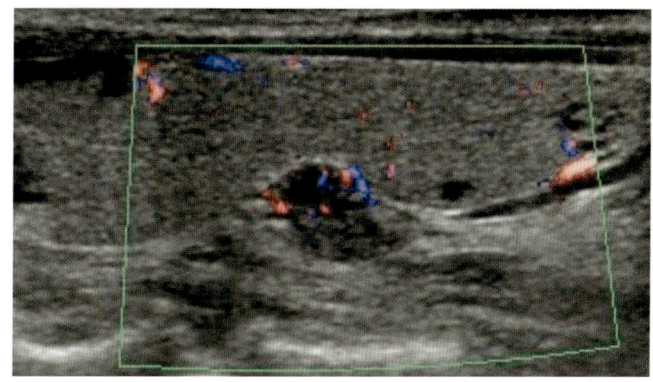

a, b, c：副甲状腺内に血流シグナルを認める。

STEP 6　代表的疾患と超音波像を理解する

■原発性副甲状腺機能亢進症（腺腫）（図12）

　副甲状腺の腺腫，過形成，癌によるPTHの過剰分泌によって高カルシウム血症をきたす疾患である。腺腫が約85％と多く，ほとんどが単発性である。
　超音波検査では，甲状腺との境界に線状の高エコーを有する内部低エコーで均質な腫瘤像として描出され，扁平状なものが多い。また，カラードプラでは腺内に豊富な血流シグナルを認めることが多い。

図12　原発性副甲状腺機能亢進症（腺腫）
a：Bモード像
b：パワードプラ像

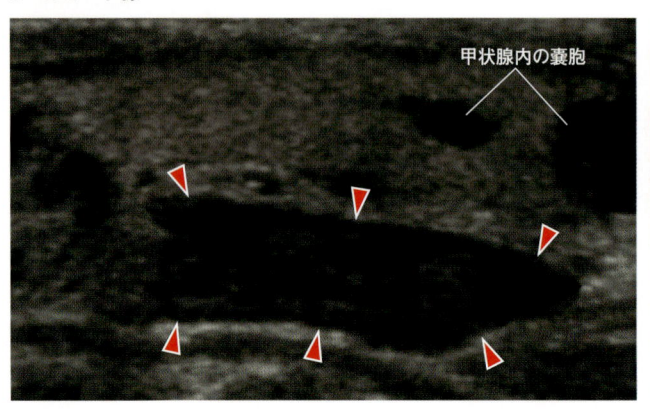

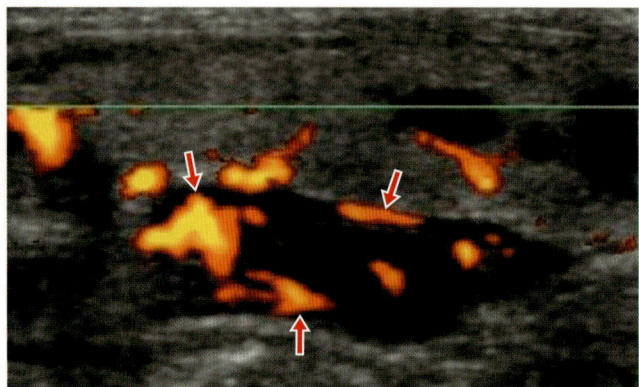

副甲状腺は扁平に腫大していて，内部低エコーの腫瘤像に描出されている（▶）。

パワードプラで副甲状腺内に血流シグナルを認める（→）。

■続発性副甲状腺機能亢進症（過形成）（図13，14）

　慢性腎不全などで低カルシウム血症，高リン血症，ビタミンD不足が続くことにより，二次的なPTHの過剰分泌をきたす疾患で，長時間刺激された副甲状腺はすべて過形成を示す。そのため複数腫大していることが多い。初期はびまん性過形成であるが，進行すると結節性過形成となる。
　超音波検査では，腺腫に比べて丸みを帯び，球形や楕円形なものが多くみられる。また，多結節型になると，1腺が複数個にみえることがある。

図13 続発性副甲状腺機能亢進症(過形成)
a：副甲状腺は上下2腺の腫大を認める(▶，→)。上腺(▶)は多結節型を呈している。
b，c：パワードプラで上下の副甲状腺内に血流シグナルを認める。

a：縦断走査

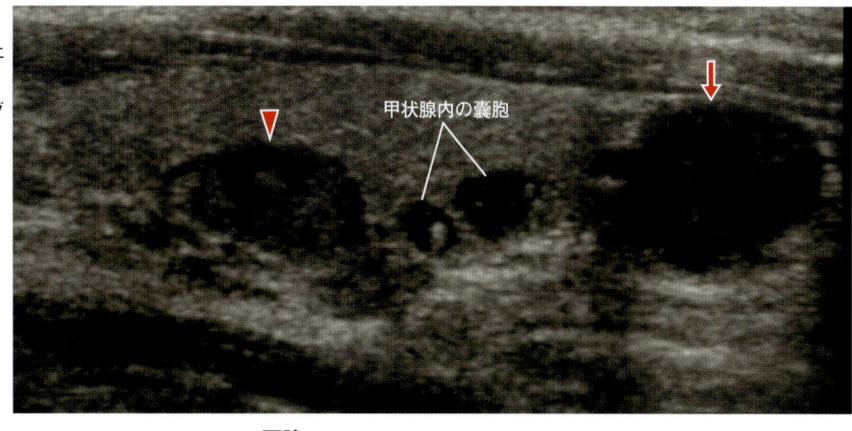

b：上腺 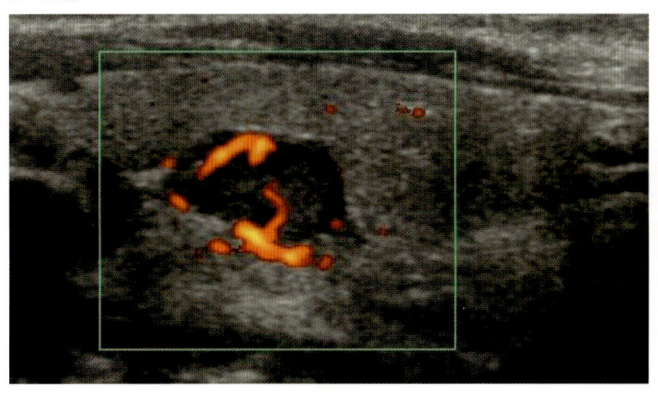　　　　　c：下腺

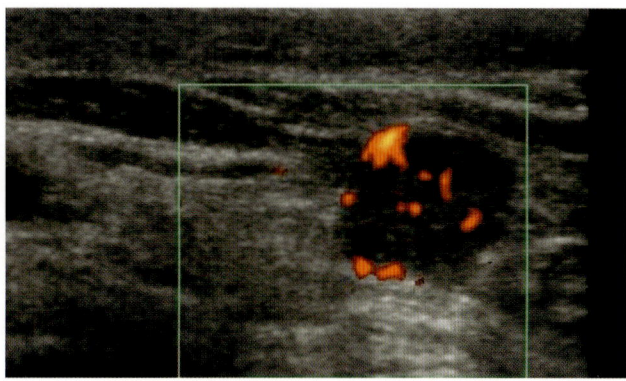

図14 続発性副甲状腺機能亢進症(過形成)
甲状腺右葉と左葉の後面に腫大した副甲状腺を認める。
右側の副甲状腺は球状(▶)を，左側は楕円状(→)を呈している。

a：横断走査

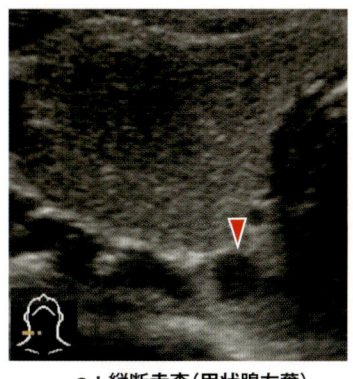

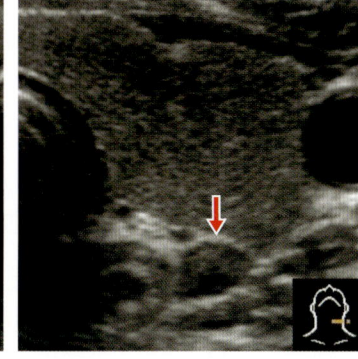

b：縦断走査(甲状腺右葉) 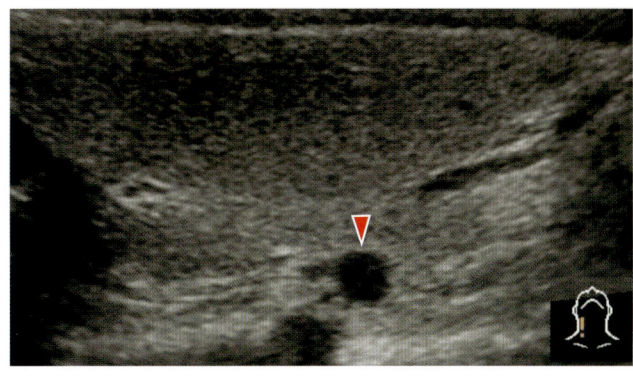　　　　　c：縦断走査(甲状腺左葉)

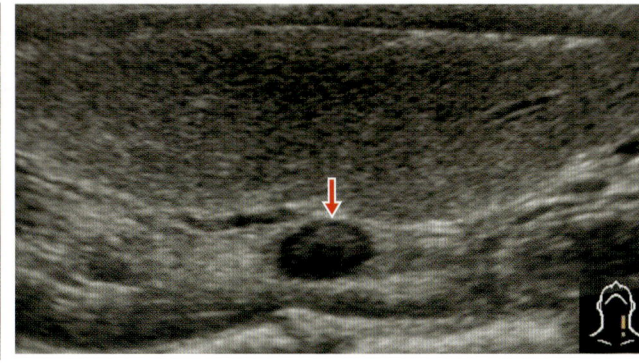

副甲状腺癌

原発性副甲状腺機能亢進症のうち副甲状腺癌によるものは5%以下とまれである。

超音波像は，厚みのある形状不整な低エコー腫瘤像として描出され，甲状腺との境界に線状の高エコーを認めないことが多いとされている。

II 体表エコーの実践教習－検査法の実際

5 唾液腺

Ⅱ 体表エコーの実践教習−検査法の実際

5 唾液腺

唾液腺超音波検査のSTEPとゴール

STEP

STEP 1	唾液腺を理解する
STEP 2	検査環境を整える
STEP 3	唾液腺超音波検査のチェックポイントを理解する
STEP 4	耳下腺を検索する
STEP 5	顎下腺を検索する
STEP 6	舌下腺を検索する
STEP 7	唾液腺腫瘍のエコー性状を理解する
STEP 8	唾液腺疾患（非腫瘍性病変）のエコー性状を理解する

ゴール

唾液腺疾患や唾液腺腫瘍を評価できるようになる

STEP 1 唾液腺を理解する

①大唾液腺と小唾液腺

　唾液腺は大唾液腺と小唾液腺に分類されます。大唾液腺には耳下腺，顎下腺，舌下腺があります（**図1**）。小唾液腺は口腔粘膜に小さな腺（約1〜5mm大）が500〜1,000個存在し，その存在位置によって頬腺，口唇腺，舌口蓋腺，口蓋腺，舌腺などとよばれます（**図2**）。

図1　大唾液腺の位置

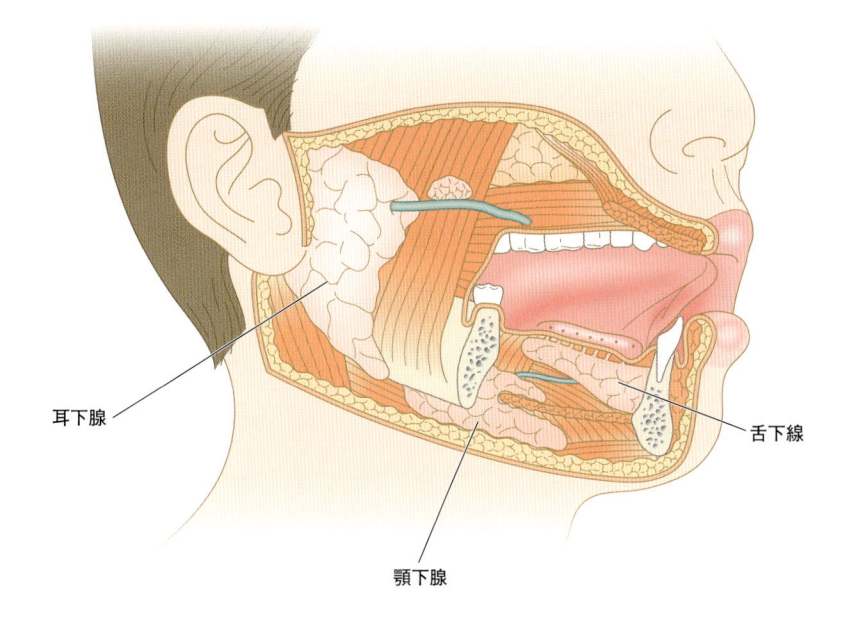

耳下腺

顎下腺

舌下線

図2　小唾液腺の分布
a：口蓋腺

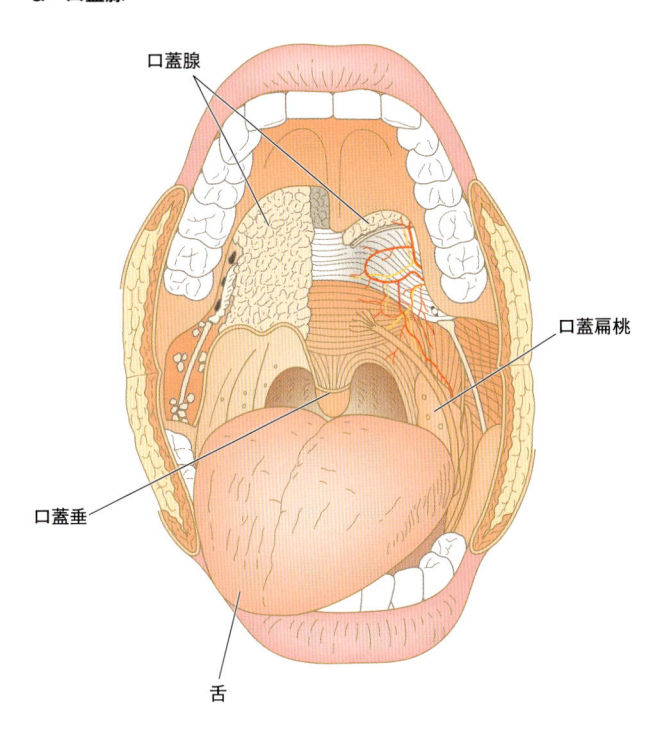

口蓋腺

口蓋扁桃

口蓋垂

舌

b：口唇腺，頬腺

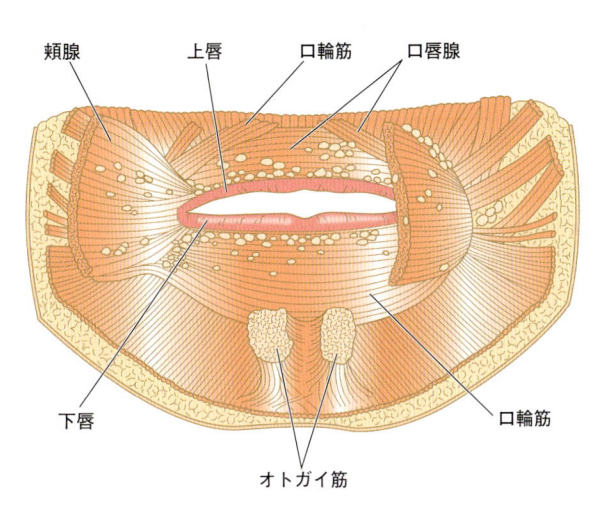

頬腺　上唇　口輪筋　口唇腺

下唇　　口輪筋

オトガイ筋

②唾液腺の組織と唾液分泌の割合

　唾液腺の組織は，小葉構造を呈しており，小葉内結合組織は間質とよばれます。唾液腺組織の実質は，腺房（漿液腺房，粘液腺房）と導管からなります。
　耳下腺は漿液腺，顎下腺は混合腺（漿液腺＞粘液腺），舌下腺は混合腺（粘液腺＞漿液腺）です。
　唾液を分泌する割合は，耳下腺が30％程度，顎下腺が60％程度，舌下腺が5％程度と，顎下腺が最も多く唾液を分泌しています。

STEP 2　検査環境を整える

①被検者の準備と検査前の問診

　唾液腺の超音波検査所見によっては，その後に周囲のリンパ節や血管などの検索を行う場合もありますので，できるだけ広めに対象部位付近を露出するように指示します。
　検査前に問診を行います。腫脹がある場合には痛みの有無や腫脹した時期を，痛みがある場合には痛みの部位や痛むタイミング（常時か食後か）などを聴取するようにします。

②使用プローブ

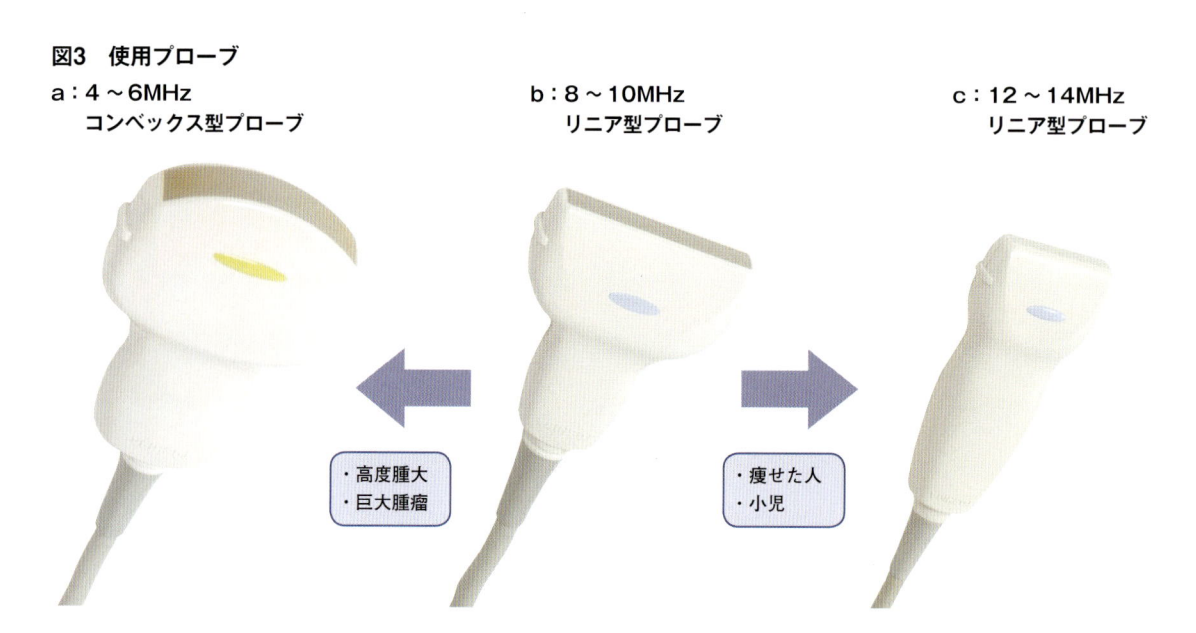

　通常，成人では中心周波数8～10MHz程度のリニア型プローブを使用します。痩せた人や小児，浅い部位の観察にも対応できるように中心周波数12～14MHz程度のリニア型プローブも準備しておきましょう。8～14 MHz程度の周波数を1本でカバーするような周波数帯域の広いプローブもありますので，自施設で使用しているプローブの周波数を確認しておきましょう。また，

図3　使用プローブ
a：4～6MHz　コンベックス型プローブ
b：8～10MHz　リニア型プローブ
c：12～14MHz　リニア型プローブ

・高度腫大
・巨大腫瘤

・痩せた人
・小児

高度の腫大や巨大腫瘤，脂肪化の強い耳下腺の検索時用に中心周波数4〜6MHz程度のコンベックス型プローブも準備しておきましょう（**図3**）。

STEP 3 唾液腺検査のチェックポイントを理解する

①大きさ（左右差）

唾液腺の大きさには個人差があるため，左右差を確認することが重要です。耳下腺では下顎骨上の厚みで腫大を判定する場合もあります（P126参照）。

両側が萎縮する疾患の場合の判定は難しいですが，明らかに小さい（成人の場合，耳下腺では厚み1cm以下）場合には萎縮と判定することが可能です。

②形状

腫大すると全体に丸みを帯びて描出されます。また，慢性炎症では辺縁の不整像を呈することがあります。唾液腺疾患では片側性の病変もあるため，左右差を確認します。

③実質エコー

エコーレベルと均質性（均一，不均一）を評価します。一般に，炎症をきたすと実質エコーレベルは低下し，実質は不均一に描出されます。ここでも左右差を確認することが重要です。

④腫瘤性病変

腫瘤のサイズ，境界，辺縁，内部エコー，後方エコーなどのほか，周囲組織との境界などを確認します。また，ドプラを用いて血流シグナルの多寡や分布の評価，流速やIndexの測定などを行います。

⑤唾液腺管拡張の有無

耳下腺や顎下腺においては，導管の拡張を確認します。また，拡張がみられた場合には，導管の内部エコーや閉塞起点を検索します。

STEP 4　耳下腺を検索する

①耳下腺の位置と解剖

　耳下腺は分葉状の形態を呈しており，上方は頬骨弓に接し，下方は下顎角をやや越えるところまで位置しています。前方は咬筋の上に伸びており，後方は乳様突起や胸鎖乳突筋に接しています。耳下腺管に接して咬筋上に島状の耳下腺組織を認めることがあり，これを副耳下腺とよびます（**図4**）。
耳下腺の後縁から耳下腺を貫通するように顔面神経が走行しており，顔面神経枝より表層側の部分を浅葉，深い部分を深葉と区分します。ただし，顔面神経を超音波検査で同定することは困難なため，下顎後静脈を目安にする場合もありますが，これも目安程度と考えてください（**図5**）。

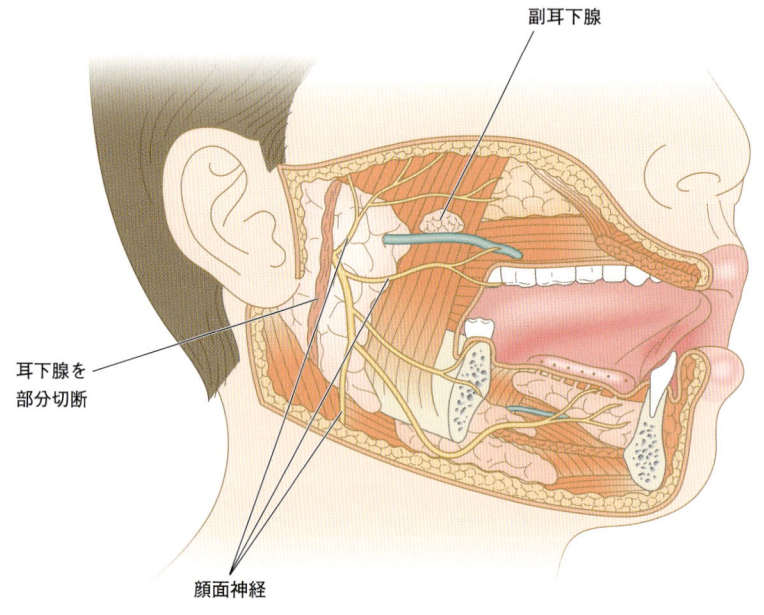

図4　顔面神経枝の走行

図5　下顎後静脈の描出
外頸静脈の横断像をそのまま耳介側へ追っていくと，耳下腺の後方を走行する下顎後静脈（→）が描出される。

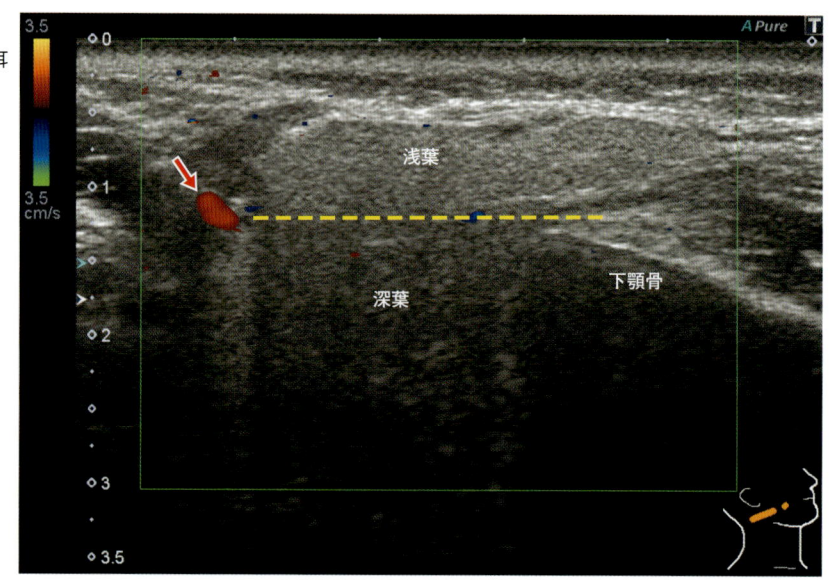

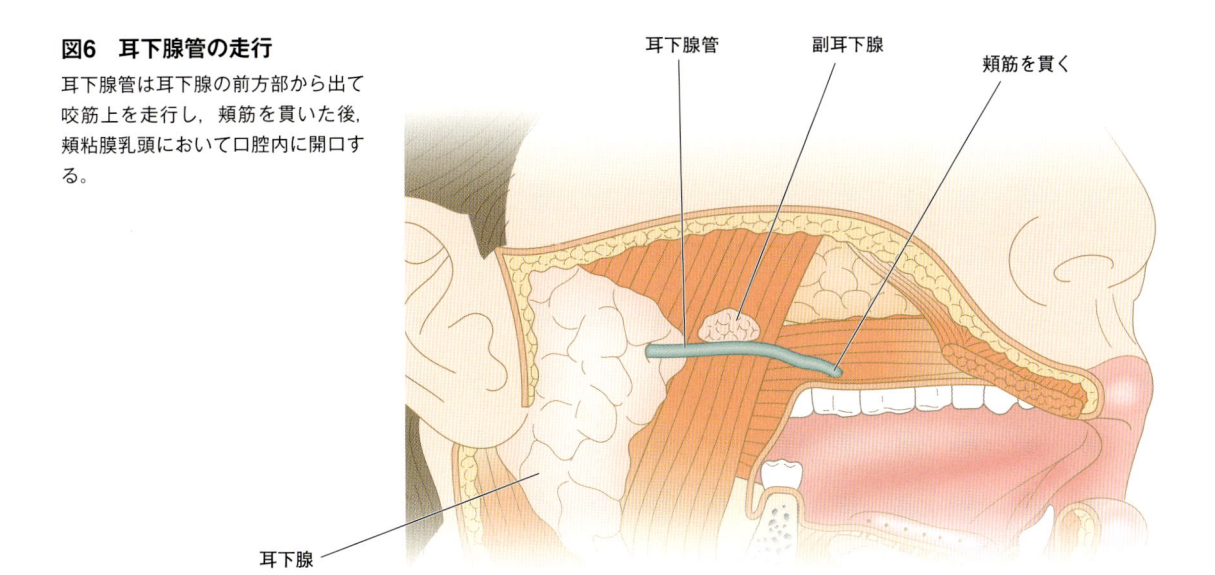

図6 耳下腺管の走行
耳下腺管は耳下腺の前方部から出て咬筋上を走行し，頬筋を貫いた後，頬粘膜乳頭において口腔内に開口する。

（図中ラベル：耳下腺管，副耳下腺，頬筋を貫く，耳下腺）

　耳下腺は大唾液腺のなかで最も大きい漿液腺（重さ約15～30g）であり，サイズは縦径が約4～6cm，横径が約3～4cm，厚みが約2～3cmです。ただし，サイズは個体差が大きいため，一概に正常値が設定できません。

　耳下腺は顎下腺や舌下腺に比べ，間質に脂肪細胞が多くみられ，加齢による腺房細胞の消失に反比例して脂肪細胞は増加する傾向にあります。消化酵素のアミラーゼは主に耳下腺から分泌されます。

　耳下腺の導管である耳下腺管（ステノン管Stenon's duct）は，耳下腺の前方部から出て頬骨弓の1cm程度下の咬筋上を走行し，頬筋を貫いた後，頬粘膜乳頭において口腔内に開口します（**図6**）。耳下腺管は1～2mm径であり，正常（非拡張例）では，超音波検査で同定できないこともあります。

②被検者の体位

　甲状腺検査の側葉検索時と同様に，検査対象側と反対側に顔を傾けて検査します。これによって走査がしやすくなり，超音波ゼリーが後方に垂れるのをある程度防ぐことができます。ただし，被検者によっては傾けると首に痛みが起こる場合がありますので，被検者の様子をみながら傾けるように指示してください。

③正常耳下腺の超音波像（縦断像）

　耳介の前方部にプローブを縦において走査します（**図7**）。縦断像で最大断面を描出します。また，プローブを扇動走査して腫瘤や病変の有無を検索します。耳介の後方からも走査して見落としのないようにします。縦断走査で1画面に入りきらない場合には，上極，中央，下極と分けて検索を行います。

　耳下腺は加齢による脂肪変性によって実質エコー輝度が上昇し，深部がエコー減衰によって描出不良の場合があります。そのときには周波数を下げるか，周波数の低いプローブに持ち替えて検査を行います（横断像も同様です）（**図8**）。

図7 耳下腺の縦断走査

a：プローブ走査　　　　b：超音波像（縦断像）

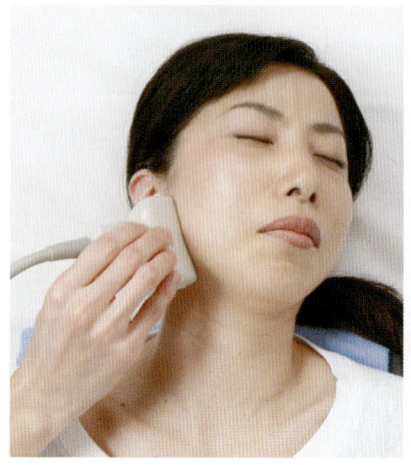

耳介前方で扇動走査を行った後，耳介後方からも検索する。深部減衰が強い場合には周波数を下げるか，周波数の低いプローブに持ち替えて検査する。

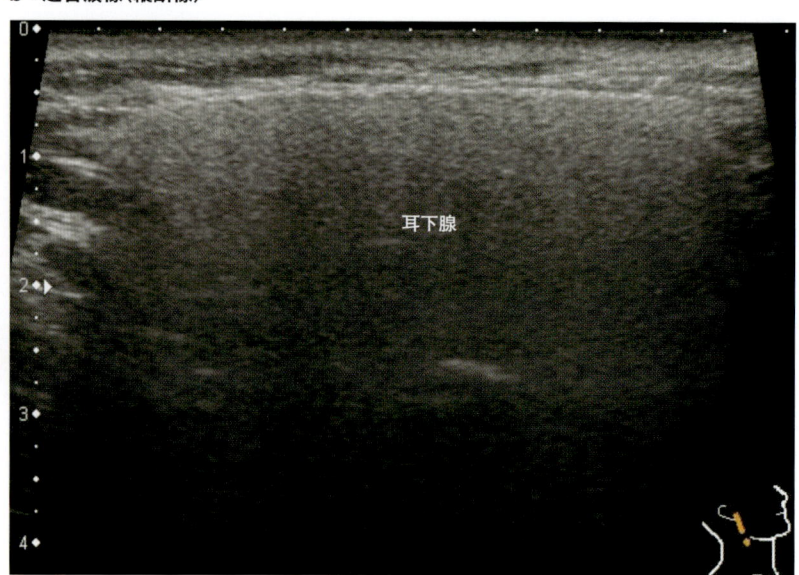

図8 周波数による耳下腺の描出の違い

a：リニア型プローブ（13MHz）　　　　b：コンベックス型プローブ（7MHz）

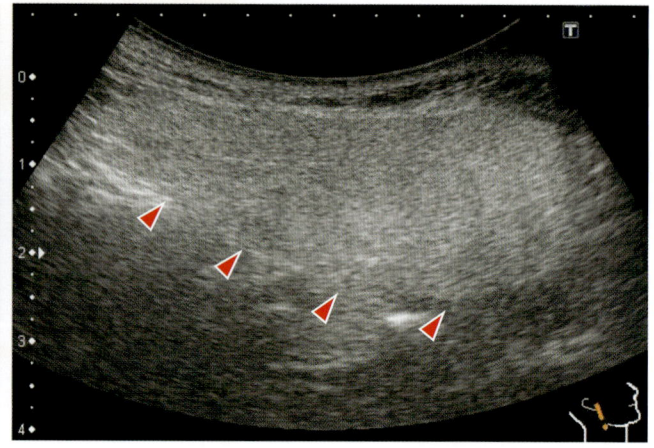

耳下腺の脂肪沈着により深部減衰をきたし，13MHzのリニア型プローブでは深部がやや不明瞭であるが，7MHzのコンベックス型プローブでは，耳下腺の後面まで明瞭に描出される（▶）。

④正常耳下腺の超音波像（横断像）

　耳介の前方および下方にプローブを横において走査します（**図9**）。上極から下極にかけて見落としのないように走査します。前方部での走査では，副耳下腺についても検索を行います（**図10**）。

図9　耳下腺の横断走査
a：プローブ走査
b：超音波像（横断像）

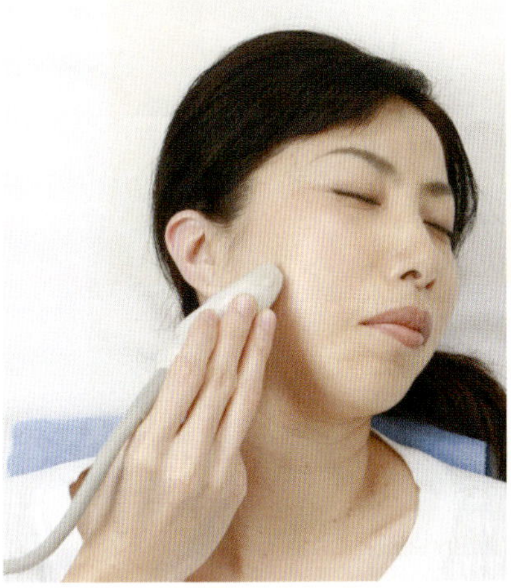

下顎骨を目安に走査する。深部減衰が強い場合には周波数を下げるか，周波数の低いプローブに持ち替えて検査する。

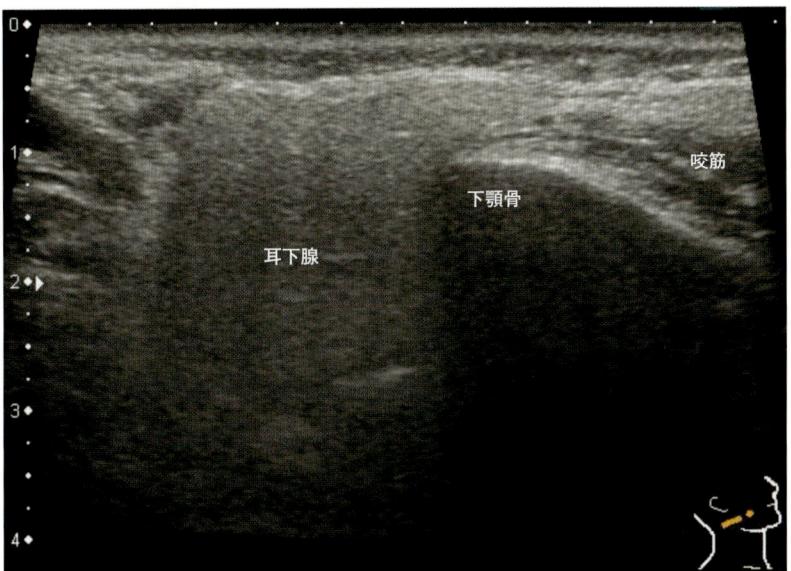

図10　副耳下腺の超音波像（横断走査）
a：プローブ走査
b：超音波像

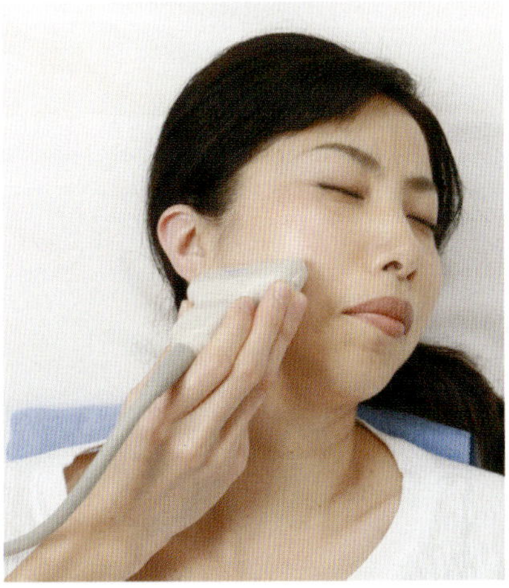

耳下腺の前縁から少し離れた位置に，耳下腺と類似した内部エコーを有する超音波像を認める（→）。副耳下腺は耳下腺管に接しているので，耳下腺管の検索時と同じような走査位置になる。

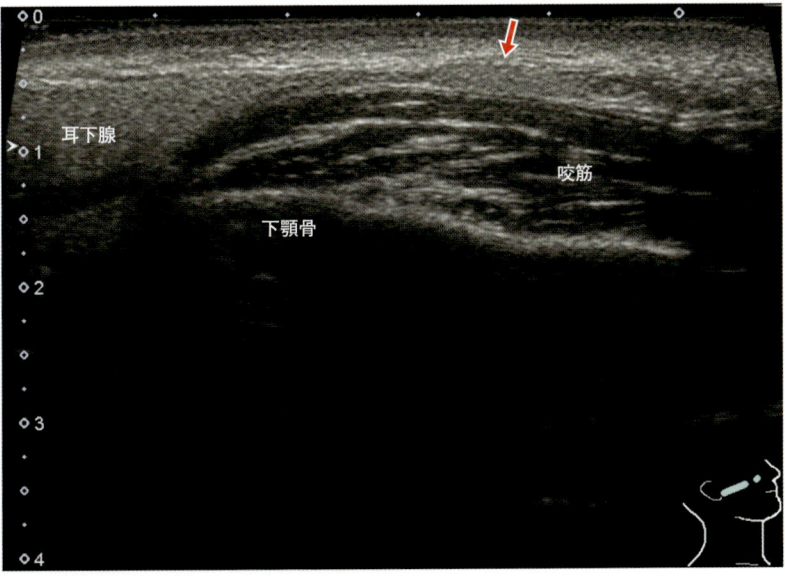

⑤耳下腺管の超音波像

正常（非拡張例）では超音波検査で耳下腺管を同定できないこともありますが，耳下腺腺内と腺外で耳下腺管の拡張がないかどうかを検索します。また，拡張を認めた場合には，唾石や腫瘍などの閉塞起点がないかどうかも確認します（**図11**）。

図11 耳下腺管拡張例の超音波像（横断走査）
耳下腺から咬筋上に耳下腺管の拡張（▶）を認める。拡張を認めた場合には，閉塞起点がないか検索を進める。

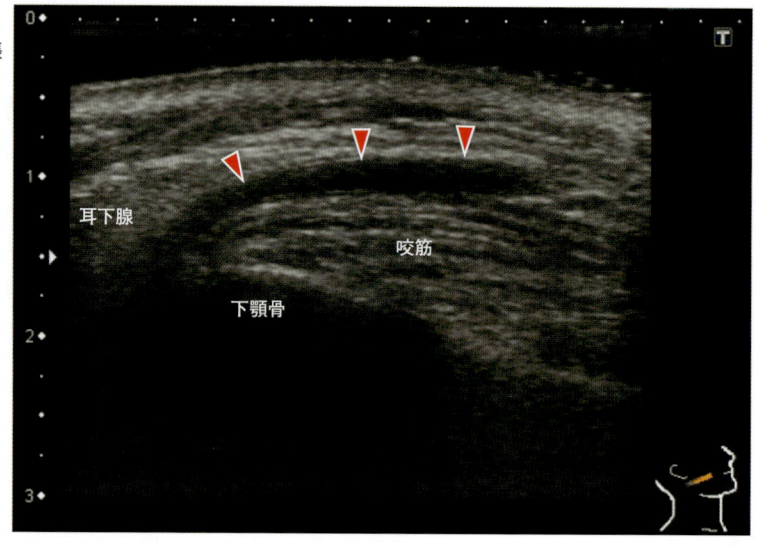

⑥耳下腺の腫大を判定する

耳下腺サイズは個体差が大きく，正常値が設定しづらいことは前述しましたが，耳下腺の前方部で下顎骨上の厚みが10mmを超えるような場合には腫大が疑われます。片側腫大の場合には，健側と患側を比較するのも腫大を判定する際には重要です（**図12**）。

図12 耳下腺の腫大判定（左右差と下顎骨上の厚み）
右耳下腺炎の症例。右耳下腺は左に比べて腫大しており，下顎骨上の厚みも右側：12mm厚（a），左側：6mm厚（b）と，明らかに右側が腫大している。

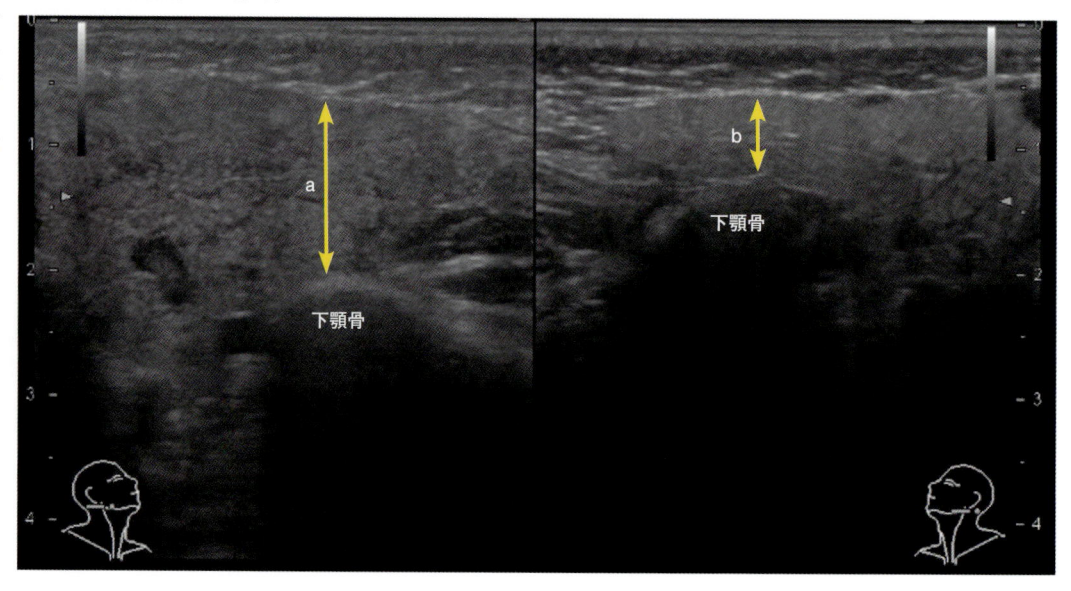

STEP 5 顎下腺を検索する

①顎下腺の位置と解剖

　顎下腺は下顎骨と顎二腹筋前腹・後腹に囲まれた顎下三角に位置しています（**図13**）。顎舌骨筋に接しており，近傍を顔面動脈および顔面静脈が走行しています。

　顎下腺は漿液腺優位の混合腺であり，大きさは縦径が約3〜4cm，横径が約3〜4cm，厚みが約1.5cm程度と耳下腺よりは小さいですが，大唾液腺のなかでは顎下腺が最も多く唾液を分泌します。

　顎下腺の導管である顎下腺管（ワルトン管Wharton's duct）は，前方のやや深部から出て正中方向に向かい，舌下腺管と合流して舌下小丘に開口します（**図13**）。顎下腺管は1〜2mm径であり，正常（非拡張例）では，超音波検査で同定できないこともあります。

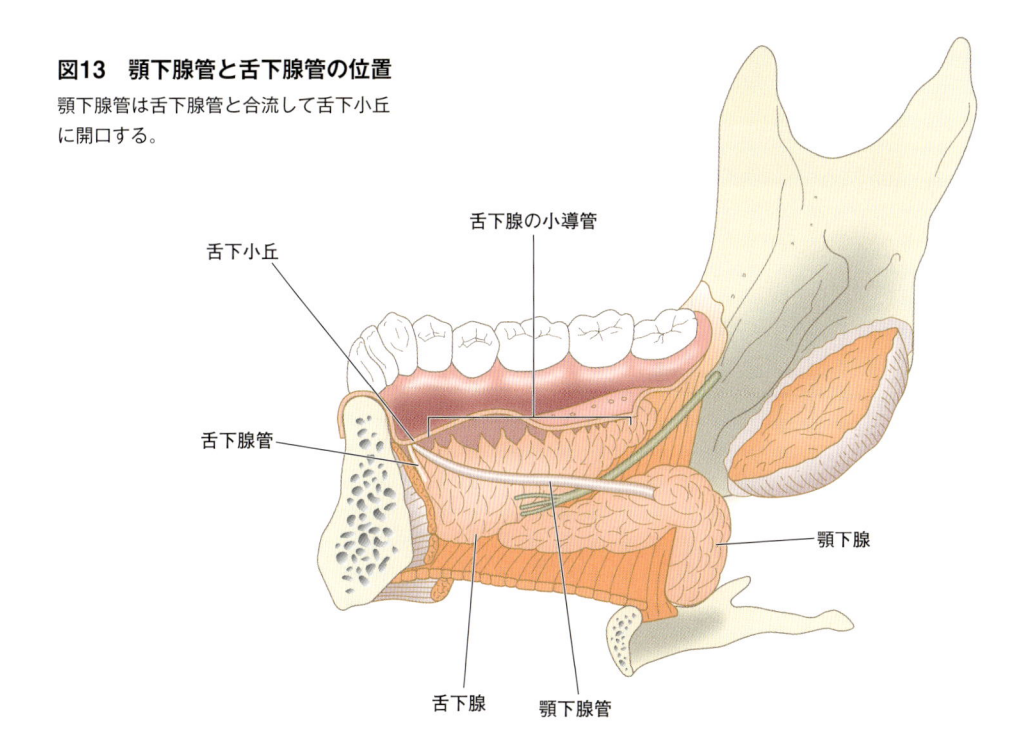

図13　顎下腺管と舌下腺管の位置
顎下腺管は舌下腺管と合流して舌下小丘に開口する。

②被検者の体位

　甲状腺検査の側葉検索時と同様に，検査対象側と反対側に顔を傾けて検査します。これによって走査がしやすくなり，超音波ゼリーが後方に垂れるのをある程度防ぐことができます。ただし，被検者によっては傾けると首に痛みが起こる場合がありますので，被検者の様子をみながら傾けるように指示してください。

③正常顎下腺の超音波像（横断像）

顎下部において下顎骨とほぼ平行にプローブをおいて走査します（**図14**）。この走査で最大断面を描出します。この横断走査はプローブを密着しやすく，顎下腺管の走行方向に近いため，顎下腺を観察するのに適しています。

図14　顎下腺の横断走査
a：プローブ走査　　b：超音波像

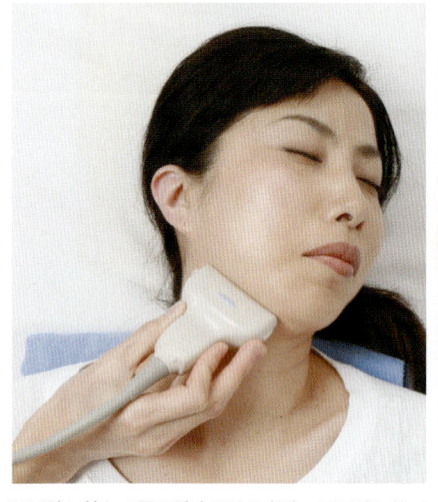

耳下腺に接して顎下腺を認める（▶）。耳下腺に比べて実質エコー輝度が低く描出される。これは耳下腺のほうがより脂肪が沈着していることに由来する。

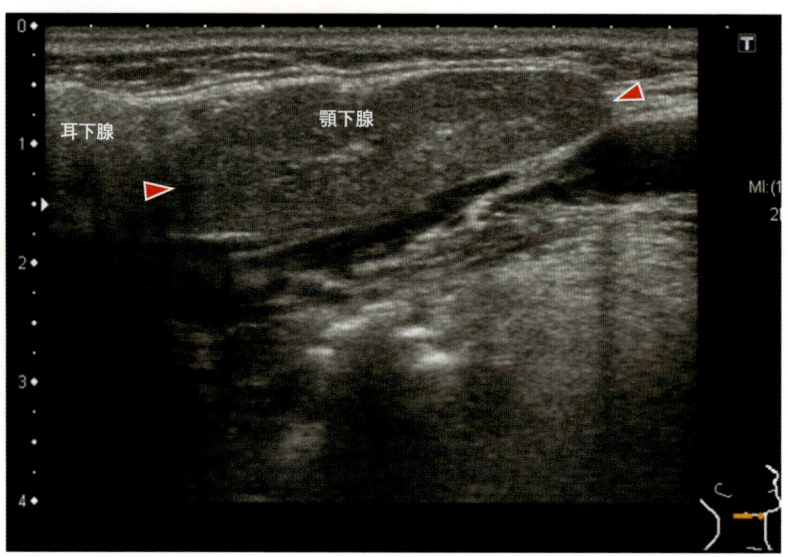

④正常顎下腺の超音波像（縦断像）

横断像からプローブを縦に回転させて縦断像を描出します（**図15**）。下顎骨の影響でプローブが密着しづらい場合は，超音波ゼリーを多めに塗布するか，音響カプラーなどを使ってプローブの密着性を高めるとよいでしょう。

図15　顎下腺の縦断走査
a：プローブ走査　　b：超音波像（縦断像）

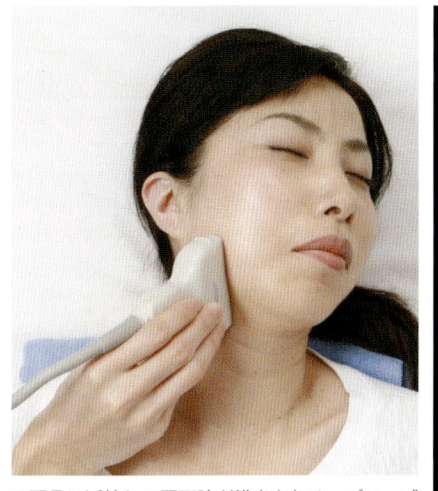

下顎骨に近接して顎下腺が描出される。プローブが浮かないように注意する。

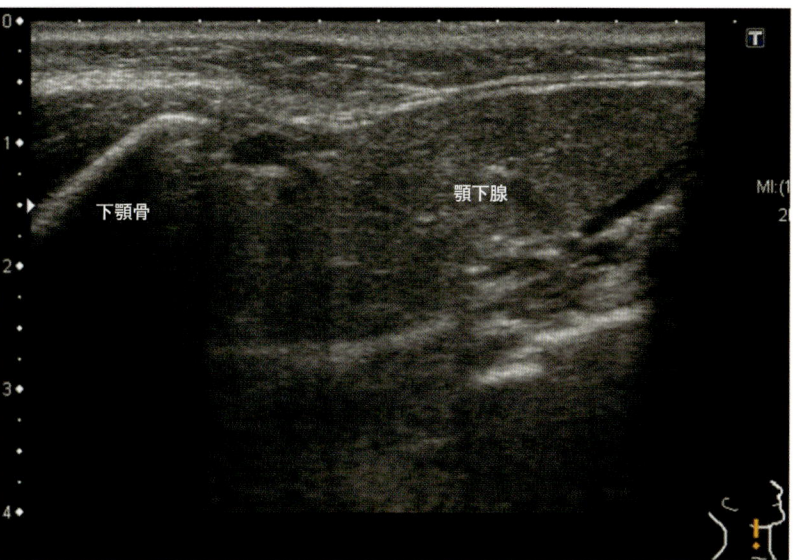

⑤顎下腺管の超音波像

　顎下腺の横断像で，顎下腺管の拡張を検索します。拡張がみられた場合には，顎下腺管の走行にプローブの向きを合わせて，唾石や腫瘍などの閉塞起点がないかどうかを確認します（**図16**）。

図16　顎下腺管拡張例の超音波像（横断走査）
唾石による顎下腺管拡張症例。拡張した顎下腺管内（▶）に唾石を示唆するstrong echo（→）を認める。

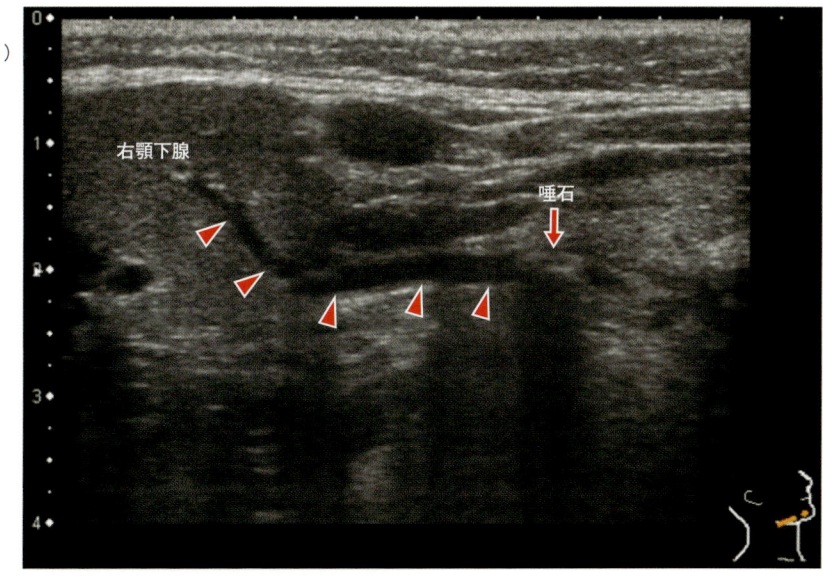

STEP 6 舌下腺を検索する

①舌下腺の位置と解剖

　舌下腺は口腔底の粘膜直下に位置しています（P119**図1**参照）。オトガイ舌骨筋やオトガイ舌筋の外側に位置し，顎舌骨筋に接しています。

　舌下腺は粘液腺優位の混合腺であり，大きさは縦径が約3～4cm，横径と厚みが約1cm程度と，大唾液腺のなかでは最も小さいものです。

　舌下腺管の主導管は顎下腺管と合流して舌下小丘に開口しますが，その他の小導管は舌下ヒダに開口しています（P127**図13**参照）。舌下腺管の主導管は短く，よほどの拡張がないかぎり超音波検査で同定することは困難です。

②被検者の体位

　オトガイ下からの走査になるため，顎を大きく上げて検査します。プローブが入らないような場合には肩の下にタオルを畳んだものを入れるなどして，頸部が伸展するようにします。

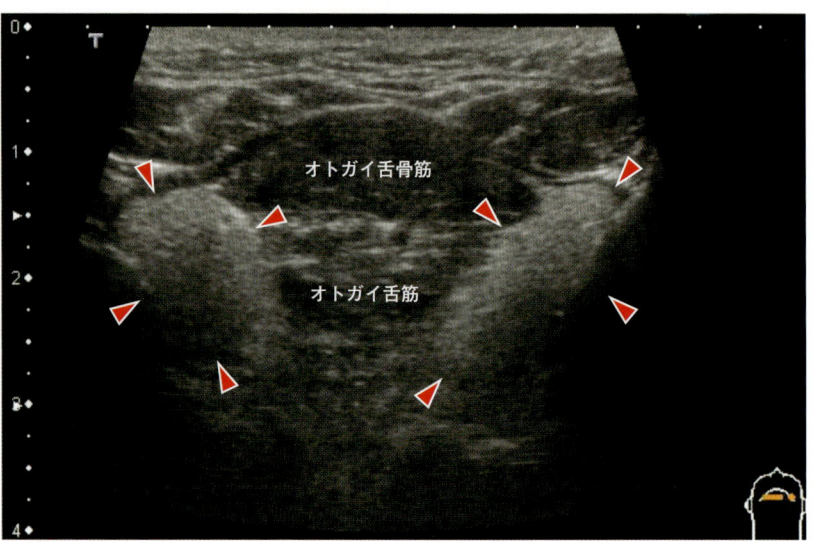

③正常舌下腺の超音波像（横断像）

　オトガイ下にプローブを横において，少し見上げるように走査します。オトガイ舌骨筋とオトガイ舌筋を描出して，その外側（両側）に描出される舌下腺を確認します（**図17**）。健常者であっても，舌下腺実質のエコーレベルは筋層と同エコーレベルのものから高エコーを呈するものまでさまざまであり，個人差が大きいことを念頭に注意深く検索します。また，健常者でも実質エコーが軽度不均一な場合があります（**図18**）。

図17　舌下腺の横断走査
a：プローブ走査　　　b：超音波像（横断像）

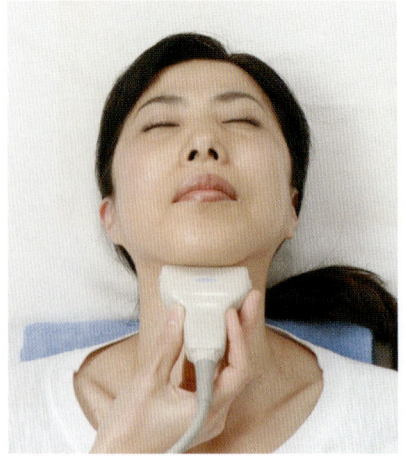

オトガイ舌骨筋やオトガイ舌筋の外側に左右の舌下腺が描出される（▶）。

図18　正常舌下腺の超音波像
a：20歳代男性
b：30歳代男性

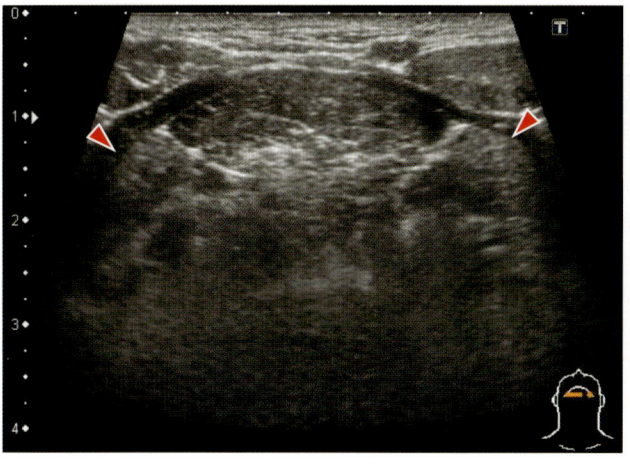

いずれも正常例である（▶）。bは内部エコーがやや不均一に描出されている。

④正常舌下腺の超音波像（縦断像）

　横断像からプローブを縦に回転させて左右の舌下腺の縦断像を描出します。画像上は顎舌骨筋の後方に描出されます（**図19**）。

図19　舌下腺の縦断走査
a：プローブ走査

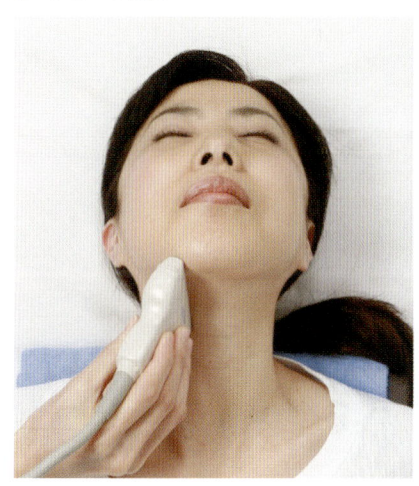

左右それぞれに観察する。

b：超音波像（縦断像）

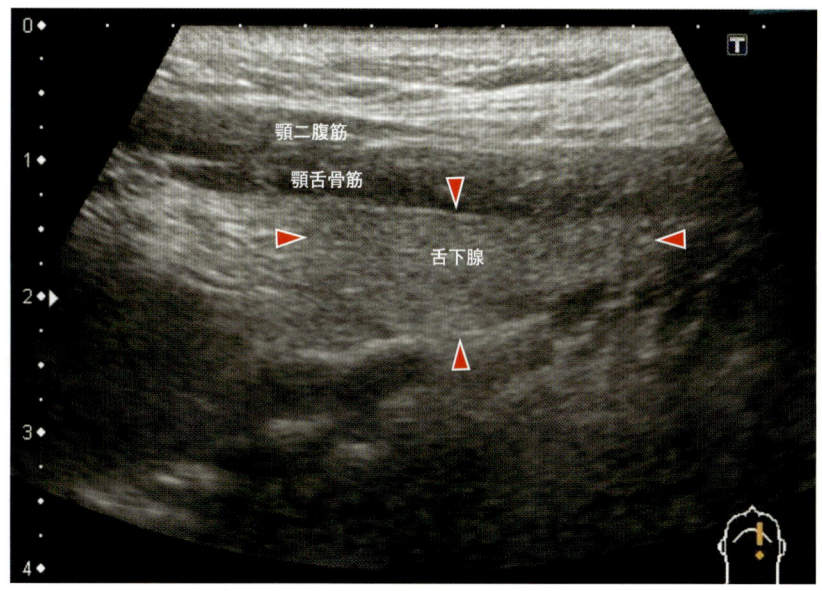

STEP 7 唾液腺腫瘍のエコー性状を理解する

① 唾液腺腫瘍

唾液腺腫瘍の70〜80％は耳下腺由来であり，顎下腺腫瘍は10％程度，小唾液腺腫瘍や舌下腺腫瘍は数％とまれです。悪性腫瘍の発生率は耳下腺の約20％に比べて，顎下腺は約50％，舌下腺は約80％と，顎下腺や舌下腺で高率となります。

② 腫瘤性状の評価ポイント

形状（整，不整，分葉状），辺縁（平滑，粗雑），エコーレベル（低エコー，等エコー，高エコー），内部エコー（均一，不均一，嚢胞部分，高エコースポット），後方エコー（増強，不変，減弱）などを評価します。また，周囲臓器への浸潤なども評価します。特に，腫瘤辺縁が粗雑な場合には，腫瘍被膜の断裂（浸潤）が疑われるため，詳細な観察が必要となります。

腫瘤サイズは経過観察には重要ですが，腫瘤径の大小が良悪性の鑑別にはなりませんので，小さいからといって安心することなく，画角を拡大して辺縁などを詳細に観察するように心がけましょう。

上記以外に，近傍のリンパ節腫脹なども確認します。特に辺縁が粗雑な腫瘍はリンパ節転移を認める場合が多いため，注意が必要です。

③ 唾液腺の良性腫瘍

多形腺腫，ワルチン腫瘍，基底細胞腺腫の順に発生頻度が高く，そのほかには筋上皮腫，細管状腺腫，脂腺腺腫，リンパ腺腫，導管乳頭腫，嚢胞腺腫，脂肪腫，血管腫，リンパ管腫などがみられます。

■ 多形腺腫

上皮成分と間葉成分が混在するのが特徴で，筋上皮細胞が多形性を有することから多形腺腫とよばれる。50〜40歳代に多くみられるが，こどもや高齢者にも発生する。耳下腺では90％が浅葉に発生し，顔面神経麻痺を伴うことはまれである。5〜10％に多形腺腫由来癌が発生するとされ，経過が長いほど悪性化する頻度が高いとされており，超音波検査などの画像検査による経過観察が重要となる。

超音波検査では，腫瘍径が大きいものほど分葉状を呈する傾向がある。比較的均一な低エコー腫瘤を呈するものから，内部不均一で嚢胞変性や高エコーを伴うものまでさまざまである。多くは後方エコーの増強を認める。カラードプラでは細胞成分に富んだ部分に血流シグナルを認めるが，ワルチン腫瘍に比べると血流シグナルは乏しい傾向にある（**図20，21**）。

図20 多形腺腫の症例
a：縦断像　　　　　　　　　　b：カラードプラ像

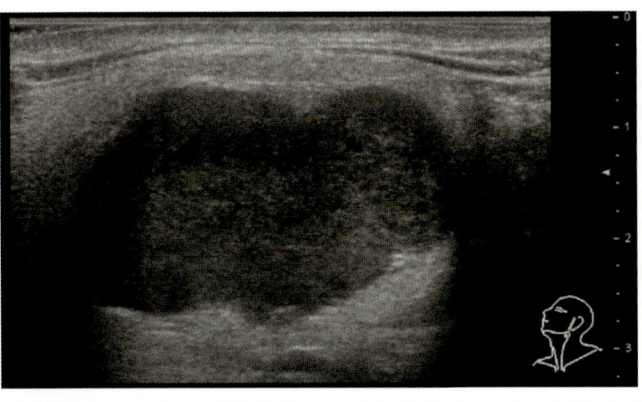

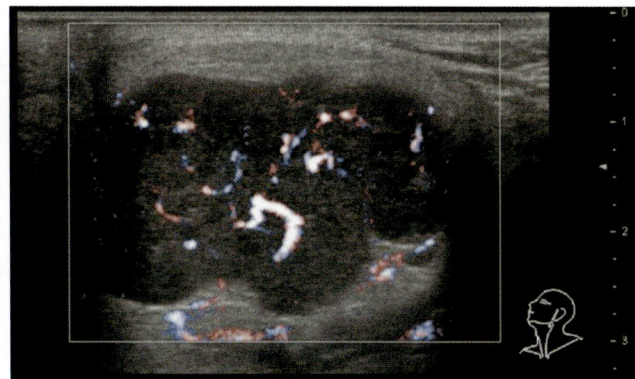

30歳代男性。耳下腺内に分葉状の低エコー腫瘤を認める。カラードプラでは腫瘤内部に血流シグナルを認める。

図21 多形腺腫の症例（a～c：耳下腺由来，d：顎下腺由来）

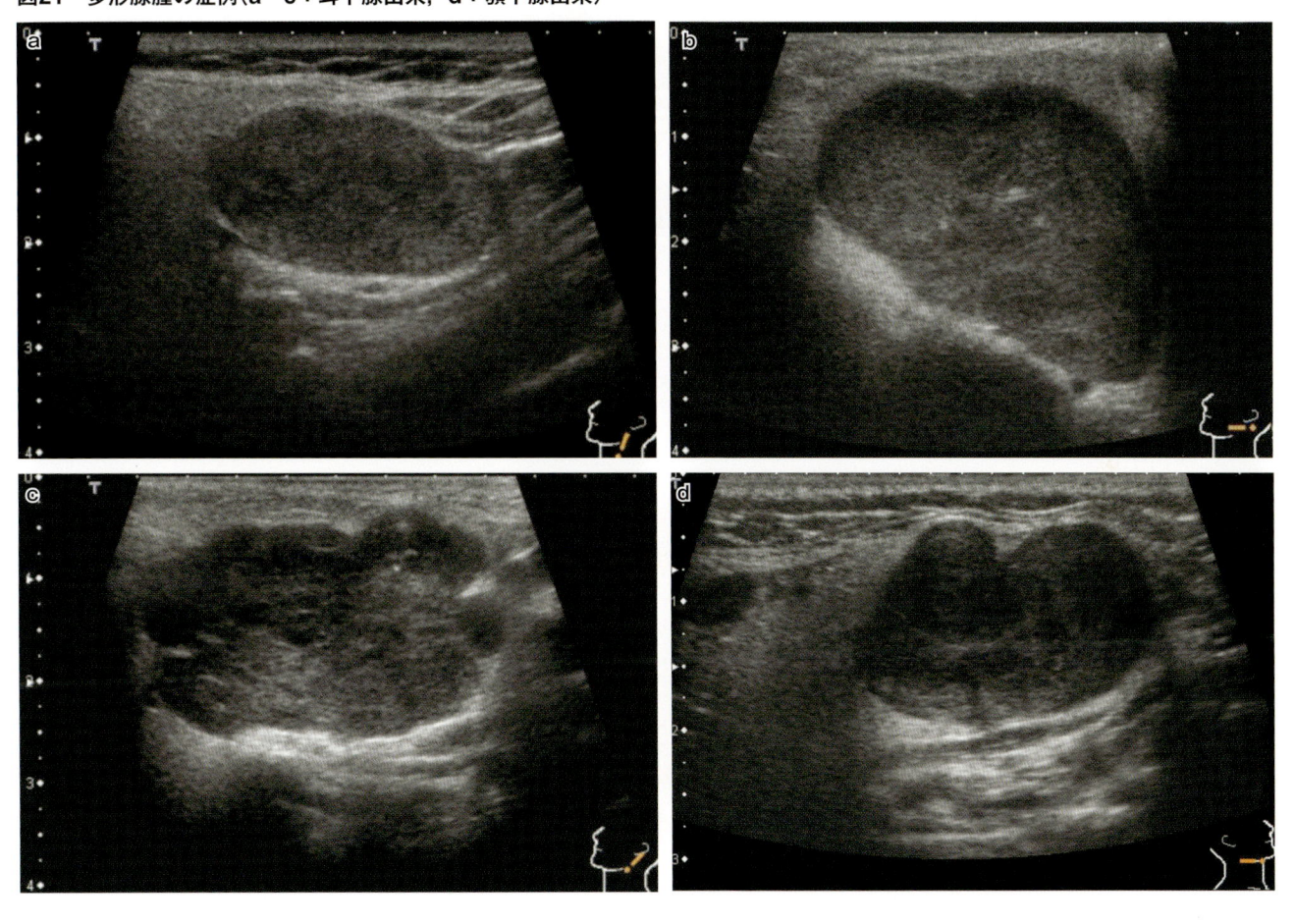

■ワルチン腫瘍

　好酸性上皮細胞とリンパ球の増生からなるので，腺リンパ腫とよばれることもある。唾液腺導管上皮由来と考えられている。ほとんどは耳下腺に発生する。40歳以上の男性に多く発生するところが多形腺腫とは異なる。その発生は喫煙との関連性が高いと報告されている。

　超音波検査では，辺縁平滑な低エコー腫瘤を呈し，多くが内部に囊胞性

図22　ワルチン腫瘍の症例
a：縦断像　　　　　　　　　　　　　　　　　　　b：カラードプラ像

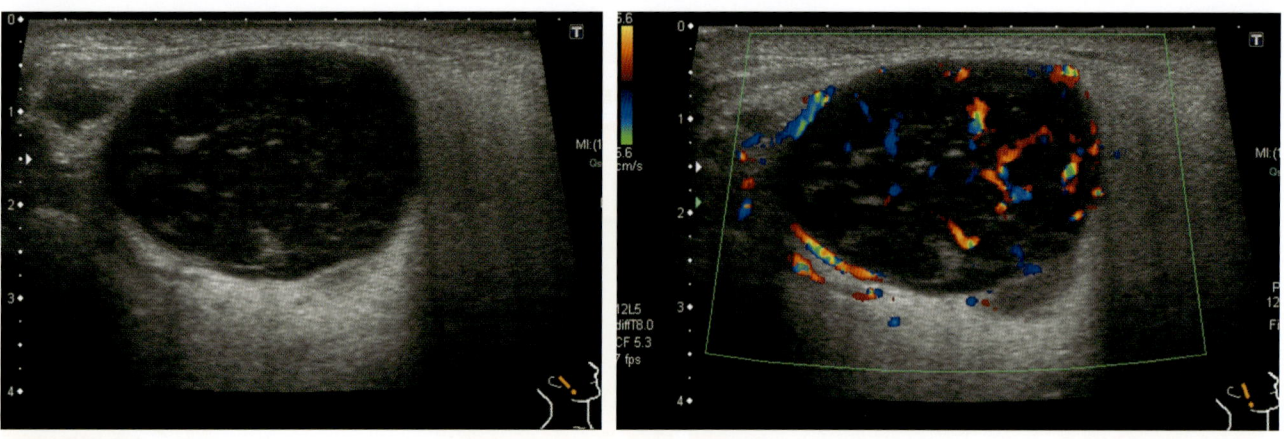

50歳代男性。耳下腺内に内部粗雑な低エコー腫瘤を認める。カラードプラでは腫瘤内に豊富な血流シグナルを認める。

図23　ワルチン腫瘍の症例

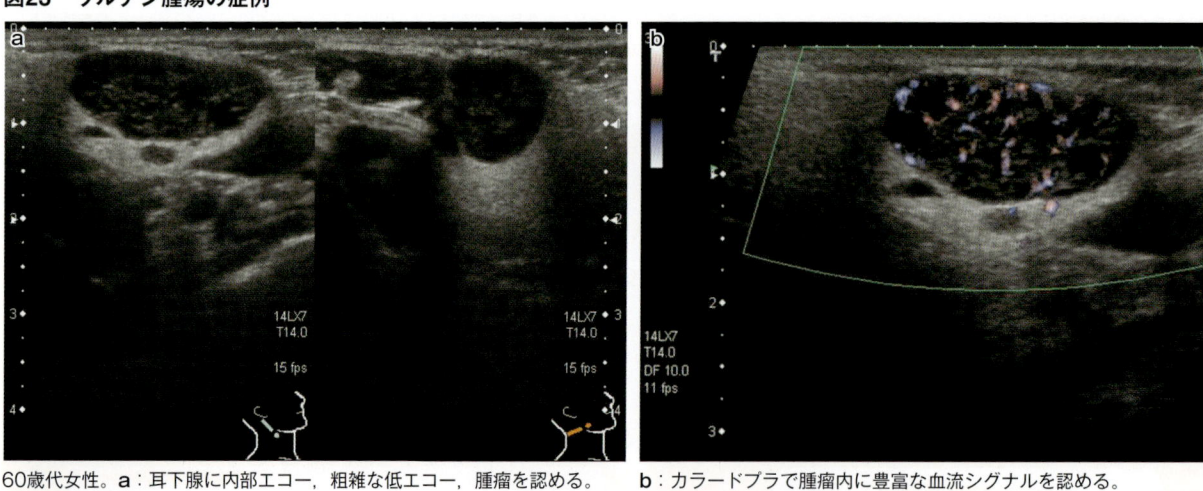

60歳代女性。a：耳下腺に内部エコー，粗雑な低エコー，腫瘤を認める。　　b：カラードプラで腫瘤内に豊富な血流シグナルを認める。

c：Bモード像　　　　　　　　　　　　　　　　　d：カラードプラ像

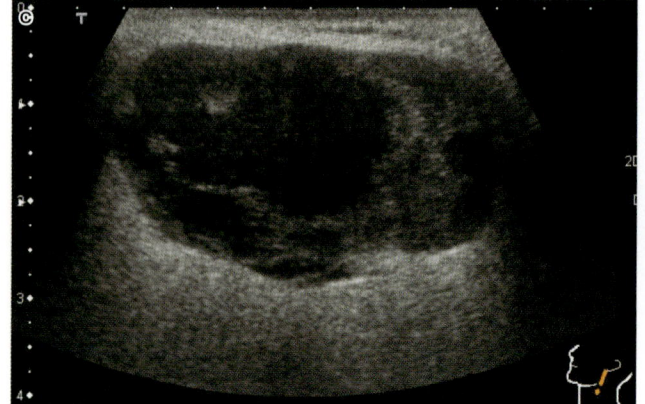

60歳代男性。c：耳下腺内に囊胞性部分を有する低エコー腫瘤を認める。　　d：カラードプラでは充実性部分に血流シグナルを認める。

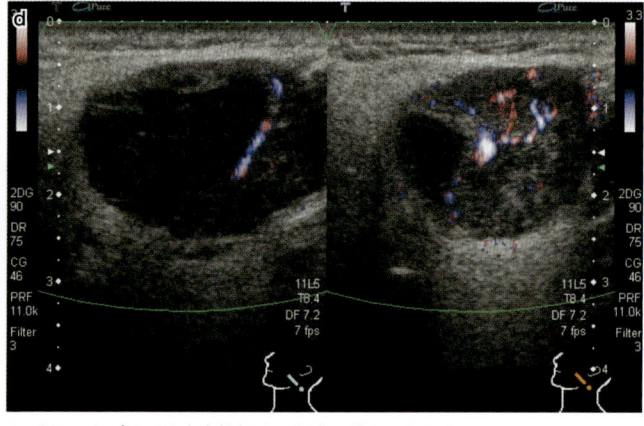

134

部分を認め，粗雑な内部エコー像を呈する。後方エコーの増強を認める。カラードプラでは，充実性部分に豊富な血流シグナルを認める（**図22, 23**）。

■ 基底細胞腺腫

　基底細胞様の腫瘍細胞および好酸性胞体を有する腺上皮で構成される。ほとんどは耳下腺に発生し，60歳代にピークを有している。嚢胞状変化をきたしやすく，内容は多量の粘液のほかに出血を認めることがある。

　超音波検査では，境界明瞭な腫瘤像を呈し，多くは内部に大きな嚢胞性部分を認める（**図24**）。

図24　基底細胞腺腫の症例
a：40歳代男性　　b：30歳代女性

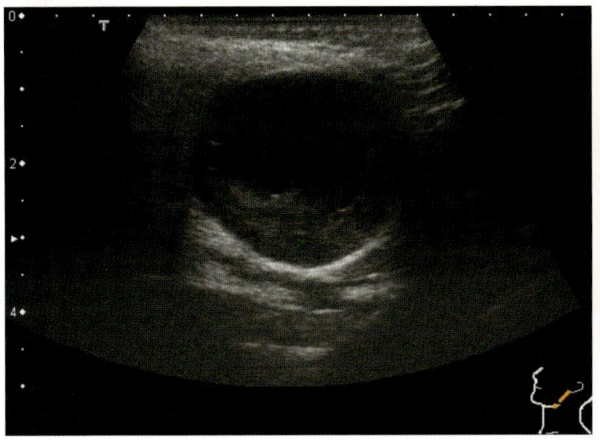

耳下腺内に大きな嚢胞性部分を有する充実性腫瘤を認める。

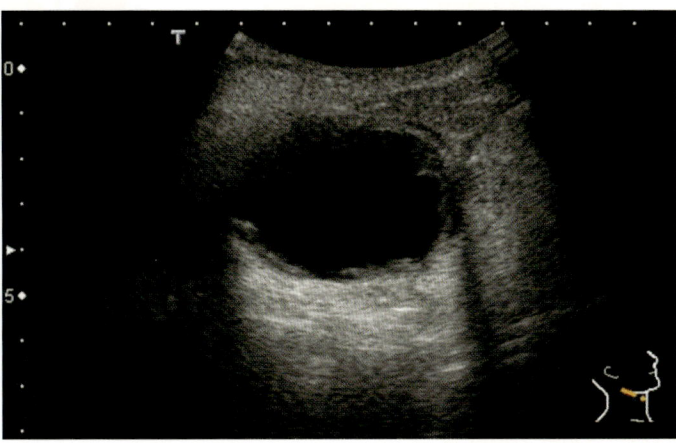

顎下腺にほとんど嚢胞性でわずかに辺縁に充実性部分のみられる腫瘤性病変を認める（腫瘤が深部に位置していたため周波数の低いコンベックス型プローブで観察している）。

■ リンパ上皮性嚢胞

　リンパ上皮性嚢胞といえば，一般には鰓性嚢胞（側頸嚢胞）が有名であるが，耳下腺内にも発生する。側頸嚢胞は胎生期の鰓溝が遺残し嚢胞を形成するとされているが，耳下腺内のものは，腺内リンパ節に導管上皮細胞が迷入して発生すると考えられている。50～60歳代に多くみられる。

　超音波検査では，類円形の嚢胞内に点状高エコーを多数認める（**図25**）。

図25　リンパ上皮性嚢胞の症例
a：60歳代女性　　b：60歳代女性

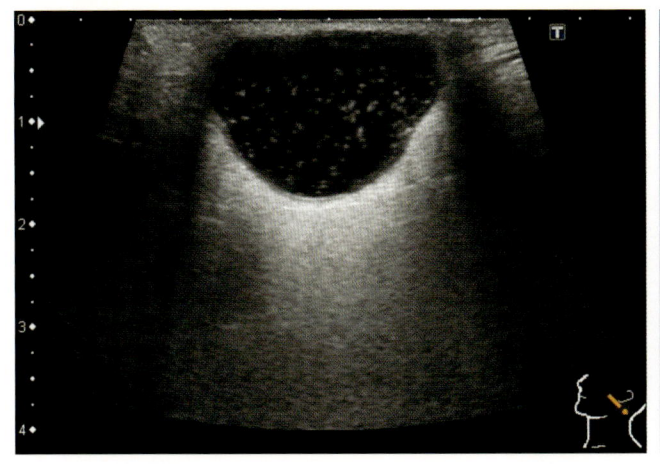

耳下腺に嚢胞性腫瘤を認める。嚢胞内に微細な点状高エコーを多数認める。

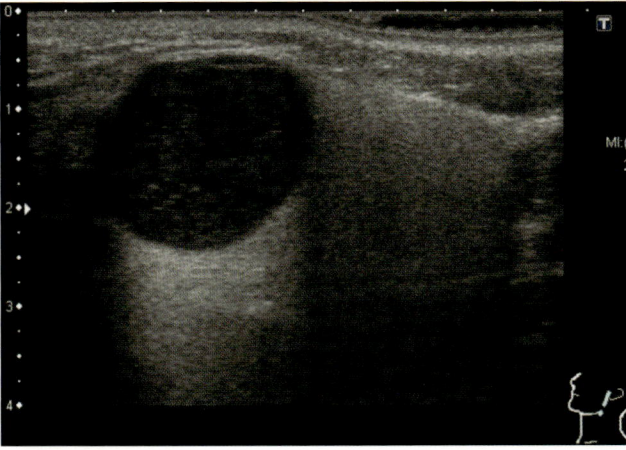

耳下腺に嚢胞性腫瘤を認める。リアルタイム観察により嚢胞内の点状エコーの流動を認めた。

One Point Advice

耳下腺の腺内リンパ節

　唾液腺のなかで，耳下腺だけ腺内リンパ節があるのを不思議に思った人もいることでしょう。耳下腺は，顎下腺や舌下腺と違って胎生晩期に被包化されるため，腺内にリンパ節が取り込まれると考えられています（**図26**）。腺内リンパ節はリンパ節としての機能を有していますので，近傍の悪性腫瘍が転移することもあります。

図26　耳下腺の腺内リンパ節
a：中心に高エコー部（節門エコー）を有する低エコー腫瘤を認める（→）　　b：後方エコーの増強を伴う低エコー腫瘤を認める（▶）

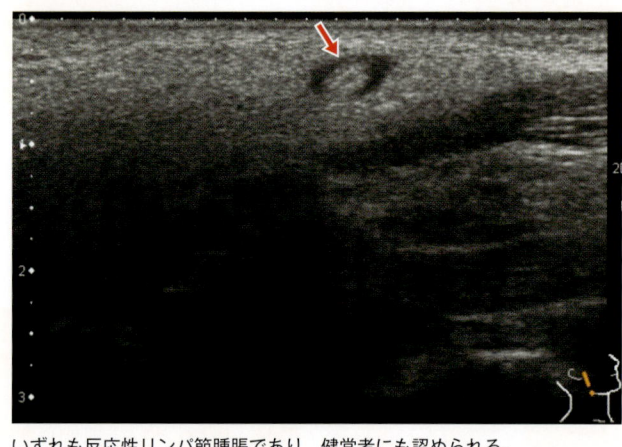

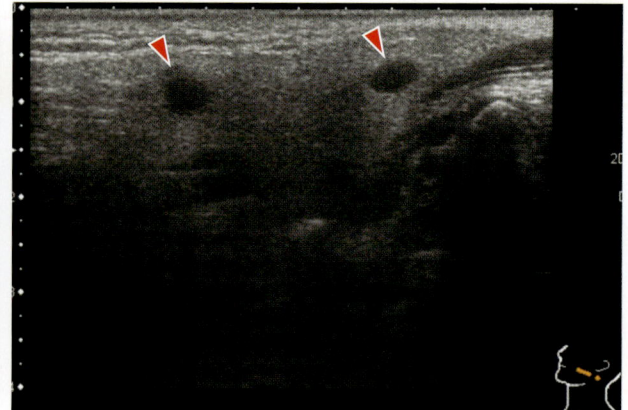

いずれも反応性リンパ節腫脹であり，健常者にも認められる。

④唾液腺の悪性腫瘍

　悪性腫瘍では粘表皮癌，腺様嚢胞癌，腺房細胞癌，多形腺腫由来癌，唾液腺導管癌などが比較的多くみられます。そのほかには，腺癌，扁平上皮癌，上皮筋上皮癌，基底細胞腺癌，嚢胞腺癌，粘液腺癌，筋上皮癌，リンパ腫などがあります。粘表皮癌，腺様嚢胞癌，唾液腺導管癌などは嚢胞変性を伴うことが多いですが，それぞれの悪性腫瘍に典型的な超音波像は認められません。一般的に，形状不整で辺縁粗雑な腫瘤像を呈します。進行すると周囲組織（周囲筋層，下顎骨，血管など）との境界が不明瞭となり，浸潤像として描出されます（**図27〜31**）。また，進行例では高率に周囲のリンパ節転移をきたすため，注意深く観察します。腫瘍の発生初期や悪性度の低い粘表皮癌，腺房細胞癌などでは良性腫瘍との鑑別が困難なこともあります。

　また，唾液腺は他の臓器に比べて，低悪性度B細胞性リンパ腫やMALTリンパ腫（粘膜関連リンパ組織由来B細胞性リンパ腫）の発生頻度が高いとされています（**図32〜34**）。特にSjögren症候群の患者は，健常者に比べて約50倍もリンパ腫の発生頻度が高いとされています。

図27 粘表皮癌の症例
a：縦断像　　　　　　　　　　　b：パワードプラ像

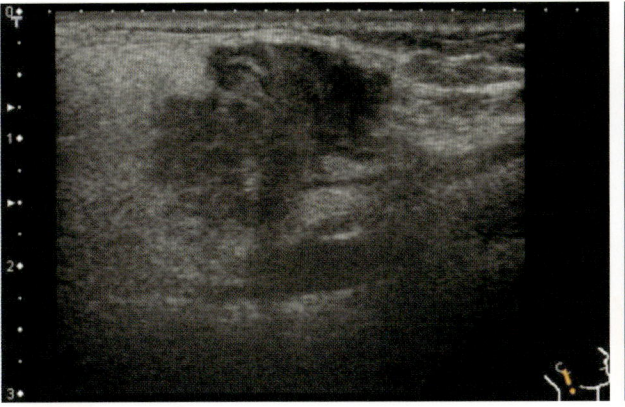

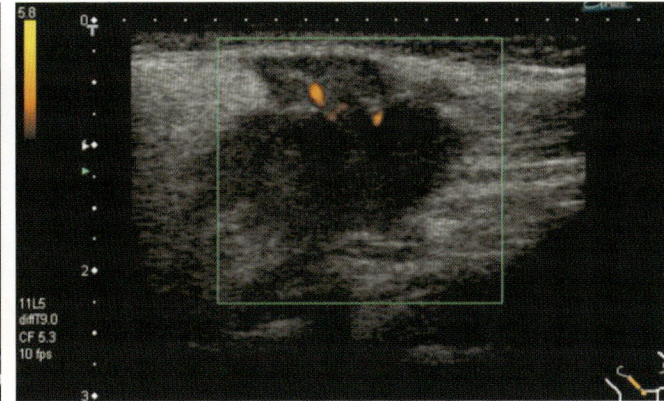

40歳代女性。耳下腺内に形状不整な低エコー腫瘤を認める。

図28 腺様嚢胞癌の症例
a：縦断像　　　　　　　　　　　b：横断像

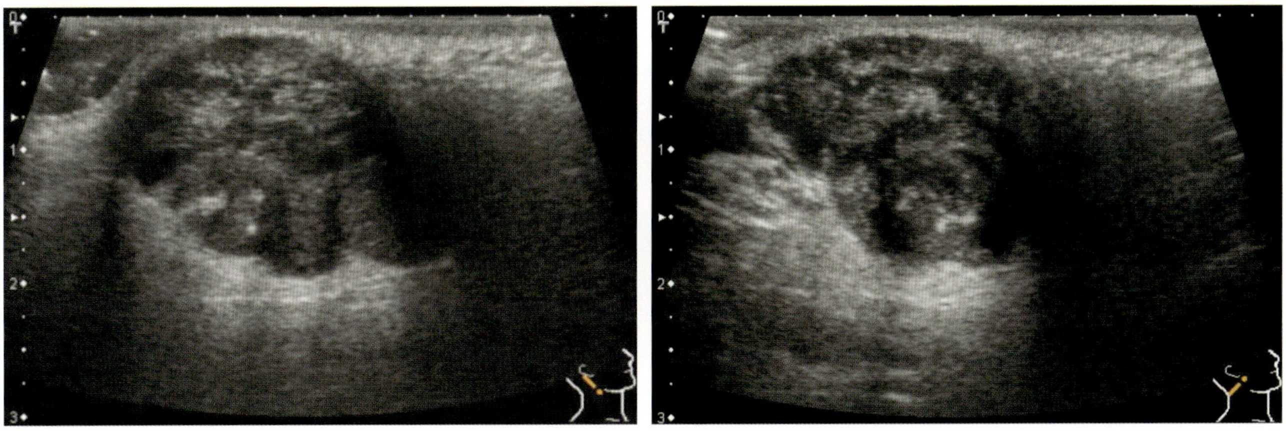

50歳代男性。耳下腺内に分葉状の低エコー腫瘤を認める。辺縁は一部で不整であり，内部エコーは不均一，内部にstrong echoが散在している。

図29 扁平上皮癌の症例
a：縦断像（リニア型プローブ）　　b：コンベックス型プローブでの画像

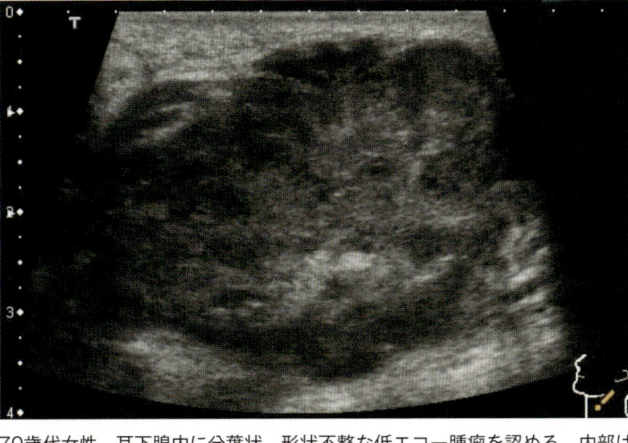

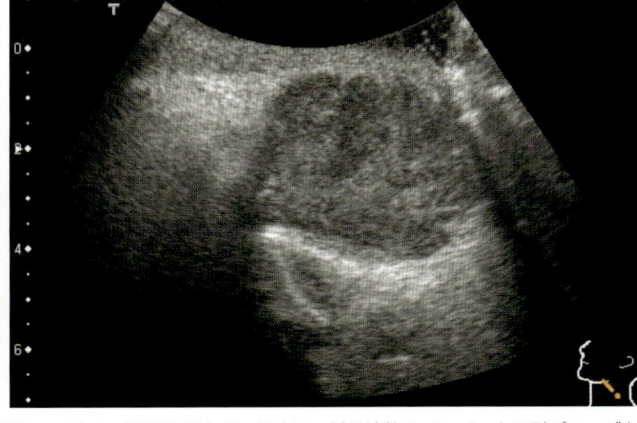

70歳代女性。耳下腺内に分葉状，形状不整な低エコー腫瘤を認める。内部は不均一である。腫瘤径が大きい場合は，低周波数のコンベックス型プローブなどを使って全体像を描出する。

図30 多形腺腫由来癌の症例
a：縦断像（2画面合成）　　　　　　　　　　b：拡大像

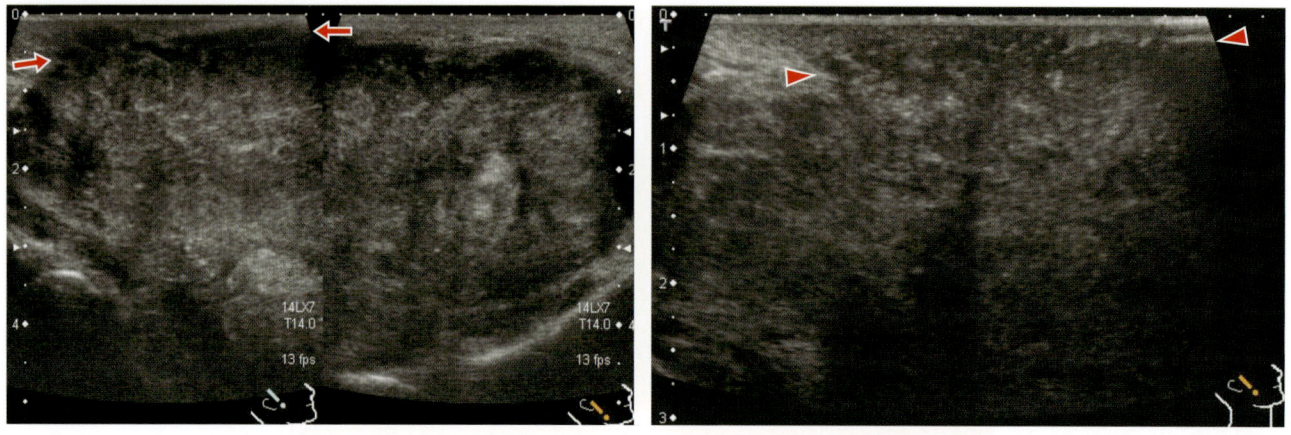

30歳代男性。耳下腺に形状不整な低エコー腫瘤を認める。内部は不均一である。一部で皮下脂肪層との境界不明瞭となっている（→）。拡大画像では腫瘤が皮下脂肪層へ浸潤しているのが確認できる（▶）。

図31 基底細胞腺癌の症例
a：横断像　　　　　　　　　　　　　　　　b：カラードプラ像

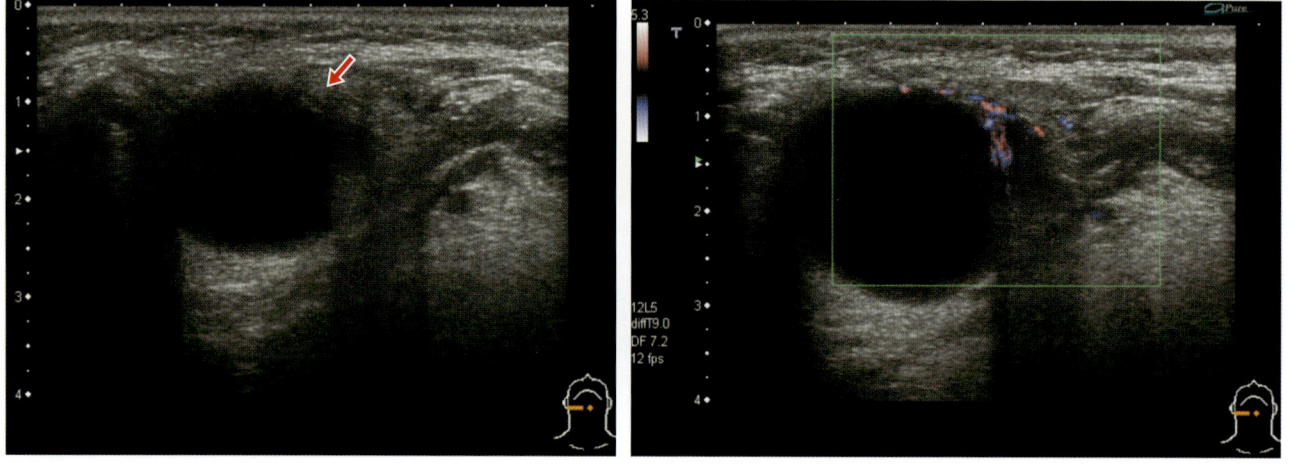

80歳代女性。顎下腺に大きな囊胞腔を伴う腫瘤性病変を認める。一見，基底細胞腺腫様だが一部で不整に突出する部分を認め（→），悪性が疑われる。カラードプラでは突出部分に血流シグナルを認める。

図32 耳下腺MALTリンパ腫の症例
a：横断像　　　　　　　　　　　　　　　　b：カラードプラ像

70歳代男性。耳下腺に形状不整な低エコー腫瘤を認める。辺縁に一部切れ込み様部分（→）を認める。カラードプラでは低エコー腫瘤内に豊富な血流シグナルを認める。

図33 耳下腺MALTリンパ腫の症例
a：縦断像　　　　　　　　　　　　　　　　　b：カラードプラ像

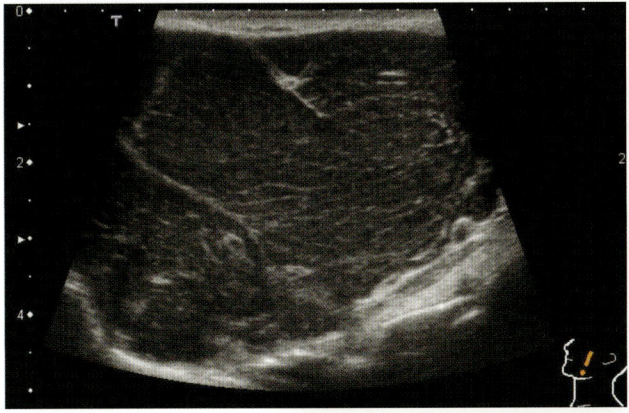

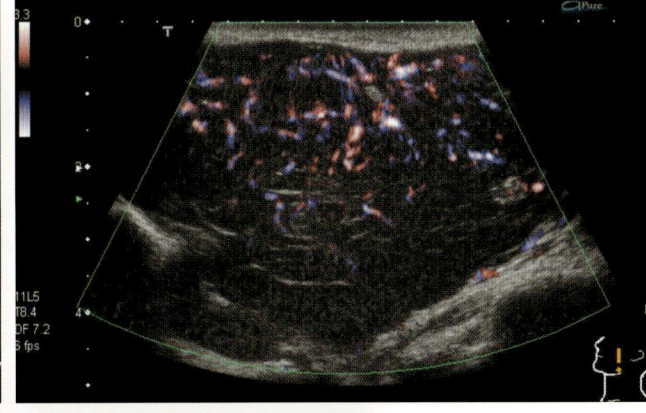

c：横断像（パノラマ画像）

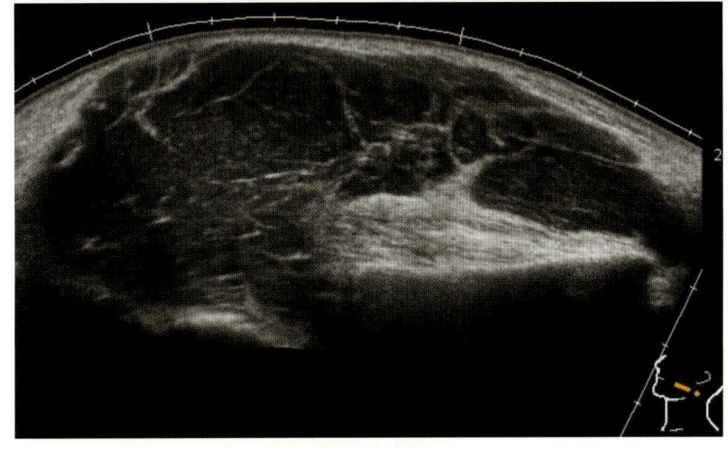

70歳代男性。耳下腺を占めるように低エコー腫瘤を認め，腫瘤内には隔壁様の線状エコーや多数の細い線状エコーを認める。カラードプラでは腫瘤内に血流シグナルを認める。

図34 顎下腺MALTリンパ腫の症例
a：右横断像　　　　　　　　　　　　　　　　b：左横断像

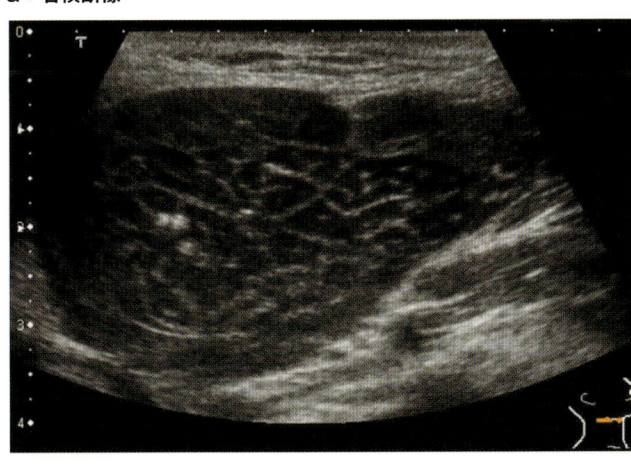

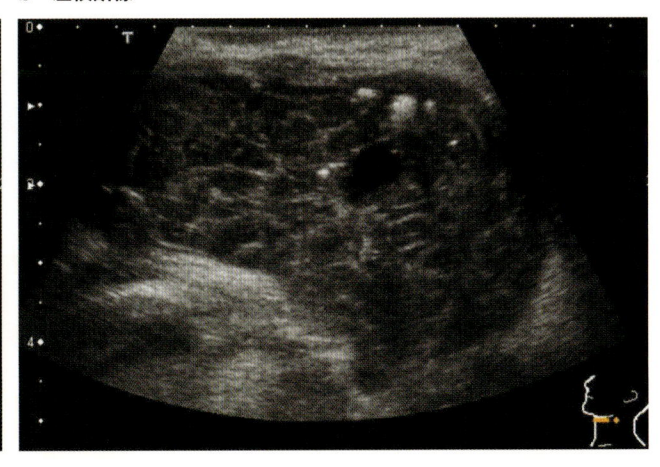

図34 顎下腺MALTリンパ腫の症例(つづき)
c:右カラードプラ像　　　　　　　　　　　　　　　d:左カラードプラ像

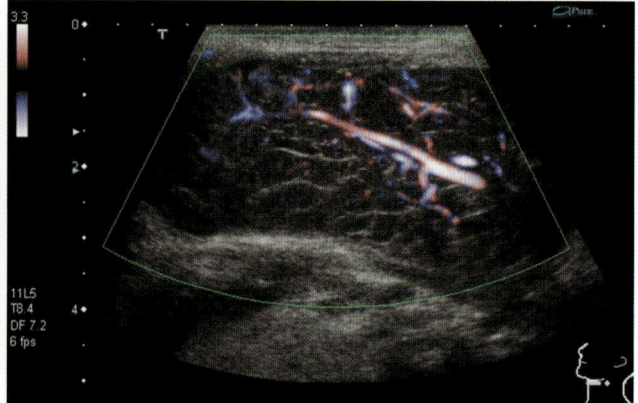

70歳代女性。Sjögren症候群で通院中であった。左右顎下腺は腫大およびエコーレベルが低下し，内部には線状エコーを認める。また，石灰化様のstrong echoもみられる。カラードプラでは樹枝状の血流シグナルを認める。

STEP 8　唾液腺疾患(非腫瘍性病変)のエコー性状を理解する

　唾液腺のびまん性変化を捉える際には，サイズ，内部エコーレベル，実質の均質性を観察します。また，唾液腺管の拡張の有無や内部エコーなども確認します。
　非腫瘍性病変には，唾石，唾液性嚢胞，唾液腺炎(細菌感染，ウイルス感染，自己免疫疾患，放射線治療後)などがあります。

■唾石

　唾液腺導管の組織障害や炎症などにより唾液が停滞し，唾液性状の変化をきたして結石を生じる。通常は片側性に発生し，多発することもある。顎下腺に最も多く発生(80～90％)し，次いで耳下腺，舌下腺の順に多くみられる。当該腺の有痛性腫脹をきたすことが多く，特に食事摂取時に痛みが増強する。ほとんどの症例で唾液腺炎を併発する。治療は，外科的に摘出するのが一般的であるが，開口部に近い部位では自然に排石することもある。
　超音波検査では，拡張した導管内にstrong echoを認める(図35，36)。顎下腺の場合は腺内～口腔底開口部まで，耳下腺の場合は腺内～頬粘膜開口部までを検索する。ほとんどの例で唾液腺炎を伴い，特に顎下腺では，腺の腫脹，実質エコーレベルの低下および粗雑化を認める。

■唾液性嚢胞・ガマ腫

　小導管の閉塞，もしくは導管の損傷により周囲組織中に唾液が漏出・貯留したもので，粘液嚢胞ともよばれる。口底部付近に発生した大きな貯留嚢胞はガマ腫とよばれ，口腔底に限局する舌下型ガマ腫と，顎下部に発生する顎下型ガマ腫があり，両者が合わさった舌下・顎下型も存在する。
　超音波検査では，口腔底や顎下腺近傍に嚢胞性腫瘤を認める(図37)。

図35 唾石（顎下腺管）の症例
30歳代男性。顎下腺管が拡張し，内部に唾石と思われるstrong echoを複数認める（→）。顎下腺はエコーレベルの低下および内部の不均一を認め，顎下腺炎を併発していると考えられる。

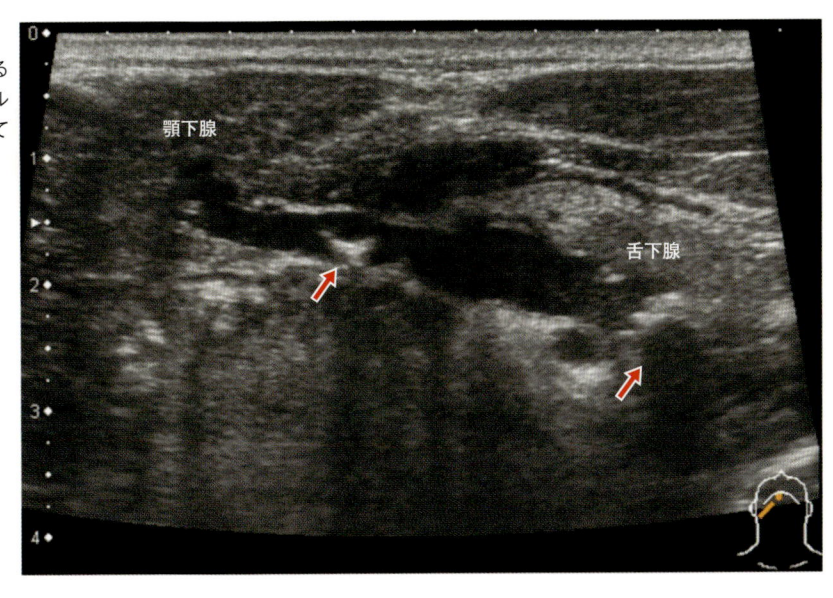

図36 唾石（耳下腺管）の症例
60歳代男性。耳下腺管の拡張を認め，拡張の先進部に唾石と思われるstrong echoを認める（→）。

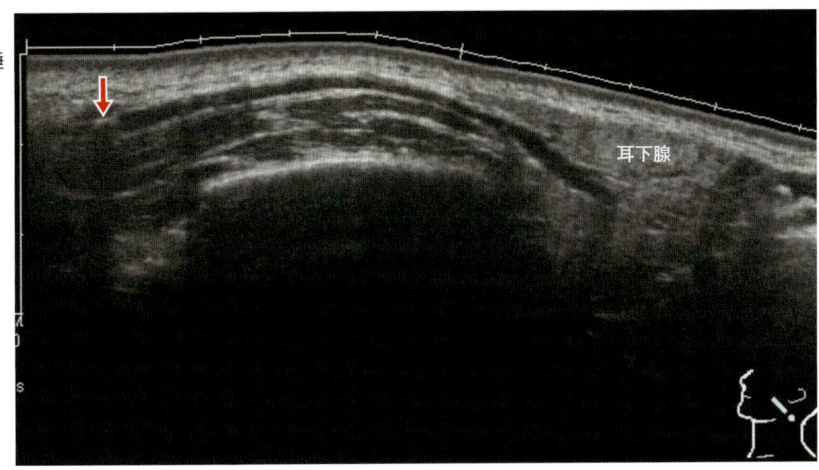

図37 ガマ腫の症例

a：舌下型ガマ腫

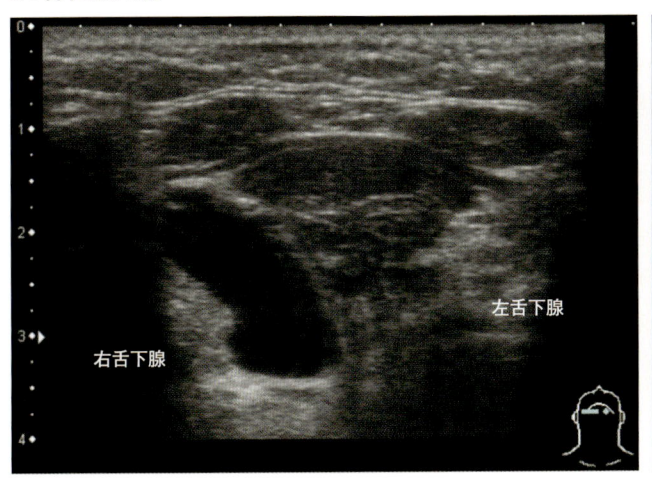

b：顎下型ガマ腫

30歳代女性。右舌下腺の近傍に囊胞性腫瘤を認める。

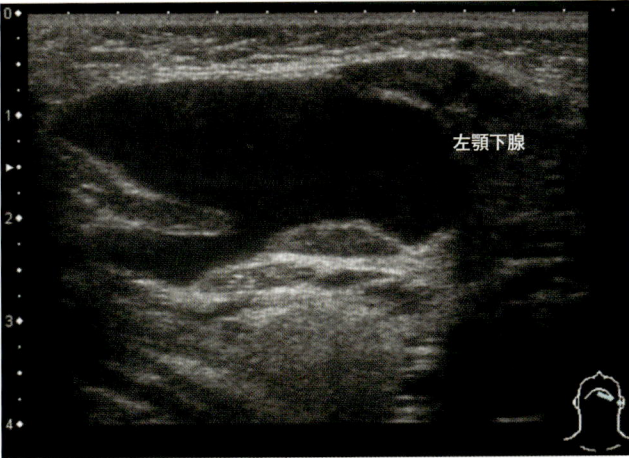

5歳女児。左顎下腺近傍に囊胞性腫瘤を認める。

唾液腺炎

唾石，外傷，悪性腫瘍などが原因となり，上行性の細菌感染をきたす。起因菌としては化膿レンサ球菌や黄色ブドウ球菌などがある。耳下腺に多くみられる。炎症が進行すると腺内に膿瘍を形成し，開口部から排膿がみられることもある。

流行性耳下腺炎は"おたふくかぜ"ともよばれ，ムンプスウイルスの感染により生じる。幼児から小児期に多くみられ，片側性または両側性に耳下腺の有痛性腫脹をきたす。発症後1週間程度で軽快する。顎下腺炎を併発することもある。

超音波検査では，腺は腫大し，実質は全体に不均一となる（**図38**）。膿瘍を形成すると腺内に不整な囊胞性部分を認める。

図38　流行性耳下腺炎の症例
a：縦断像　　　　　　　　　　　　　　　　b：横断像

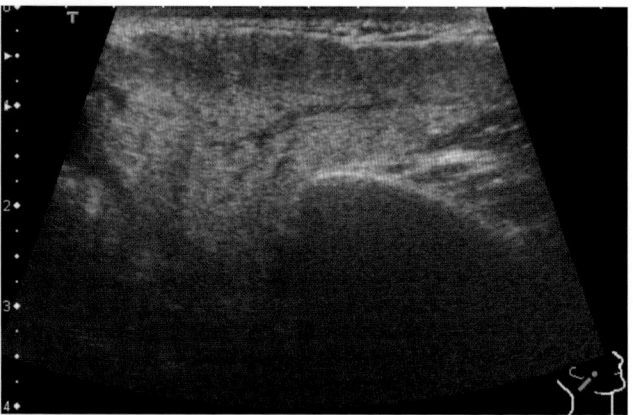

30歳代男性。耳下腺は腫大し，内部に小さな低エコー域が散在し，全体に実質が不均一となっている。

小児再発性耳下腺炎

耳下腺の末梢導管の拡張が原因で，そこに停滞した唾液に，口腔内常在菌（レンサ球菌やナイセリア菌）などが上行感染を繰り返す。片側性，ときに両側性に耳下腺の反復性腫脹を認める。10歳以下の小児にみられる。発熱や疼痛をきたし，内部に膿瘍を形成した場合には，開口部から排膿がみられることもある。

超音波検査では，耳下腺腫大，内部の豹紋状の低エコー域を認める（**図39**）。

図39　小児再発性耳下腺炎（左側）の症例
a：右耳下腺　　　　　　　　　　　　　　　b：左耳下腺

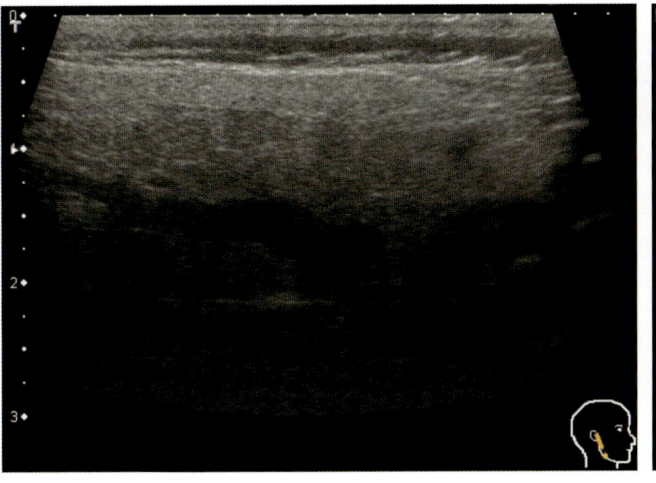

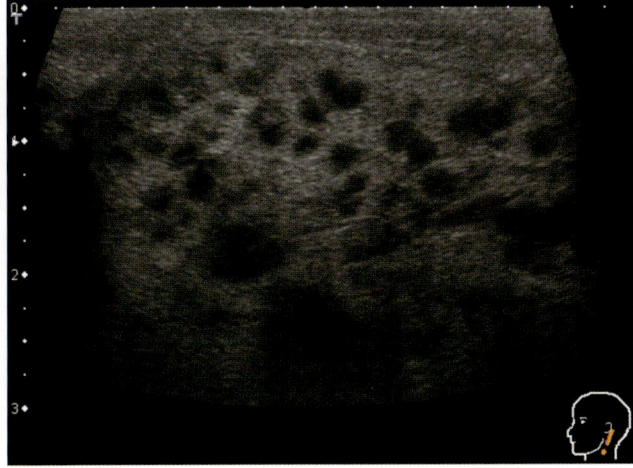

7歳男児。左耳下腺は腫大し，内部に囊胞性エコーや低エコーが多数認められる。

Sjögren症候群

　臓器特異的自己免疫疾患であり，唾液腺や涙腺などの外分泌腺の破壊によってドライマウスやドライアイなどの乾燥症状をきたす。慢性関節リウマチや全身性エリテマトーデスなどの膠原病に合併する続発性（二次性）と，これらの合併のない原発性（一次性）に分類される。組織学的には，著明なリンパ球浸潤，腺房の萎縮や消失が認められる。40〜60歳の女性に好発する。悪性リンパ腫が発生することもあるので注意が必要である。
　超音波検査では，耳下腺および顎下腺の萎縮，辺縁の凹凸不整や境界不明瞭化，実質不均一（点状や線状エコー）を認める（**図40**）。

図40　Sjögren症候群の症例
a：20歳代女性　　　　　　　　　　　　　　b：60歳代女性

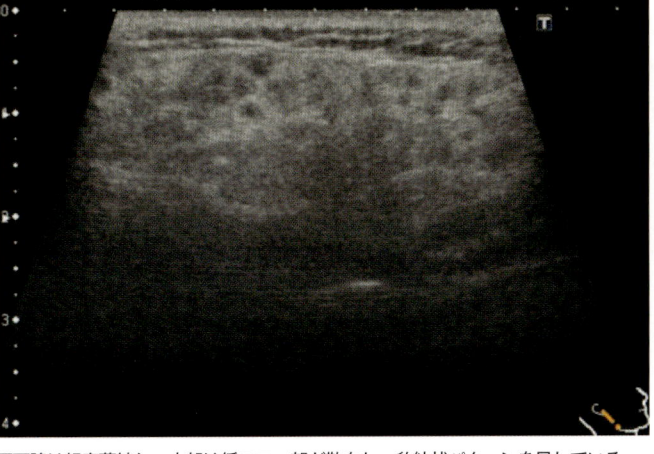

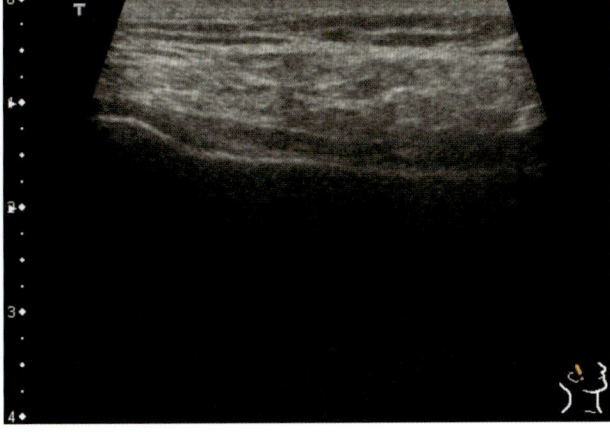

耳下腺は軽度萎縮し，内部は低エコー部が散在し，豹紋状パターンを呈している。　　耳下腺は高度に萎縮し，内部は粗雑に描出されている。

IgG4関連疾患

血液中の免疫グロブリンIgG4が高値を呈し，IgG4陽性形質細胞などが臓器に浸潤腫脹することを特徴とした全身性の慢性炎症疾患である。ミクリッツ病，慢性硬化性唾液腺炎(Küttner腫瘍)，硬化性胆管炎，自己免疫性膵炎，後腹膜線維症，炎症性大動脈瘤，動脈周囲炎などの多くの疾患がIgG4関連疾患と考えられている。ステロイド治療が有効であるため早期発見が重要である。IgG4関連疾患のなかでも，涙腺や唾液腺に病変が存在するもの(ミクリッツ病や慢性硬化性唾液腺炎など)はIgG4関連涙腺唾液腺炎ともよばれる。

超音波検査では，顎下腺や耳下腺の両側性腫大(涙腺も腫大)，実質の不均一(豹紋状パターン)，低エコー腫瘤様に描出されることがある。辺縁は軽度の凹凸不整を認める(**図41，42**)。

図41　IgG4関連疾患の症例
a：耳下腺の縦断像　　　　　　　　　　b：顎下腺の横断像

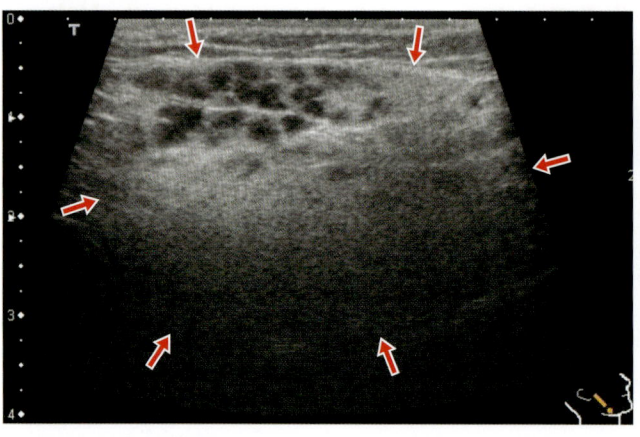

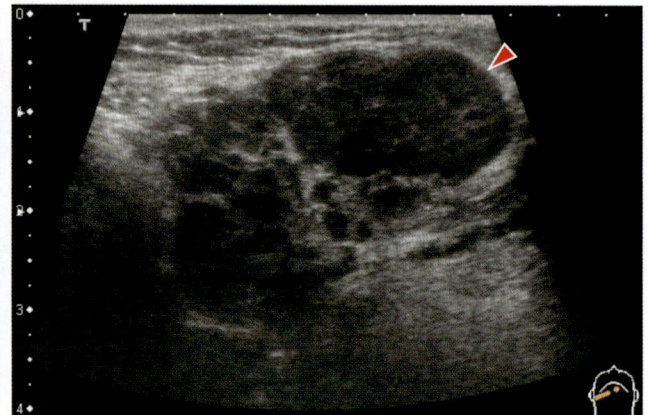

60歳代男性。耳下腺は腫大しており(→)，一部で豹紋状パターンを呈している。顎下腺も腫大し，内部には低エコー部を多数認め，一部は腫瘤状にみられる(▶)。

図42　IgG4関連疾患の症例
a：顎下腺の横断像　　　　　　　　　　b：カラードプラ像

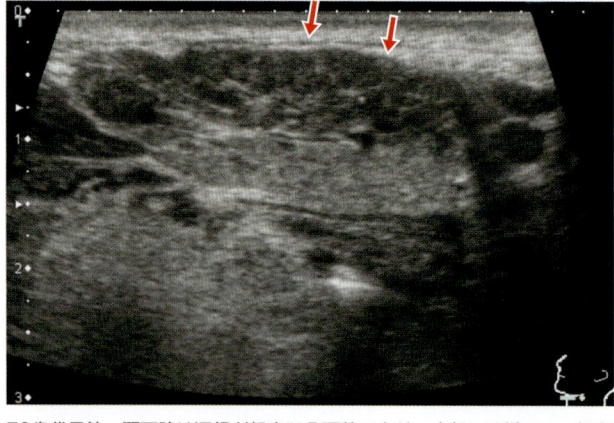

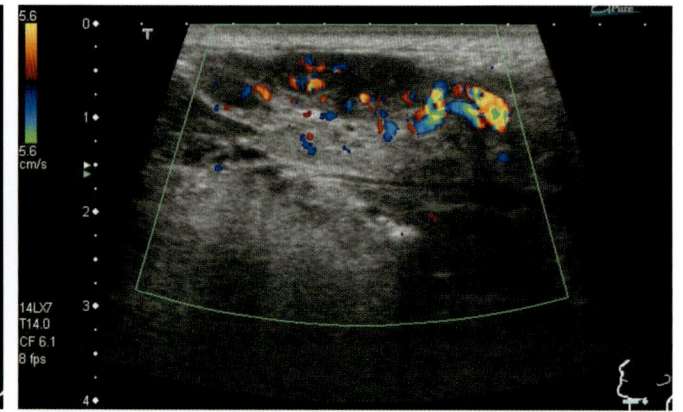

70歳代男性。顎下腺は辺縁が軽度凹凸不整であり，内部には低エコー部を認める(→)。カラードプラで低エコー部では血流シグナルが軽度亢進している。

参考文献

1) 東海大学病院超音波検査室，編：超音波診断要覧　Ⅵ乳房・甲状腺・その他の体表臓器編．東海大学出版会，東京，1993．
2) 来住野修，高梨昇，編：月刊Medical Technology別冊　超音波エキスパート15　頸部エコーのスクリーニングとステップアップガイド．医歯薬出版，東京，2015．
3) 柏木伸夫，編：唾液腺疾患のMRI．メジカルビュー社，東京，2014．

II 体表エコーの実践教習−検査法の実際

6 | 頸部リンパ節

Ⅱ 体表エコーの実践教習-検査法の実際

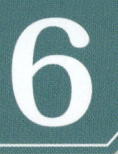

6 頸部リンパ節

頸部リンパ節超音波検査のSTEPとゴール

STEP

STEP 1	頸部リンパ節の解剖を理解する
STEP 2	検査環境を整える
STEP 3	頸部リンパ節を検索する
STEP 4	健常者にみられる頸部リンパ節のエコー像を理解する
STEP 5	リンパ節腫脹病変のエコー性状を理解する

ゴール

・頸部リンパ節腫脹を評価できるようになる

STEP 1 頸部リンパ節の解剖を理解する

頸部の区分を理解する

　頸部には多くのリンパ節が存在します。リンパ節腫脹を臨床に伝える際，「頸部に」では，どこにあるのか正しく伝えることができません。まずは，頸部リンパ節の区分を理解しましょう（**図1**）。内深頸は上・中・下に区分されますが，上内深頸は頭蓋底レベルから舌骨レベルまで，中内深頸は舌骨レベルから輪状軟骨下縁レベルまで，下内深頸は輪状軟骨下端レベルから鎖骨レベルまでとなります。

頸部リンパ節の分布を理解する

　区分が理解できたら，次にリンパ節の分布を理解しましょう。**図2**のように，リンパ節はリンパ管で繋がっており，リンパ系を形成しています。

図1　頸部リンパ節の区分
①オトガイ下リンパ節
②顎下リンパ節
③前頸部リンパ節
④上内深頸リンパ節
⑤中内深頸リンパ節
⑥下内深頸リンパ節
⑦鎖骨上窩リンパ節
⑧副神経リンパ節

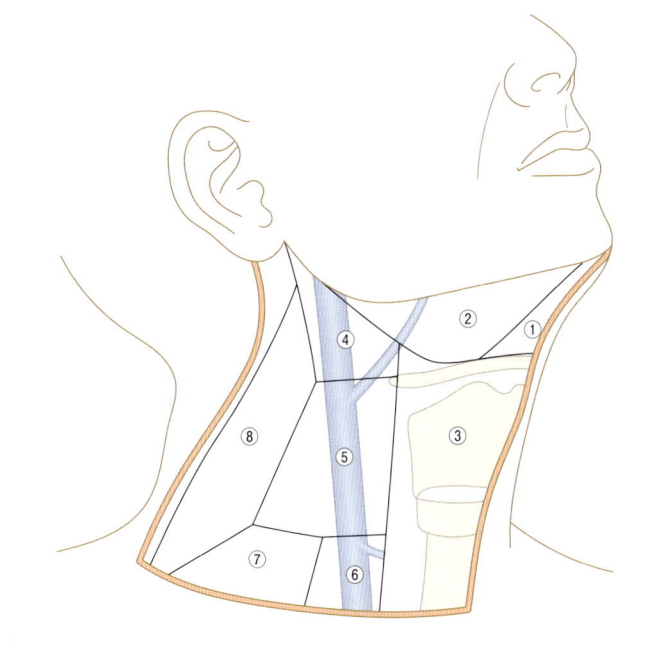

図2　頸部リンパ節の分布

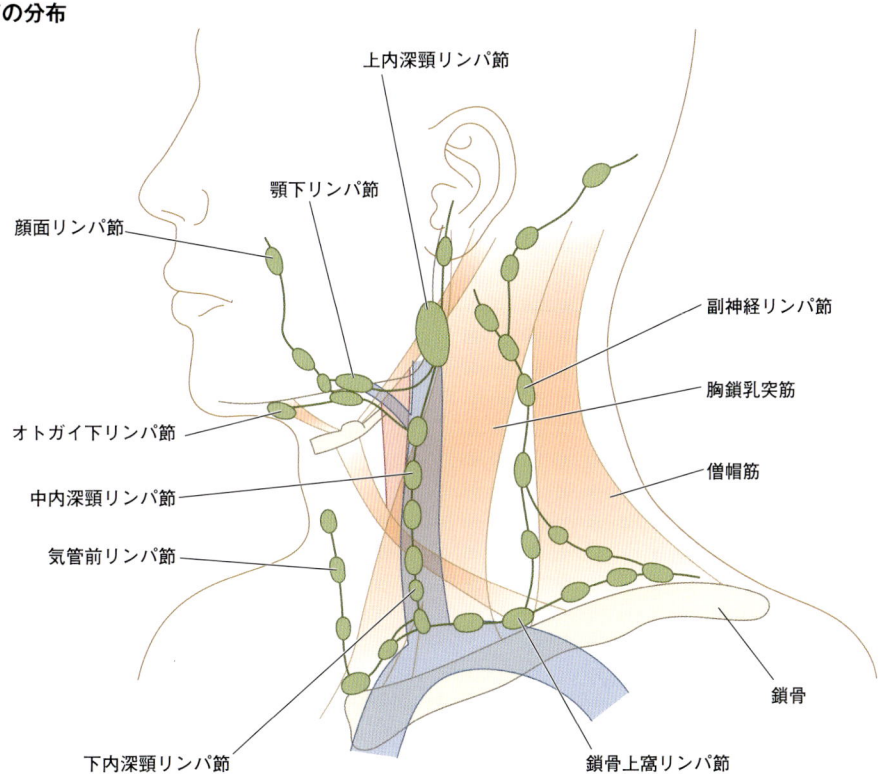

リンパ節の構造と働きを理解する

　リンパ節はリンパ実質とリンパ洞からなります。
　リンパ実質は，皮質，傍皮質，髄質から構成されています。B細胞は被膜に近い皮質(リンパ節外縁部)に集中し，複数の濾胞を形成します(B細胞領域)。一次濾胞は抗原刺激を受けていない濾胞のことで，一次濾胞には胚中心もマントル層も存在しませんが，免疫応答時には濾胞内で活性化したB細胞が胚中心を形成し，抗体の産生細胞へ分化するための場(二次濾胞)を形成します。
　T細胞は濾胞より内側の傍皮質領域に集積します(T細胞領域)。この領域には樹状細胞も数多く分布し，抗原情報を提示する現場であるといえます。また，髄質はリンパ管や血管が枝分かれして複雑に入り組んだ領域で，リンパ球は少ないですがマクロファージなどの貪食細胞が非常に多く存在していることから，リンパ節のフィルター機能を担っています。
　リンパ洞は，辺縁洞から髄洞までのリンパ液の流路を指しています。リンパ被膜を貫通した数本の輸入リンパ管は辺縁洞となり，皮質〜傍皮質〜髄質を通り抜けるように，中間洞から髄洞へと向かって流れ，最後は1本の輸出リンパ管として節門部から出ます。辺縁洞にはマクロファージの一種が配置され，リンパ液にのって流れてきた抗原を捕捉し皮質へ輸送する働きを担っています。また，血液中を流れているリンパ球は主に傍皮質に分布する高内皮細静脈(HEV)という特殊な血管構造からリンパ節内に進入します(図3)。

> **terminology**
> HEV : high endothelial venule

図3　リンパ節の基本構造

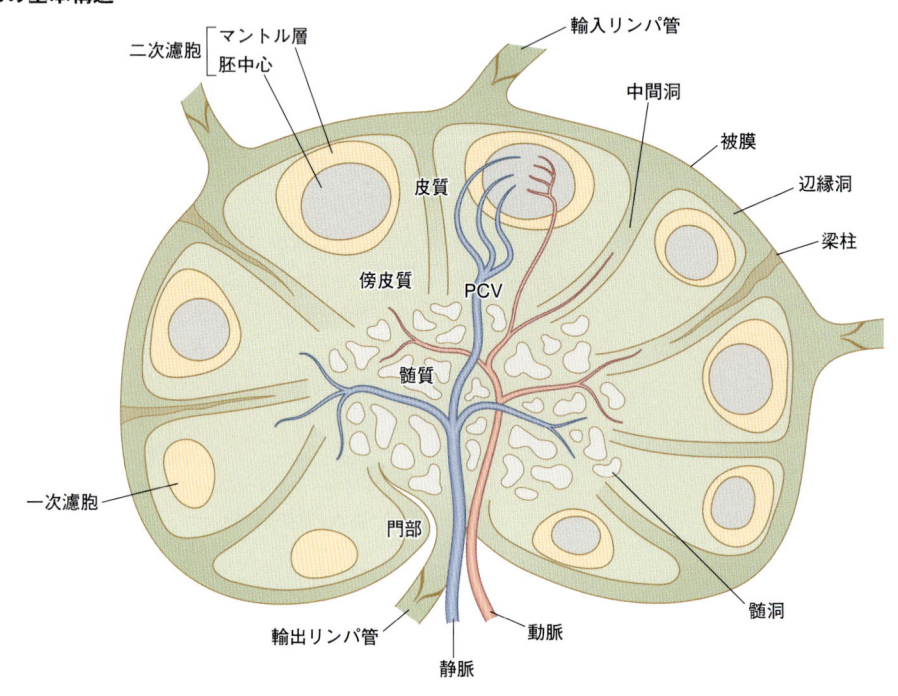

STEP 2　検査環境を整える

①既往や自覚症状の確認

　食事や服薬の制限はありません。
　頸部を伸展して検査を行うため，逆流性食道炎や上部消化管の手術歴などを，カルテ内容や検査前の問診から把握して，どの程度まで伸展が可能か確認しておきます。また，めまいの既往がある場合には，頭部の回旋でめまいが発生することがありますので，被検者の様子をみながら検査を進めるようにしてください。
　また，検査の前に，痛みや違和感などの自覚症状について問診を行います。

②被検者の準備

　頸部が露出するようにします。ハイネックの服は走査範囲を狭める場合がありますので，検査前に脱いでもらいます。ネックレスやペンダントなども超音波ゼリーが付着する可能性がありますので，事前に外してもらいます。
　仰臥位で枕を外し頸部を伸展するように顎を持ち上げた姿勢をとってもらいます。首元にペーパータオルやハンドタオルなどを挟むと，衣服にゼリーが付着するのを防ぐだけでなく，襟を押さえて走査範囲を広くとれる利点もあります。

③使用プローブ

　通常，成人では中心周波数8～10MHz程度のリニア型プローブを使用します。痩せた人や小児，浅い部位の観察にも対応できるように中心周波数12～14MHz程度のリニア型プローブも準備しておきましょう。8～14MHz程度の周波数を1本でカバーするような周波数帯域の広いプローブもありますので，自施設で使用しているプローブの周波数を確認しておきましょう。また，高度の腫脹や巨大腫瘤の検査用に中心周波数4～6MHz程度のコンベックス型プローブもあると便利です（**図4**）。

図4 使用プローブの種類

a：4〜6MHz
コンベックス型プローブ

b：8〜10MHz
リニア型プローブ

c：12〜14MHz
リニア型プローブ

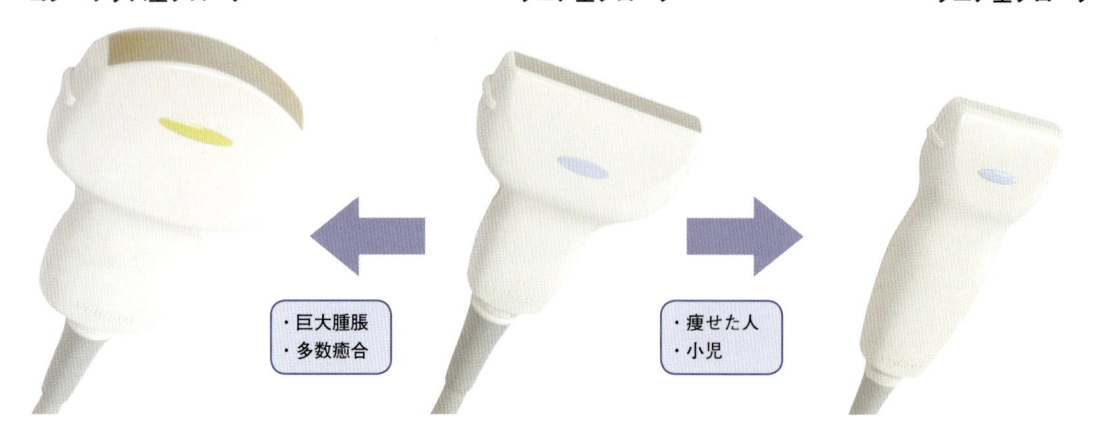

・巨大腫脹
・多数癒合

・痩せた人
・小児

④被検者の体位

　できる範囲で顎を挙げて頸部を伸展するようにしていただきます。オトガイ下の検索時には正面の状態で，顎下部や側頸部の検索時には，反対側に少し顎を傾けるようにしていただくと超音波ビームが入射しやすくなります。強く傾け過ぎると胸鎖乳突筋が張ってプローブ走査がしづらくなるので，軽く傾けるように指示しましょう（**図5**）。

図5 被検者の体位
a：顎を十分に上げた状態（正面）
オトガイ下の検索

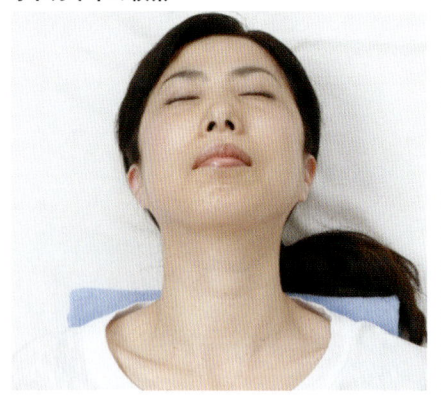

b：顔を左に向けた状態
右顎下部や側頸部，鎖骨上窩の観察

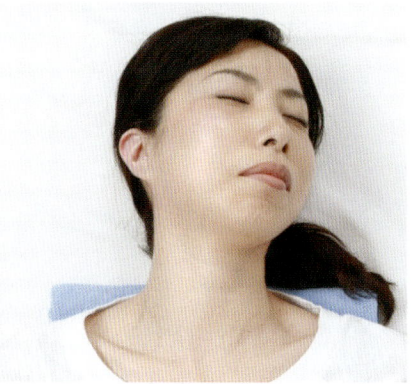

c：顔を右に向けた状態
左顎下部や側頸部，鎖骨上窩の観察

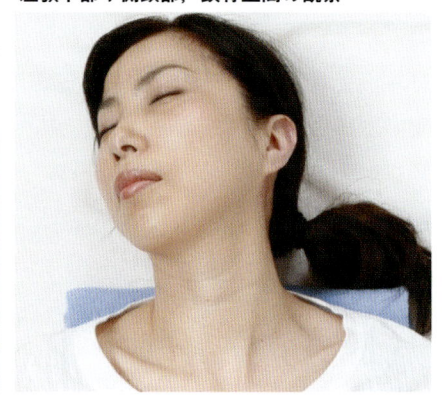

STEP 3 頸部リンパ節を検索する

　オトガイ下，顎下部，側頸部，鎖骨上窩を検索します。それぞれの位置に合わせた走査を行います。走査の順番に規定はありませんが，見落としのないよう，自分なりの走査順序で検査を行います。

　通常は最大断面を記録しますが，病変が疑われる場合には，2方向からの断面を記録します。数が多い場合には主だったものを画像記録します。

①オトガイ下の走査

　オトガイ下にプローブをあて，横断走査（**図6a**）で位置を確認した後，縦断走査を行い，最大断面を記録します。

②顎下部の走査

　顎下部で下顎骨に平行になるようにプローブをあて，顎下腺を確認した後，さらに上を覗き込むように走査します（**図6b**）。この横断走査のほうが最大断面を得やすく，反応性腫脹の場合には，横断走査のみの記録を行います。病変が疑われる場合には縦断走査も追加して観察および記録を行います。

③側頸部の走査

　内深頸リンパ節や副神経リンパ節の観察を行います（**図6c**）。縦断走査で最大断面が得られますが，横断走査も加えながら観察および記録を行います。健常者では，上内深頸リンパ節が最も大きく描出されます。

④鎖骨上窩の走査

　鎖骨上窩にプローブをあて，鎖骨の下を覗き込むように走査します（**図6d**）。横断走査がメインとなりますが，病変が疑われる場合には縦断走査も追加して観察および記録を行います。

図6　頸部リンパ節の検索　　a：オトガイ下　　　　　　　　b：顎下部

c：側頸部　　　　　　　　d：鎖骨上窩

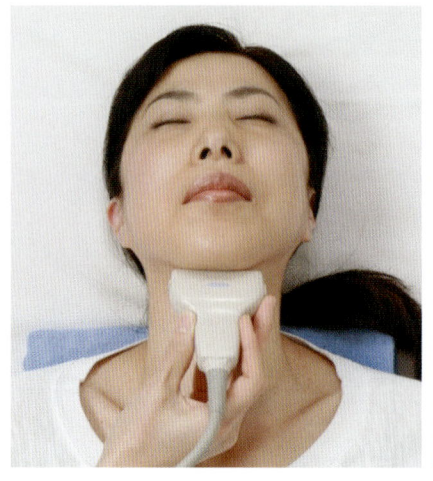

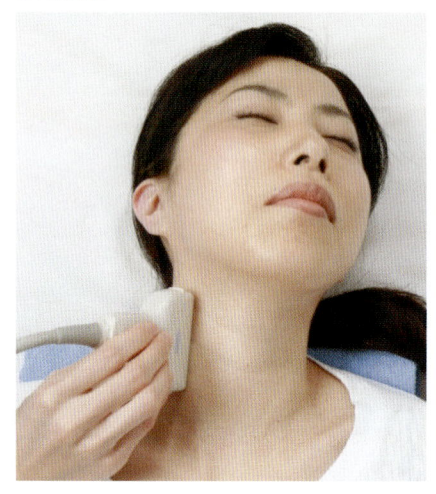

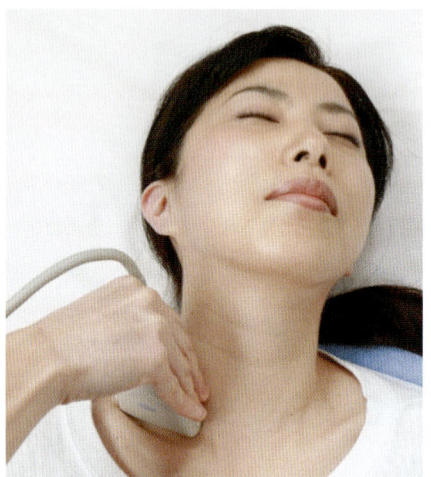

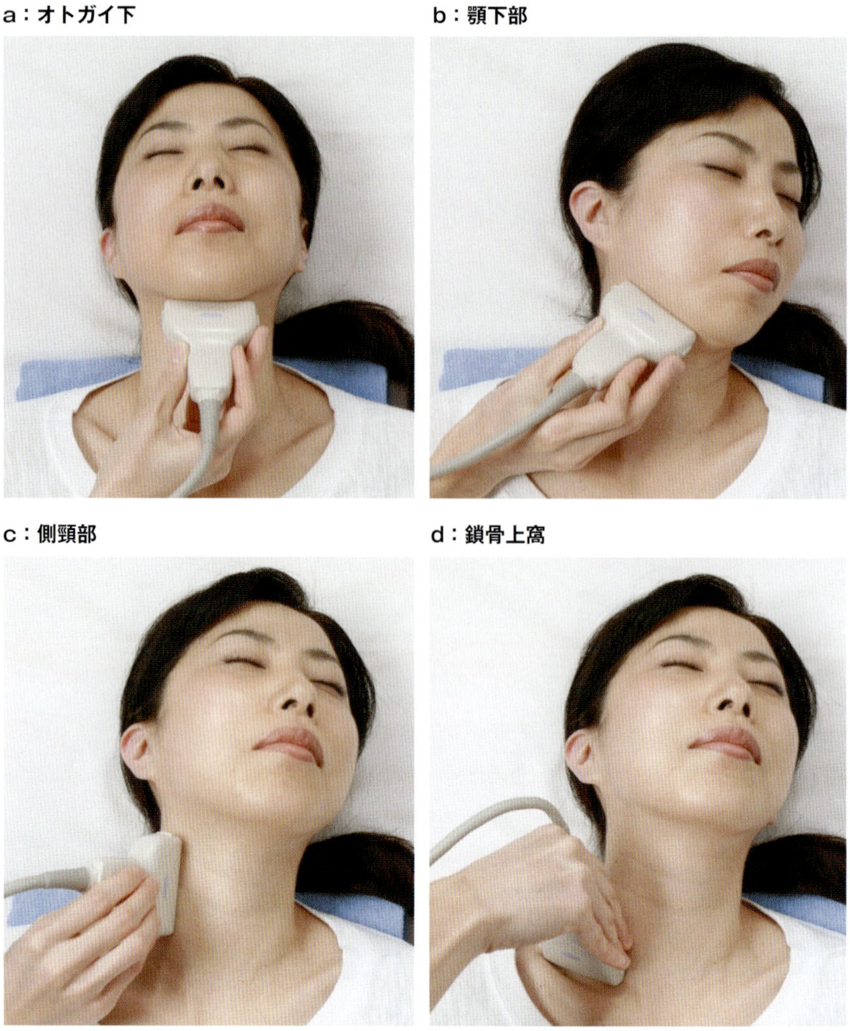

STEP 4　健常者にみられる頸部リンパ節のエコー像を理解する

　健常者でも頸部にリンパ節を認めますので，健常者のエコー像を理解することによって，描出されたリンパ節腫脹が病変か否かの判定が可能となります。また，乳幼児は健常であっても丸みを帯びたリンパ節を多数認めるため，左右の比較や周囲組織の変化などにも注意して検査を進めます。

オトガイ下リンパ節

　楕円形を呈し，多くはリンパ節門エコーを認めます（**図7**）。健常者では2〜3個程度認めます。

図7　オトガイ下リンパ節の超音波像（健常者）　a：横断像　　b：縦断像

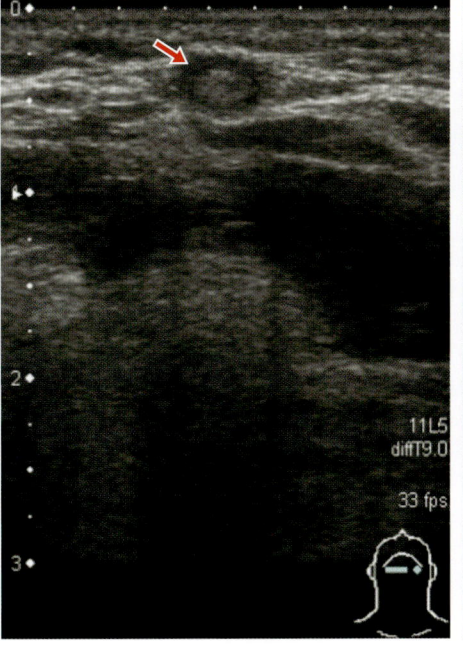

節門エコーを有するリンパ節を認める（→）。

顎下部リンパ節

　楕円よりやや丸みがあり，リンパ皮質が厚く描出されることもあります（図8）。
他の部位よりも丸みがあるため，左右差も確認しながら検査します。

図8　顎下部リンパ節の超音波像（健常者）
健常者であっても，顎下部リンパ節は，リンパ皮質がやや厚く描出されるものがある（→）。

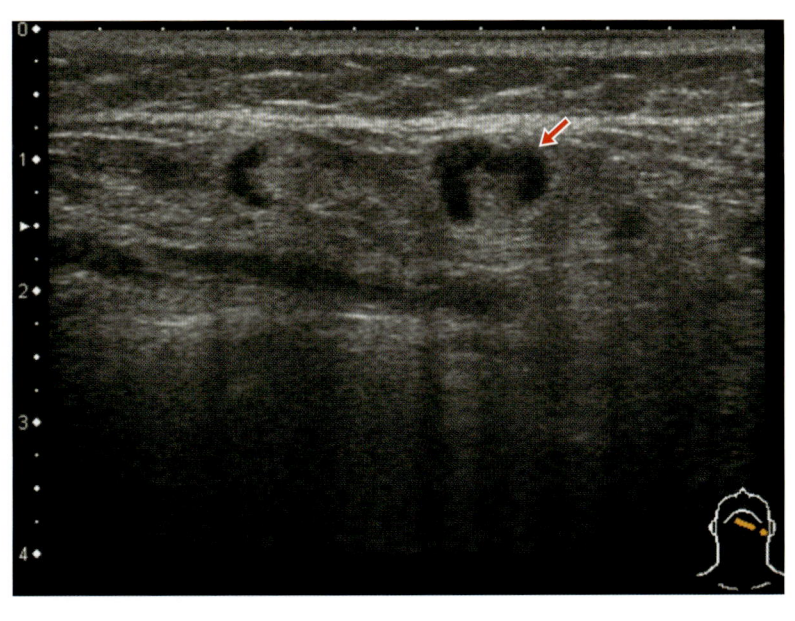

側頸部リンパ節

　楕円〜扁平状を呈します。内深頸リンパ節はリンパ節門エコーを伴うことが多いですが，副神経リンパ節は薄く扁平であるためリンパ節門エコーは不明瞭なことが多いです（**図9**）。最大径を計測する際には必ず上内深頸リンパ節を確認します。上内深頸リンパ節では健常者であっても長径が25mmを超えることがありますので，厚みや内部エコーに注意して観察を行います。

図9　側頸部リンパ節の超音波像（健常者）
中心に節門エコーを有する扁平なリンパ節を認める（→）。

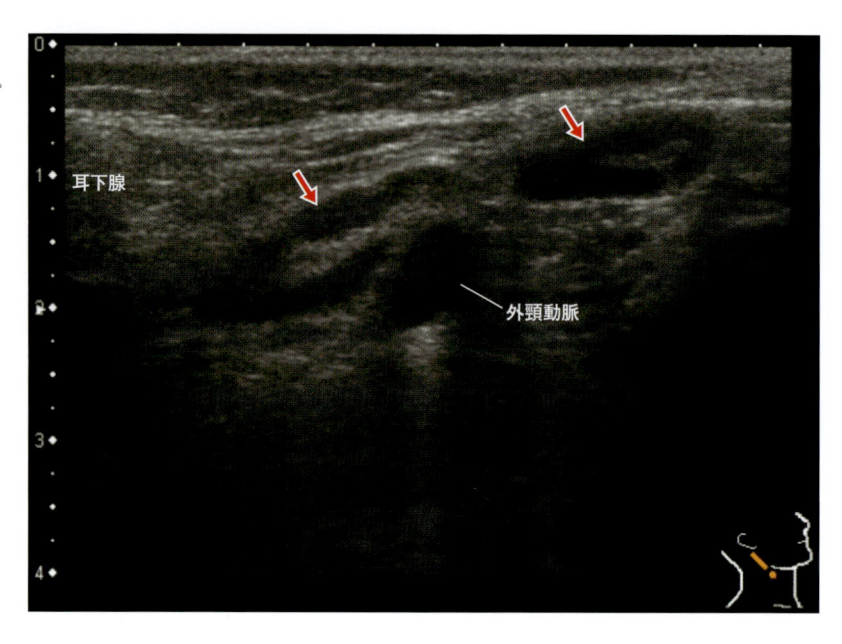

鎖骨上窩リンパ節

　通常は描出されないか，描出されても長径10mm以下の扁平状を呈します（**図10**）。

図10　鎖骨上窩リンパ節の超音波像（健常者）
鎖骨上窩に扁平なリンパ節を認める（→）。サイズが小さいためか節門エコーは不明瞭である。

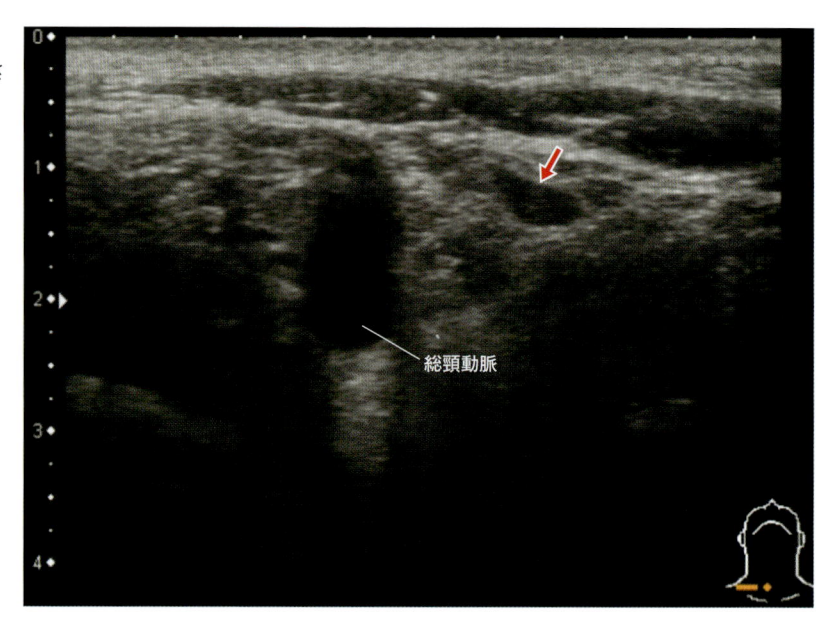

One Point Advice

リンパ節門エコー

リンパ節門エコーは，周囲と連続した脂肪組織がリンパ節内に入り込み，節内の高エコー域として認められる部分を指します。echogenic hilusとよばれる場合もありますし，それが線状の場合にはcoursing lineとよぶ場合もあります。通常，この節門部分は動脈や静脈の出入り口となっています。健常者でも，ある程度の厚みを持ったリンパ節の場合には節門エコーを認めますし，炎症や腫瘍によって節門エコーが偏在したり，悪性腫瘍の転移などの場合には節門エコーが不明瞭化するなど，リンパ節病変の診断には欠かせない所見ポイントです。ただし，悪性腫瘍の転移などでは，中心壊死が淡い高エコー域として描出される場合があるため注意が必要です。

また，腫脹したリンパ節では，リンパ実質が厚くなるため，節門エコーが偏在している場合があります。必ず多方向から観察して節門エコーを評価します（図11）。

図11　リンパ節門エコーの評価
a：縦断像　　b：縦断像

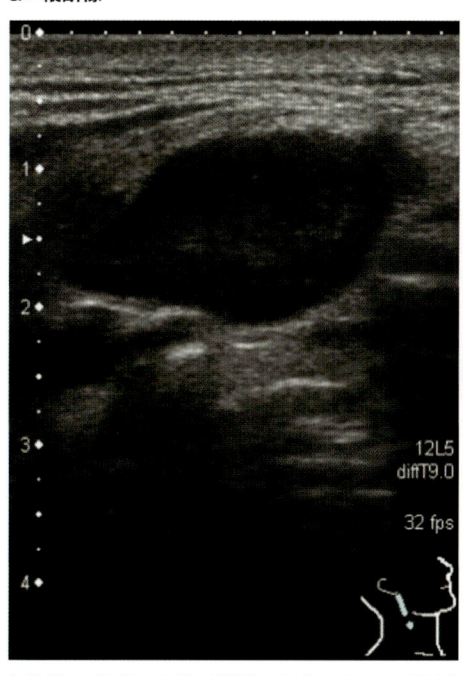

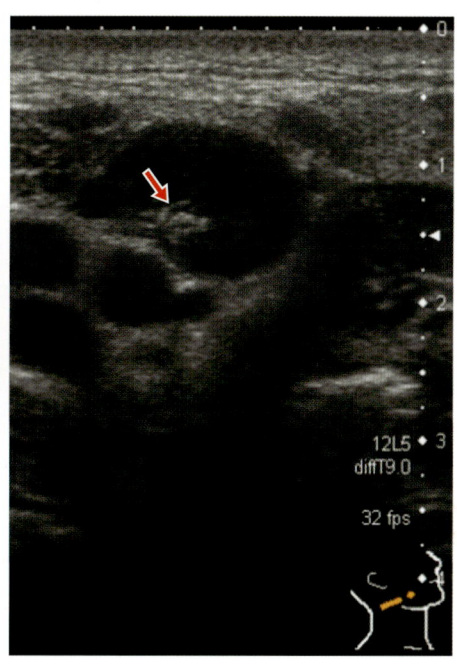

急性リンパ節炎の症例。縦断像では淡い高エコー部を認めるが，節門エコーかどうかはっきりしない。横断像では節門エコーが偏在して存在していることがわかる（→）。このようにリンパ節の評価では多方向から観察することが重要である。

STEP 5　リンパ節腫脹病変のエコー性状を理解する

　頸部リンパ節腫脹をきたす疾患には，感染症（細菌，ウイルス，結核など），免疫系疾患（関節リウマチ，IgG4関連疾患，Sjögren症候群など），腫瘍（悪性リンパ腫，白血病，悪性腫瘍のリンパ節転移など），MTX関連リンパ増殖性疾患，川崎病，組織球性壊死性リンパ節炎，サルコイドーシスなどがあります。

　健常者においても，超音波検査でリンパ節が描出されるため，描出されたリンパ節が病的腫脹かどうかを判定することが重要となります。

　超音波検査での評価ポイントとしては，数，サイズ，形状（扁平状，楕円形，類円形），エコーレベル（無，低，等，高），節門エコー（正常，偏位，不明瞭），内部エコー（均一，不均一，囊胞変性，石灰化など），血流シグナル（乏化，亢進）などのほか，リンパ節周囲組織の状態も観察します。

■炎症性腫脹
①急性リンパ節炎

　頸部や口腔領域の感染や炎症に続発して所属リンパ節が炎症性腫脹をきたす。オトガイ下，顎下部，深頸リンパ節に多くみられる。圧痛を伴うことが多い。

　超音波検査では，節門エコーは明瞭〜やや不明瞭なものまでさまざまである。リンパ節周囲組織のエコー輝度上昇を認める。血流シグナルの亢進を認め，節門エコーが不明瞭な例でもカラードプラでは節門を反映した樹枝状の血流シグナルがみられる（**図12**）。腫脹したリンパ節をプローブで圧迫すると同部に痛みを訴えることが多い。化膿性リンパ節炎では，境界が軽度不明瞭化し，周囲組織のエコー輝度上昇が目立つようになる（**図13**）。

図12　急性リンパ節炎の症例
a：縦断像　　　　　　　　　　　　b：カラードプラ像

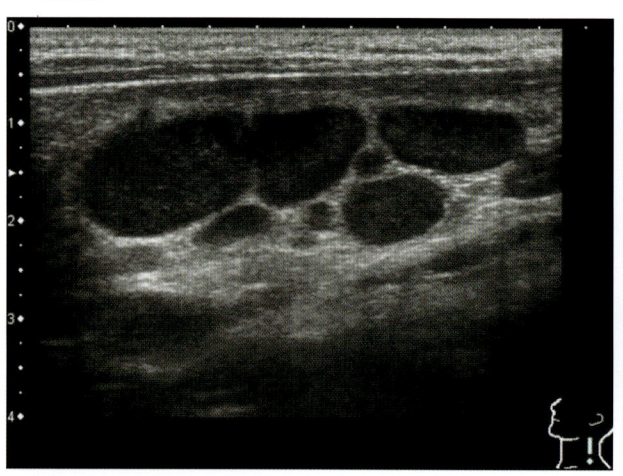

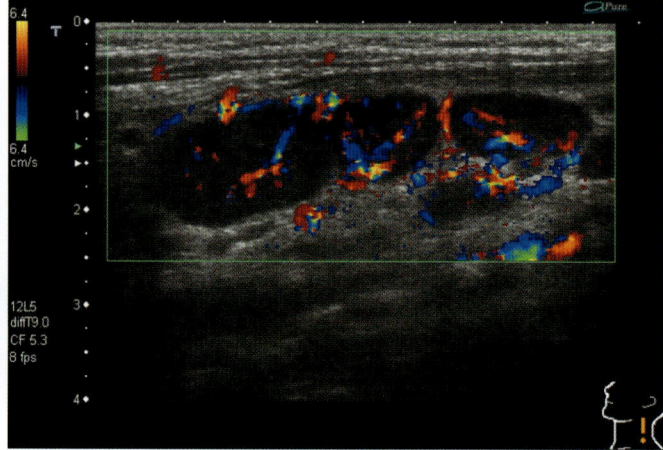

20歳代女性。頸部に複数の楕円形のリンパ節腫脹を認める。節門エコーはやや不明瞭化しており，周囲組織のエコー輝度上昇を認める。カラードプラでは樹枝状の血流シグナルを認める。

図13 化膿性リンパ節炎の症例
a：縦断像　　　　　　　　　　　　　　　b：パワードプラ像

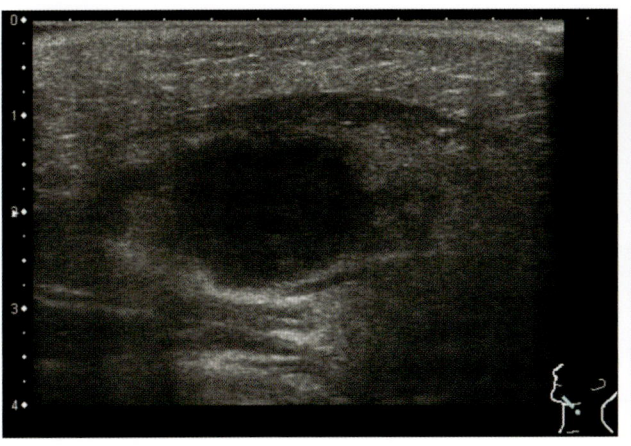

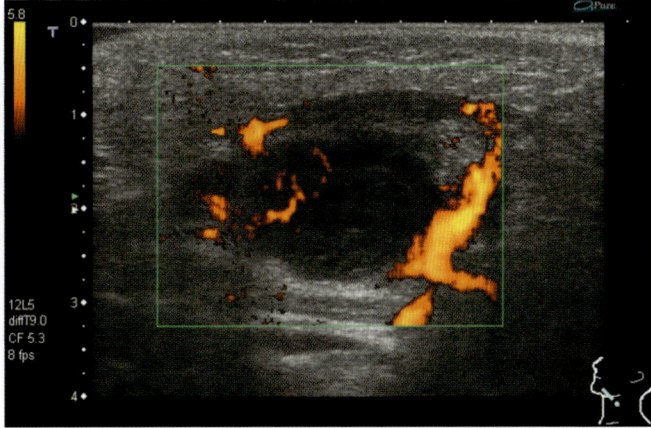

5歳女児。顎下部に境界やや不明瞭なリンパ節腫脹を認める。内部は不均一で一部で囊胞部分を認める。周囲組織のエコー輝度上昇を認める。パワードプラでは内部に血流シグナルをわずかに認めるが，中央部分の血流シグナルは乏しい。一部は膿瘍化が疑われる。

②伝染性単核球症

　Epstein-Barr virus（EBウイルス）の感染により発熱，咽頭炎や扁桃炎および全身のリンパ節腫脹をきたす。両頸部にリンパ節腫脹を認めることが多い。リンパ節腫脹は対症療法で2～4週間程度で軽快する場合が多い。

　超音波検査では，両頸部に多数のリンパ節腫脹を認める。形状は楕円～扁平状を呈することが多いが，まれに類円形を呈し，周囲組織のエコー輝度が上昇し急性リンパ節炎と鑑別困難な場合がある。内部エコー輝度は軽度低下しているが，リンパ腫のそれよりは輝度が高い。カラードプラでは豊富な血流シグナルを認める（**図14**）。

③結核性リンパ節炎

　結核の既往患者，初感染患者いずれにおいてもみられ，数カ月～1年程度にわたる慢性リンパ節腫脹を認める。頸部に孤在性～散発性のリンパ節腫大をきたすが，圧痛は伴わないことが多い。

　超音波検査では，リンパ節内部の低エコー域を囲むように辺縁に淡い高エコー帯を有することが多く，低エコー域には血流シグナルは乏しいことが多い（**図15**）。また，内部に石灰化を認めることもある。

図14 伝染性単核球症の症例

a：右縦断像

b：右縦断像（カラードプラ像）

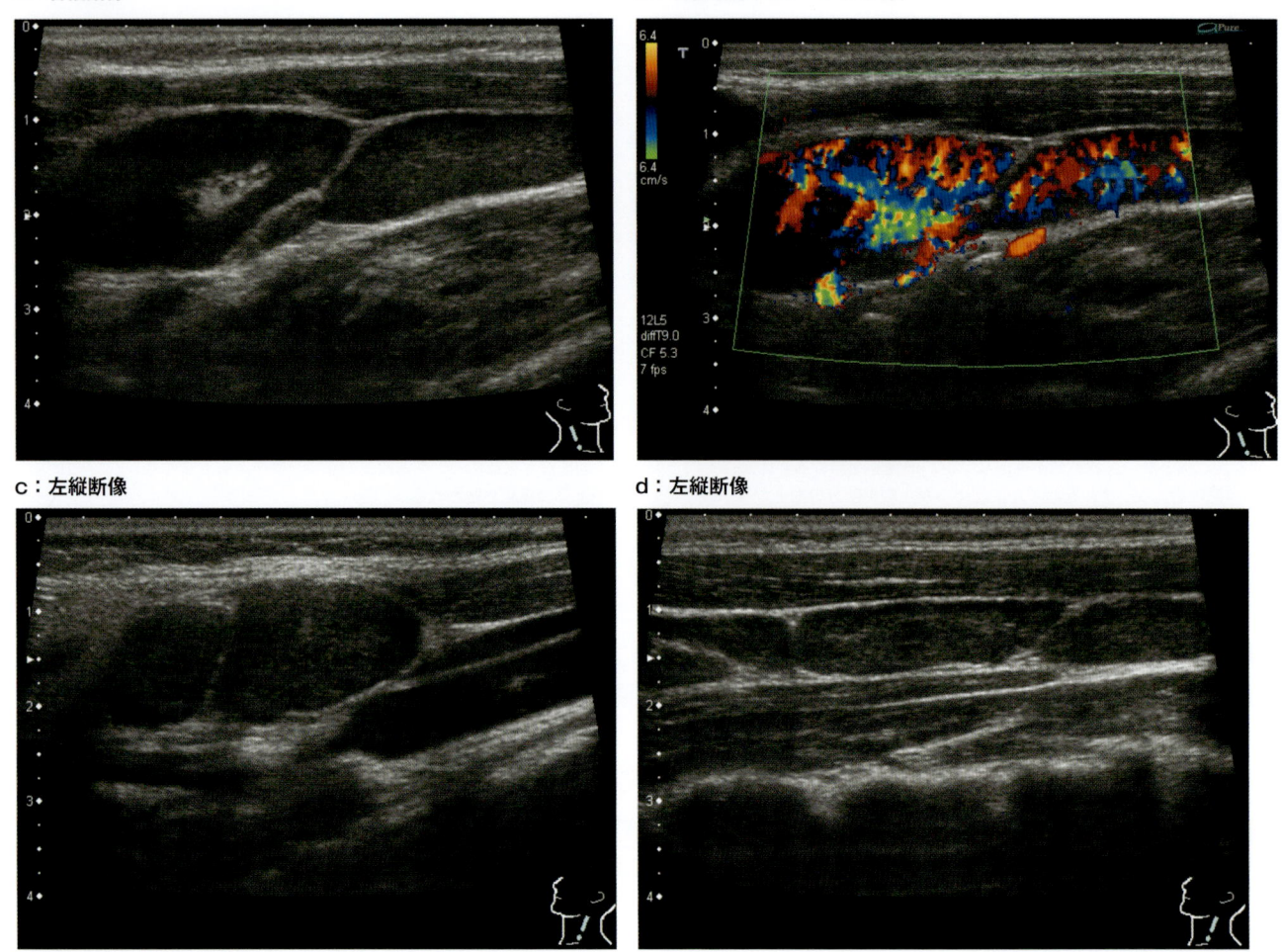

c：左縦断像

d：左縦断像

10歳代女性。両頸部に多数のリンパ節腫脹を認める。いずれも楕円〜扁平状を呈し、節門エコーが不明瞭なものもある。カラードプラでは豊富な血流シグナルを認める。

図15 結核性リンパ節炎の症例

a：縦断像

b：カラードプラ像

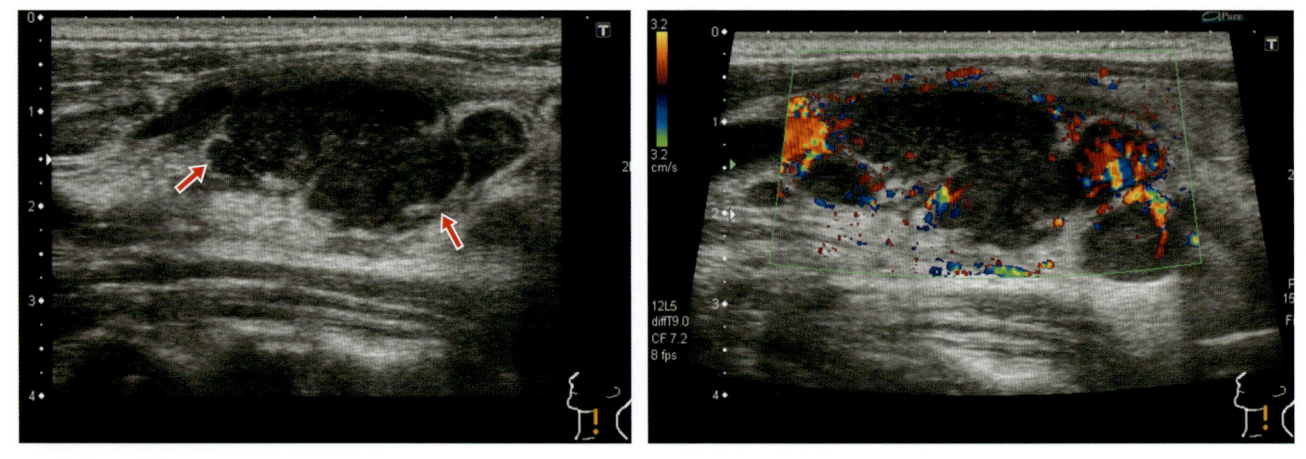

30歳代男性。頸部に部分的にリンパ節の癒合する部分を認め、最大のものは内部に低エコー域を認め、その辺縁に高エコー帯を認める（→）。カラードプラでは高エコー帯に縁取られた低エコー域の血流シグナルは乏化している。

■組織球性壊死性リンパ節炎(菊池病)

1972年に菊池により，特異な組織像を呈するリンパ節炎として報告された。本症は感冒様症状で始まり，38℃以上の発熱を伴うことが多く，解熱後に頸部リンパ節が腫脹をきたす。ほとんどは頸部リンパ節腫脹が先行するが，他の表在リンパ節腫脹から発症する場合もある。組織学的変化は皮膚や骨髄にも認められることがあり，全身疾患であると考えられている。好発年齢は20〜30歳代で，女性に多くみられる。予後は良好でほとんどの症例は数カ月で治癒するが，まれに再発をきたすことがある。皮質から傍皮質にかけて境界が比較的明瞭な壊死巣が存在して大型のリンパ球と組織球が増殖しているが，病巣内に好中球，好酸球，肥胖細胞，形質細胞などが認められないという特異な組織学的所見を呈する。

超音波検査では，内部に壊死を示唆する内部エコーを伴った囊胞性部分を認める。腫脹したリンパ節は癒合に乏しい傾向にある。カラードプラでは壊死部分の血流シグナルは乏しく，辺縁部にわずかな血流シグナルを認める(**図16，17**)。ただし，壊死部分の少ない症例では，内部エコーがやや不均一以外は急性リンパ節炎に類似した超音波所見を呈することが多い。

図16　組織急性壊死性リンパ節炎の症例
a：横断像　　　　　　　　　　　　b：カラードプラ像

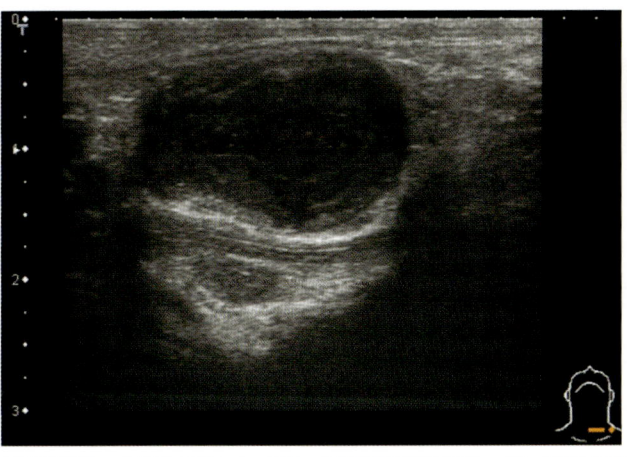

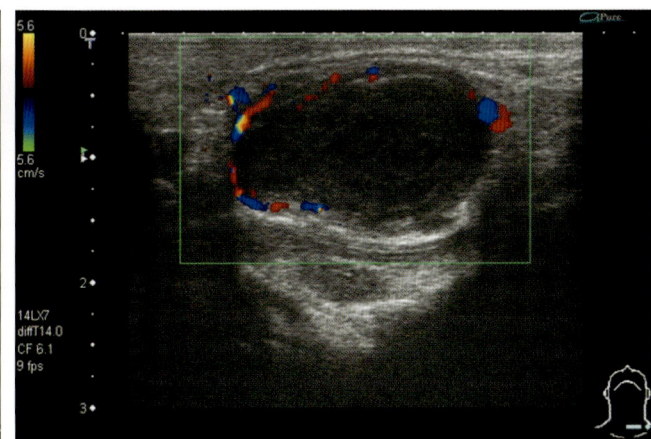

10歳代男性。中心に内部エコーを伴った囊胞性部分を認め，リンパ節は層状構造を呈している。カラードプラでは辺縁にわずかな血流シグナルを認める。

図17　組織急性壊死性リンパ節炎の症例
a：縦断像　　　　　　　　　　　　b：カラードプラ像

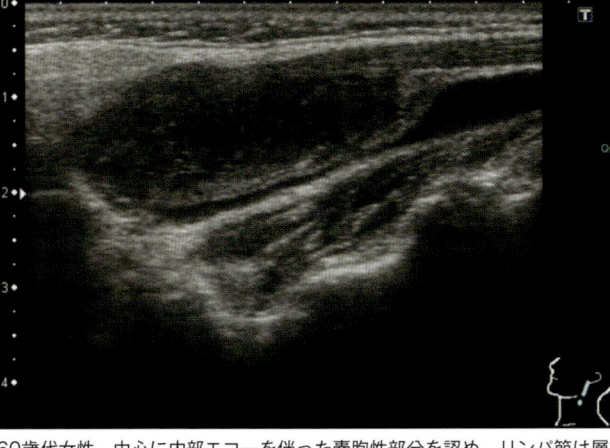

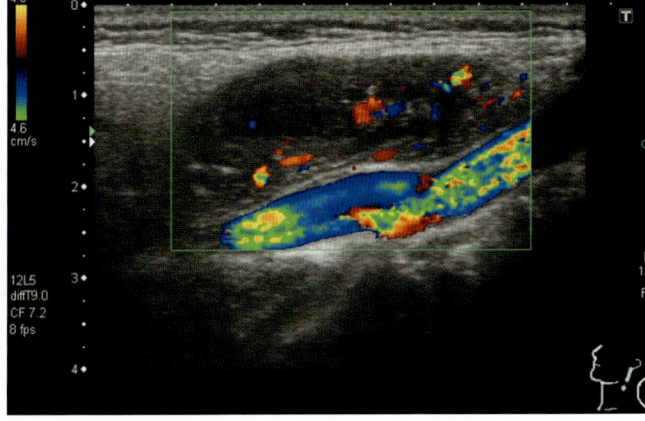

60歳代女性。中心に内部エコーを伴った囊胞性部分を認め，リンパ節は層状構造を呈している。カラードプラでは辺縁にわずかな血流シグナルを認める。

サルコイドーシス

非乾酪性類上皮細胞肉芽腫が臓器に形成される疾患であり，肺，縦隔リンパ節，表在リンパ節，眼，皮膚，心臓，神経系，唾液腺など全身の諸臓器にみられる。なかでも肺や縦隔リンパ節に発生する頻度が高いが，肺の病変では無症状であることも多い。

超音波検査では，腹部リンパ節や表在リンパ節腫脹として捉えられることがあり，頸部では楕円～扁平状の腫脹や，周囲組織のエコー輝度上昇などを認める。カラードプラでは血流シグナルはあまり亢進していないことが多い（**図18**）。

図18　サルコイドーシスの症例
a：縦断像　　　　　　　　　　　　　b：カラードプラ像

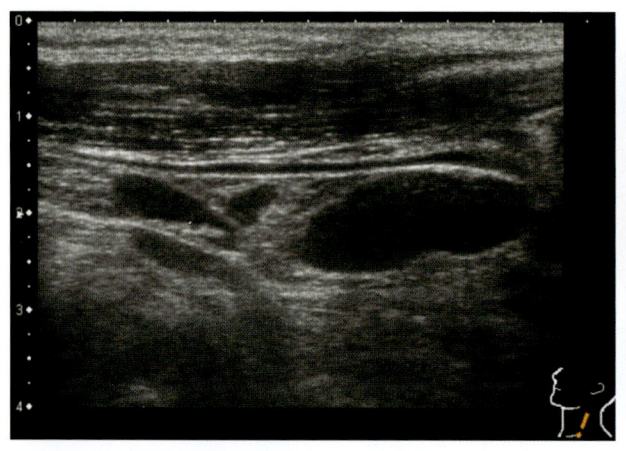

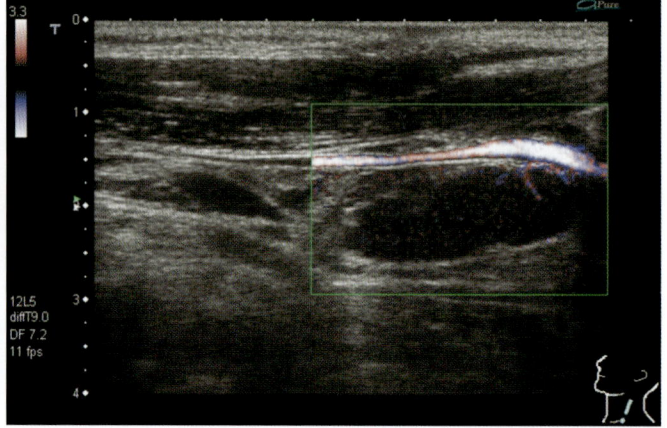

30歳代男性。頸部に複数の楕円形のリンパ節腫脹を認める。節門エコーは不明瞭化しており，周囲組織のエコー輝度上昇を認める。カラードプラでは明らかな血流シグナルの亢進は認めない。

悪性リンパ腫

悪性リンパ腫は，ホジキンリンパ腫と非ホジキンリンパ腫に大別され，わが国では，非ホジキンリンパ腫が90～95％と大半を占め，ホジキンリンパ腫は5～10％程度である。

非ホジキンリンパ腫は，約70％はリンパ節またはリンパ系組織から発生するが，約30％は全身のあらゆる臓器（節外性）に発生する。B細胞型とT細胞型に分類され，さらに細胞系統や増殖スピード，発生部位などにより30種類以上に分類される。わが国ではB細胞型が約70～80％と大半を占め，T細胞型は20％程度である。B細胞型では，びまん性大細胞型B細胞性リンパ腫，濾胞性リンパ腫，MALT（粘膜関連リンパ組織）リンパ腫，マントル細胞リンパ腫の順に多くみられる。非ホジキンリンパ腫の好発年齢は60～70歳代である。

ホジキンリンパ腫は，頸部リンパ節や縦隔リンパ節の腫脹を特徴とし，リンパ節外性の病変はまれである。好発年齢は20～30歳代と50～60歳代の二峰性を呈する。

超音波検査では，びまん性大細胞型B細胞性リンパ腫では，多数の類円形のリンパ節腫脹を認め，エコー輝度は著明に低下し，節門エコーは不明瞭となる（**図19**）。密接し合って癒合形状をとることも多い（**図20**）。カラードプラでは，節門部だけでなく，末梢領域にも豊富な血流シグナルを認め

る(**図19**)。濾胞性リンパ腫では，内部エコーが軽度不均一な場合が多い(**図21**)。ホジキンリンパ腫は，非ホジキンに比べて内部エコー輝度がやや高く，内部粗雑な場合が多い(**図22**)。

図19 悪性リンパ腫の症例
a：縦断像　　　　　　　　　　　　　b：パノラマ像

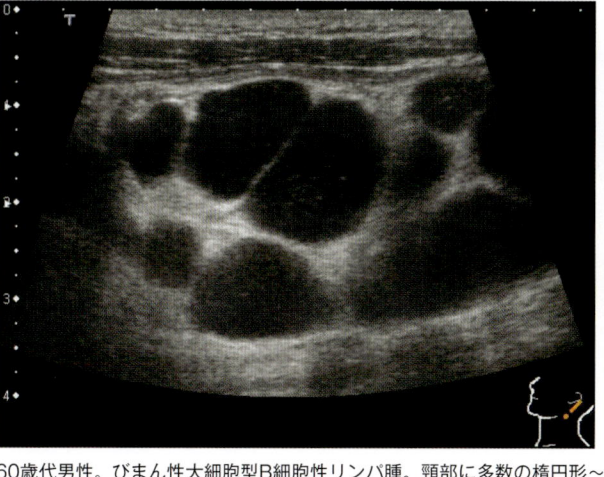

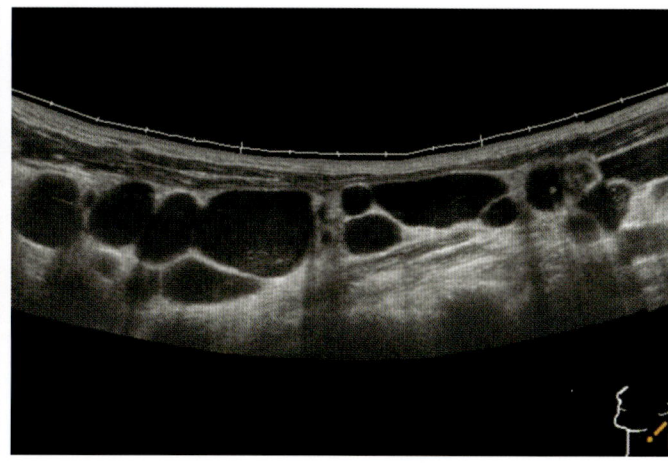

60歳代男性。びまん性大細胞型B細胞性リンパ腫。頸部に多数の楕円形〜類円形のリンパ節腫脹を認める。内部エコーは著明に低下し，軽度不均一である。節門エコーは不明瞭化している。

図20 悪性リンパ腫の症例
a：縦断像(パノラマ像)　　　　　　　b：カラードプラ像

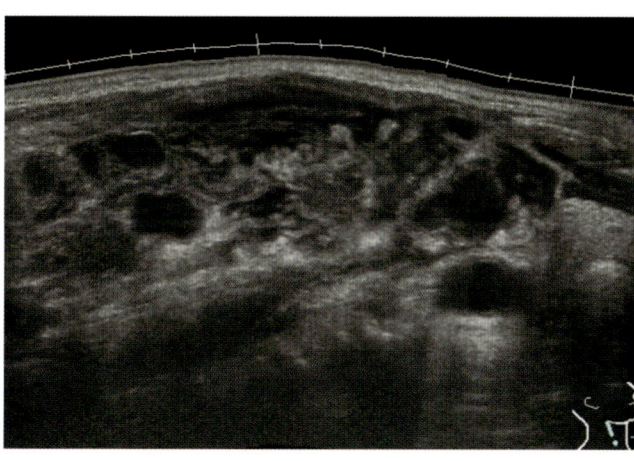

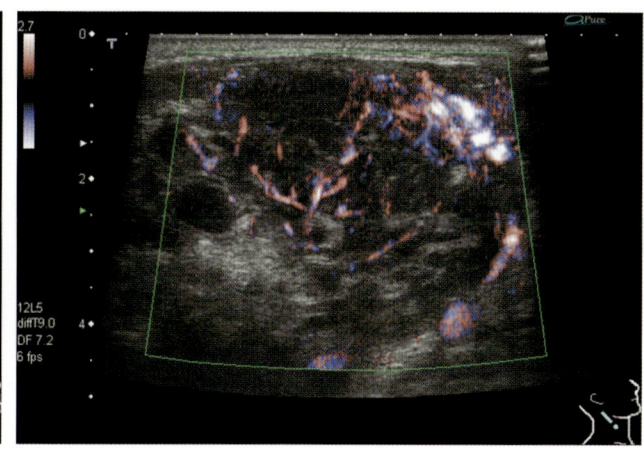

70歳代女性。びまん性大細胞型B細胞性リンパ腫。頸部に多数の楕円形〜類円形のリンパ節腫脹を認め，リンパ節が癒合し塊状を呈している。カラードプラで血流シグナルを認める。

図21 悪性リンパ腫の症例
a：縦断像　　　　　　　　　　　　　b：カラードプラ像

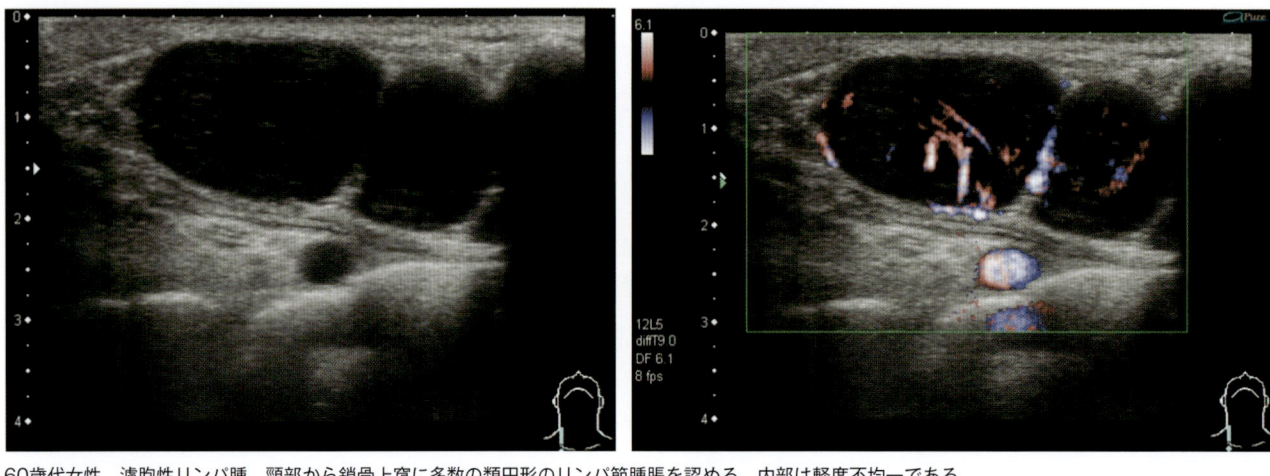

60歳代女性。濾胞性リンパ腫。頸部から鎖骨上窩に多数の類円形のリンパ節腫脹を認める。内部は軽度不均一である。

図22 悪性リンパ腫の症例
a：縦断像（パノラマ像）　　　　　　b：カラードプラ像

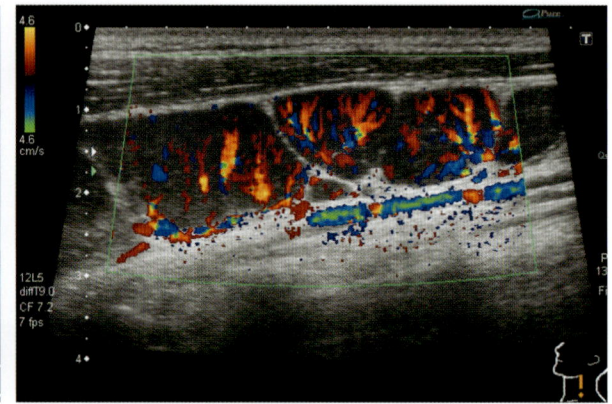

20歳代男性。ホジキンリンパ腫。頸部に多数の楕円〜類円形のリンパ節腫脹を認める。びまん性大細胞型B細胞性リンパ腫に比べると内部エコーレベルは少し高い。

■ MTX関連リンパ増殖性疾患

　リンパ増殖性疾患（LPD）は，免疫抑制薬投与中，特に関節リウマチに対してメトトレキサート（MTX）を使用している患者に多く発症する。リンパ節だけでなく，皮膚や肺などのリンパ節外に発症することも多い。発症機序は不明であるが，EBウイルスの関与が示唆されている。病理組織像は多彩であるが，びまん性大細胞型B細胞性リンパ腫が最も多く，次いでホジキンリンパ腫，T細胞型の非ホジキンリンパ腫の像を呈するものが多い。また，リンパ腫とまでは診断できないBリンパ球の増殖像を示す例もみられる。MTXの投与中止にて退縮する例やサイズ増大が止まる例もあり，投与中止後の経過観察が重要である。中止で寛解に至らなければ，組織型に応じた治療が行われる。

　超音波検査では，悪性リンパ腫（前述）に類似した超音波所見がみられる（**図23**）。MTX投与中止後の経過観察が重要であり，前回と比較可能な画像記録を行う。

terminology
LPD：lymphoproliferative disorder
MTX：Methotrexate

図23 MTX関連リンパ増殖性病変の症例
a：縦断像　　b：カラードプラ像

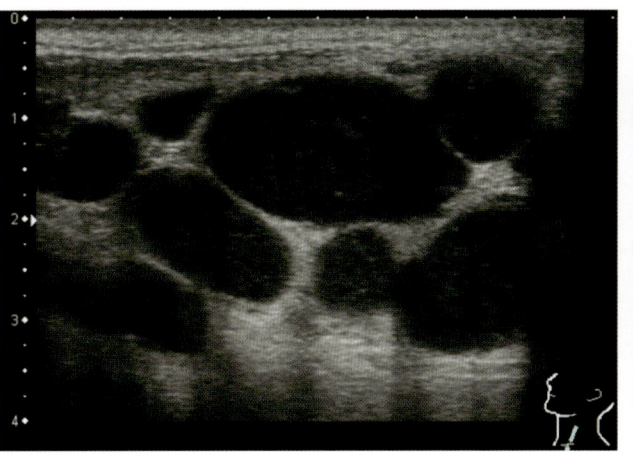

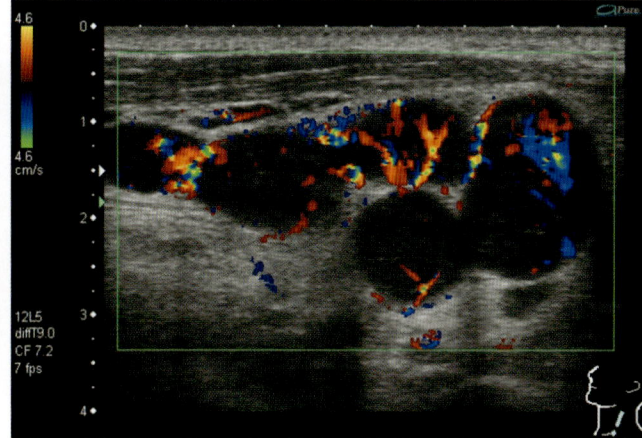

70歳代男性。頸部に多数の楕円～類円形のリンパ節腫脹を認める。悪性リンパ腫に類似した像を呈している。MTX投与中止によりサイズの縮小を認めた。

悪性腫瘍のリンパ節転移

転移の初期にはリンパ節の被膜下や辺縁洞で腫瘍組織が増殖するため形状は一部変形し，リンパ節全体を腫瘍組織が占拠すると類円形を呈するようになる。内部エコーは不均一なことが多く，原発巣の病理組織型を反映して嚢胞変性や石灰化をきたす場合がある。カラードプラにおける血流シグナルの亢進度合はさまざまであるが，節門部以外に辺縁領域に流入する血流シグナルが認められることがある（**図24～26**）。

図24 転移性リンパ節腫脹の症例
a：縦断像　　b：カラードプラ像

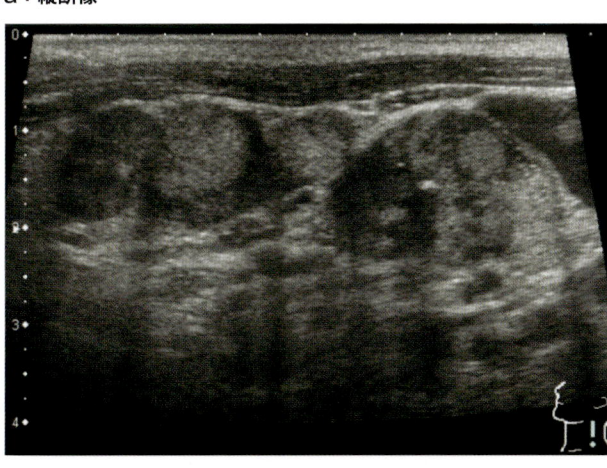

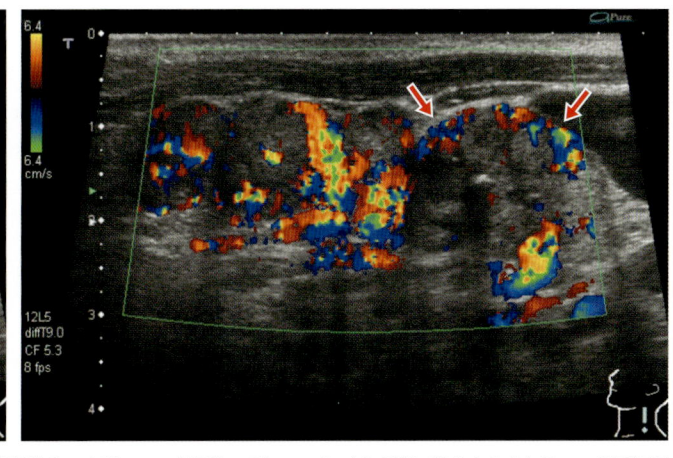

70歳代男性。甲状腺乳頭癌。頸部に多数の楕円～類円形のリンパ節腫脹を認める。内部エコーは不均一でエコーレベルの高い部分もみられる。一部で石灰化も認める。カラードプラでは周囲からリンパ節に流入する血流シグナルを認める（→）。

図25　転移性リンパ節腫脹の症例
a：縦断像　　　　　　　　　　　　　　　　b：カラードプラ像

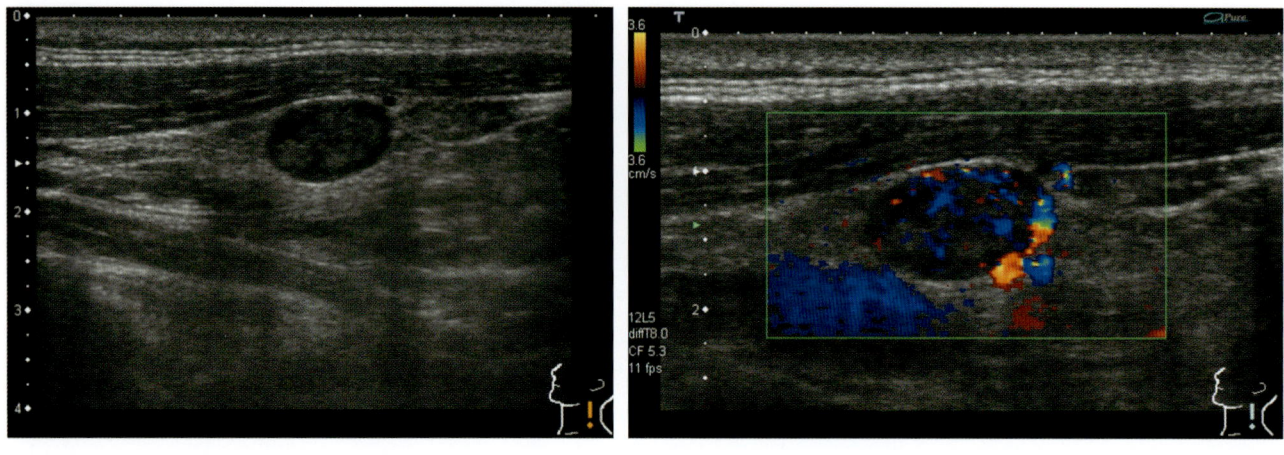

50歳代男性。舌癌。頸部に楕円形のリンパ節腫脹を認める。内部エコーは不均一で，中心には形状不整な高エコー部を認める。カラードプラでは周囲からリンパ節に流入する複数の血流シグナルを認める。

図26　転移性リンパ節腫脹の症例
a：縦断像　　　　　　　　　　　　　　　　b：横断像

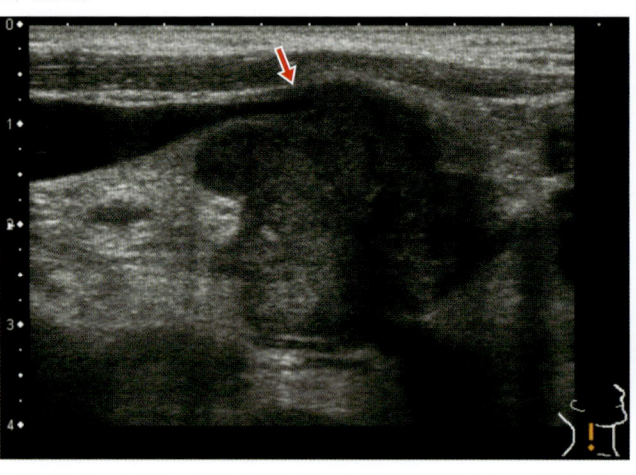

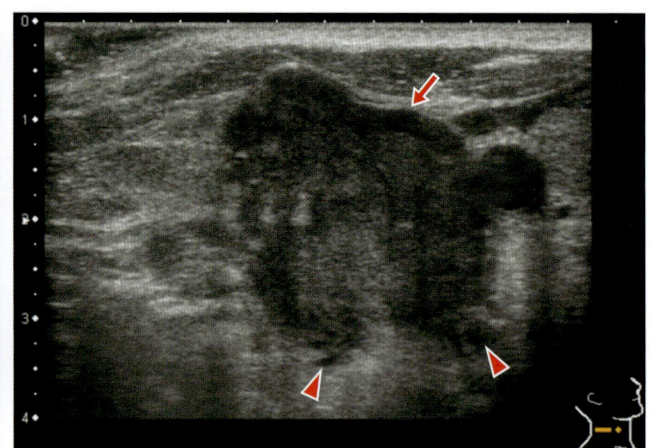

50歳代男性。食道癌。頸部に形状不整な充実性腫瘤を認める。内部は不均一である。内頸静脈を取り込むように描出され，内頸静脈浸潤が疑われる（→）。それ以外にも棘状の部分がみられ周囲浸潤が疑われる（▶）。

One Point Advice

正中頸嚢胞

オトガイ下から舌骨付近まで走査したときに舌骨付近に嚢胞性腫瘤を認めることがあります。正中頸嚢胞は胎生期の甲状舌管の遺残により発生します。舌下部〜胸骨上部の範囲まで発生する可能性はありますが，舌骨近傍に最も多く発生します。症状のない場合も多く，オトガイ下のリンパ節検索で発見されることも多いです。超音波検査では，内部が無エコー〜微細な点状エコーを有する嚢胞性腫瘤として描出されます（**図27**）。

図27　正中頸嚢胞の症例

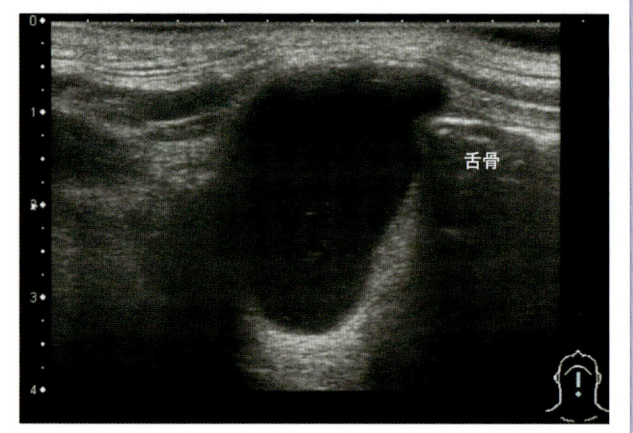

舌骨

舌骨に接して嚢胞性腫瘤を認める。腫瘤内には淡い点状エコーを認める。

One Point Advice

側頸嚢胞

　胎生期の鰓溝に遺残により発生することから鰓性嚢胞ともよばれます。ほとんどは閉鎖腔（嚢胞）ですが，まれに内瘻（咽頭腔）や外瘻（瘻孔）を伴うことがあります。位置的には，内頸・外頸動脈分岐部レベルで胸鎖乳突筋に接して認められます。嚢胞内容は粘液状であり，多くはコレステリン結晶を含みます。超音波検査では，総頸動脈膨隆部の近傍に，内部が無エコー〜微細な点状エコーを有する嚢胞性腫瘤として描出されます（図28）。

図28　側頸嚢胞の症例（2画面合成）
側頸部に微細な点状エコーを有する嚢胞性腫瘤を認める。プローブ圧迫で変形し，内部の点状エコーに流動がみられる。

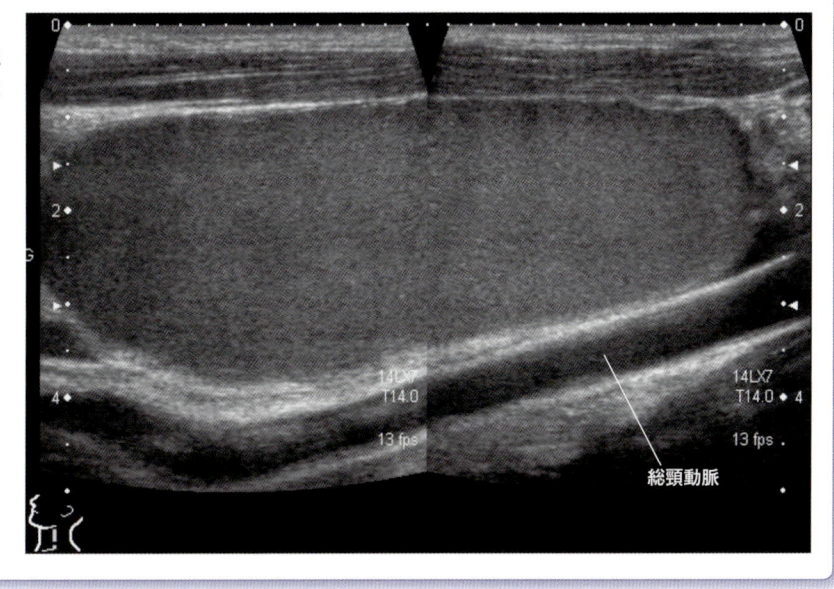

参考文献

1) 東海大学病院超音波検査室，編：超音波診断要覧　Ⅵ乳房・甲状腺・その他の体表臓器編．東海大学出版会，東京，1993.
2) 来住野修，高梨　昇，編：月刊Medical Technology別冊　超音波エキスパート15　頸部エコーのスクリーニングとステップアップガイド．医歯薬出版，東京，2015.
3) 片貝智哉：リンパ節ストローマ細胞の機能と組織構築．生化学 84：183-188，2012.

II 体表エコーの実践教習－検査法の実際

7 鼠径リンパ節

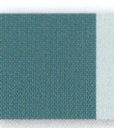

7 鼠径リンパ節

鼠径リンパ節超音波検査のSTEPとゴール

STEP

STEP 1	鼠径リンパ節の解剖を理解する
STEP 2	検査環境を整える
STEP 3	鼠径リンパ節を検索する
STEP 4	健常者にみられる鼠径リンパ節の超音波像を理解する
STEP 5	リンパ節腫脹病変のエコー性状を理解する

ゴール

・鼠径リンパ節腫脹を評価できるようになる

STEP 1 鼠径リンパ節の解剖を理解する

　鼠径部にも多くのリンパ節が存在します(**図1**)。浅在性に鼠径靱帯の下側に沿って並ぶリンパ節を浅鼠径リンパ節とよび，大腿静脈の周囲から深部にかけてのリンパ節を深鼠径リンパ節とよびます。鼠径リンパ節は下腹部，外陰部，臀部，肛門，下肢などからのリンパ流が集まっています。

図1　リンパ節の分布
a：男性

- 直腸
- 膀胱
- 深鼠径リンパ節
- 外腸骨リンパ節
- 浅鼠径リンパ節

b：女性

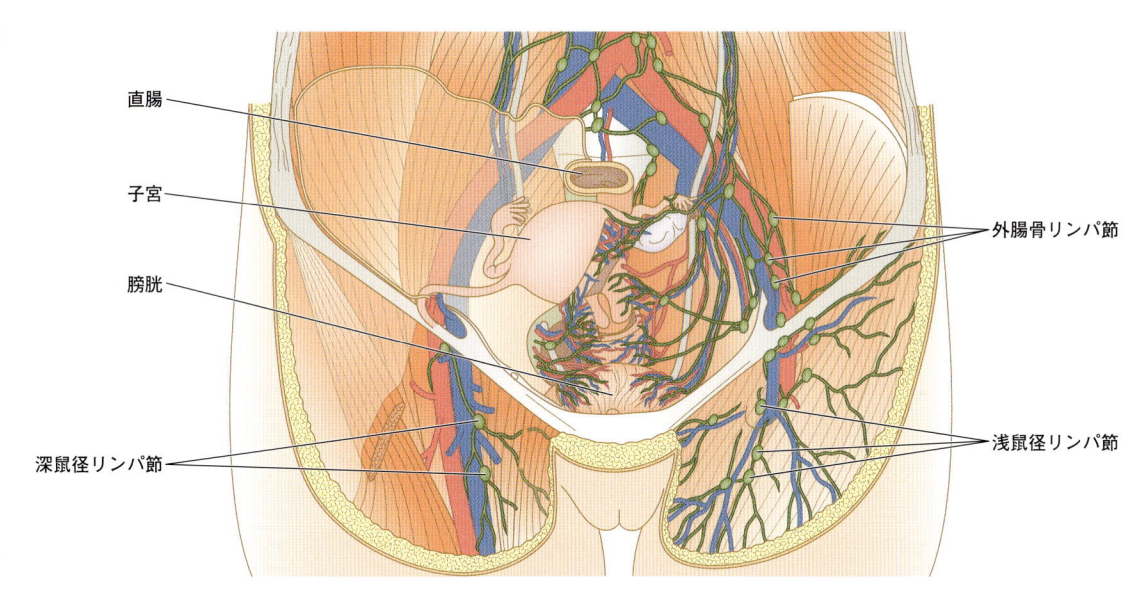

- 直腸
- 子宮
- 膀胱
- 深鼠径リンパ節
- 外腸骨リンパ節
- 浅鼠径リンパ節

STEP 2　検査環境を整える

①既往や自覚症状の確認

食事や服薬の制限はありません。
検査の前に，痛みや違和感などの自覚症状について問診を行います。

②被検者の準備

鼠径部が露出するようにします。陰部をタオルなどでカバーすると陰部の露出を防ぎつつ，鼠径部に十分な検査スペースを作ることができます。

③使用プローブ

通常，成人では中心周波数8〜10MHz程度のリニア型プローブを使用します。痩せた人や小児，浅い部位の観察にも対応できるように中心周波数12〜14MHz程度のリニア型プローブも準備しておきましょう。8〜14 MHz程度の周波数を1本でカバーするような周波数帯域の広いプローブもありますので，自施設で使用しているプローブの周波数を確認しておきましょう。また，高度の腫大や巨大腫瘤の検査用に中心周波数4〜6MHz程度のコンベックス型プローブもあると便利です（**図2**）。

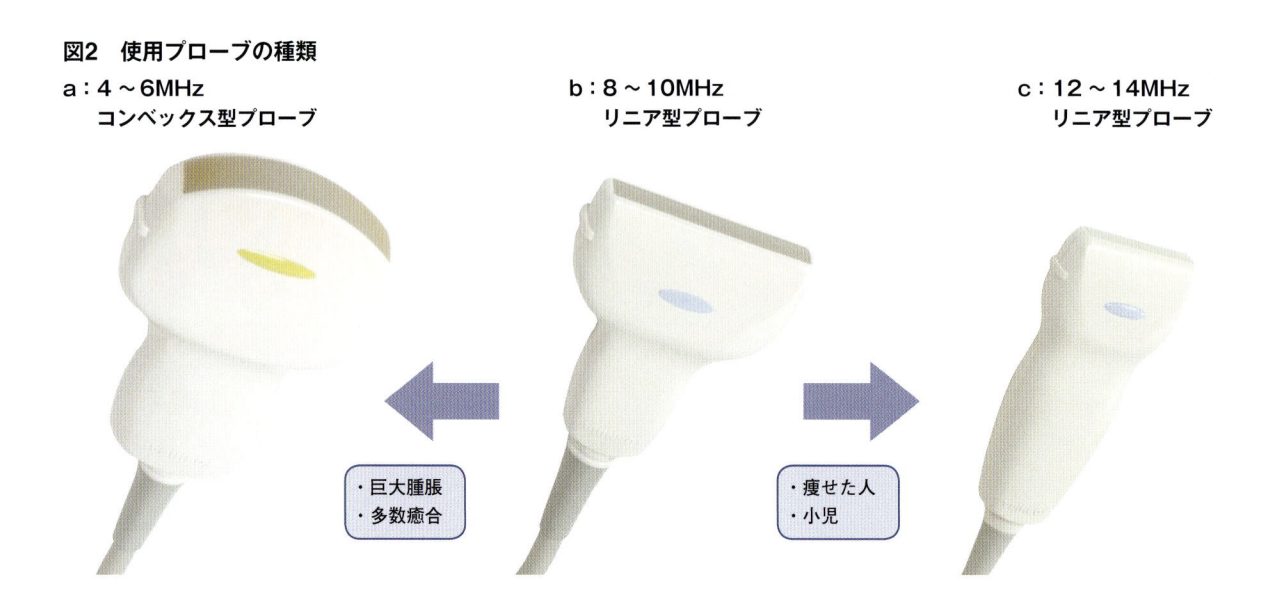

図2　使用プローブの種類
a：4〜6MHz　コンベックス型プローブ
b：8〜10MHz　リニア型プローブ
c：12〜14MHz　リニア型プローブ

・巨大腫脹
・多数癒合

・痩せた人
・小児

④被検者の体位

仰臥位で検査します。足は少し開いてもらうと大腿内側付近の観察がしやすくなります。

STEP 3　鼠径リンパ節を検索する

特に決められた走査順序やルーチンカットはありませんので，見落としのないように走査します。一方向だけでなく，二方向以上の走査を組み合わせて検査します。また，浅鼠径と深鼠径で，それぞれ探索する深さをイメージしながら走査を行います（**図3**）。

図3 プローブ走査

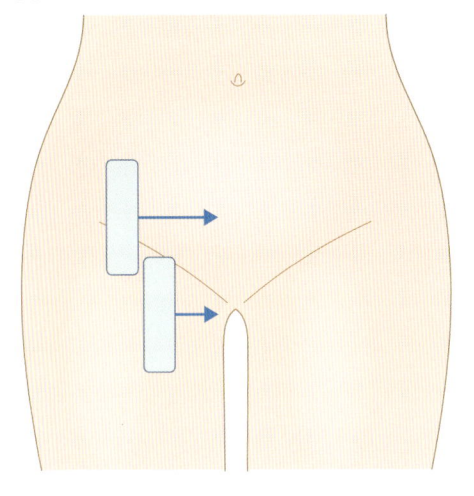

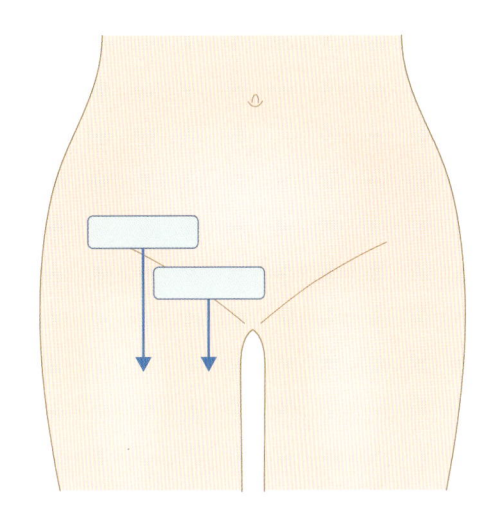

STEP 4 健常者にみられる鼠径リンパ節の超音波像を理解する

　健常者でも鼠径部にリンパ節を認めますので，健常者の超音波像を理解することによって，描出されたリンパ節が病変か否かの判定が可能となります。
　健常者にみられるリンパ節は，楕円〜扁平状を呈し，幅の広い節門エコー（脂肪組織が入り込んでいる）と薄いリンパ皮質が特徴です。浅鼠径リンパの大腿寄りの部位に最大径がみられることが多いです（図4）。

図4　鼠径リンパ節の超音波像（健常者）

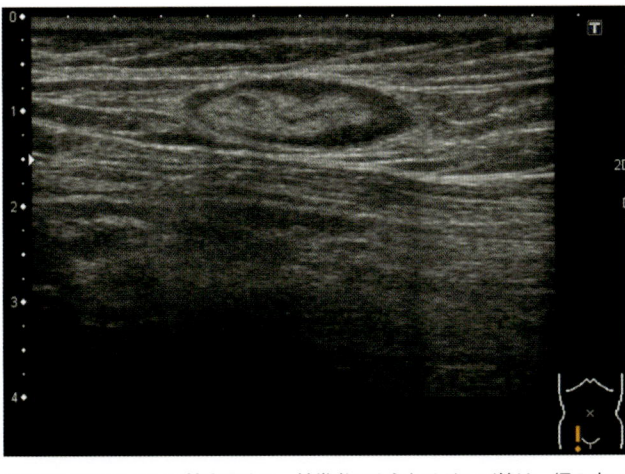

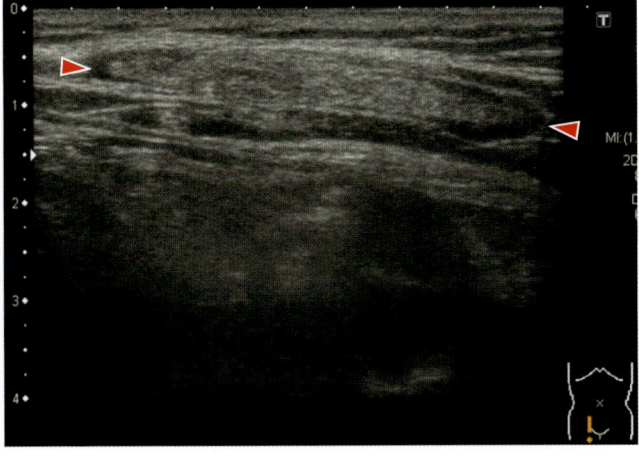

鼠径部に扁平なリンパ節を認める。健常者にみられるリンパ節は，幅の広い節門エコーや，薄いリンパ皮質などの特徴を有している。浅鼠径の大腿寄りに最大径のリンパ節を認める（▶）。

STEP 5　リンパ節腫脹病変のエコー性状を理解する

　鼠径リンパ節腫脹をきたす疾患には，感染症（細菌，梅毒，ウィルスなど），免疫系疾患（関節リウマチなど），腫瘍（悪性リンパ腫，白血病，悪性腫瘍のリンパ節転移など），MTX関連リンパ増殖性疾患，サルコイドーシスなどがあります。

　健常者においても，超音波検査でリンパ節が描出されるため，描出されたリンパ節が病的腫脹かどうかを判定することが重要となります。

　超音波検査での評価ポイントとしては，サイズ，形状，数，エコーレベル，節門エコー（偏位，不明瞭），内部エコー（嚢胞変性，石灰化），血流シグナルなどのほか，リンパ節周囲組織の状態も観察します。

■急性リンパ節炎

　外陰部，臀部，肛門，下肢などの感染や炎症に続発して所属リンパ節が炎症性腫脹をきたす。圧痛を伴うことが多い。

　超音波検査では，節門エコーは明瞭〜やや不明瞭なものまでさまざまである。リンパ節周囲組織のエコー輝度上昇を認める。血流シグナルの亢進を認め，節門エコーが不明瞭な例でもカラードプラでは節門を反映した樹枝状の血流シグナルがみられる（**図5**）。腫脹したリンパ節をプローブで圧迫すると同部に痛みを訴えることが多い。化膿性リンパ節炎では，形状の不整や周囲組織のエコー輝度上昇が目立つようになる。膿瘍の形成部分には血流シグナルは認めない（**図6**）。

図5　急性リンパ節炎の症例
a：縦断像　　　　　　　　　　　　　　　b：カラードプラ像

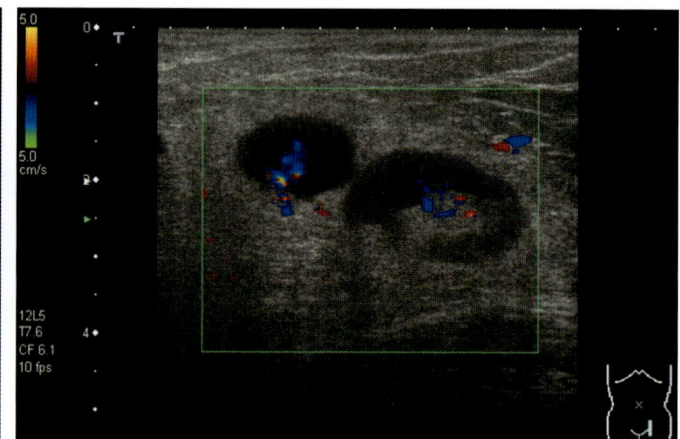

20歳代女性。鼠径部にリンパ皮質に厚みのあるリンパ節腫脹を認める。リンパ節周囲組織は広い範囲でエコー輝度が上昇している（→）。カラードプラでは，節門部に血流シグナルを認める。

図6 化膿性リンパ節炎の症例
a：縦断像　　　　　　　　　　　　　　　　　　b：カラードプラ像

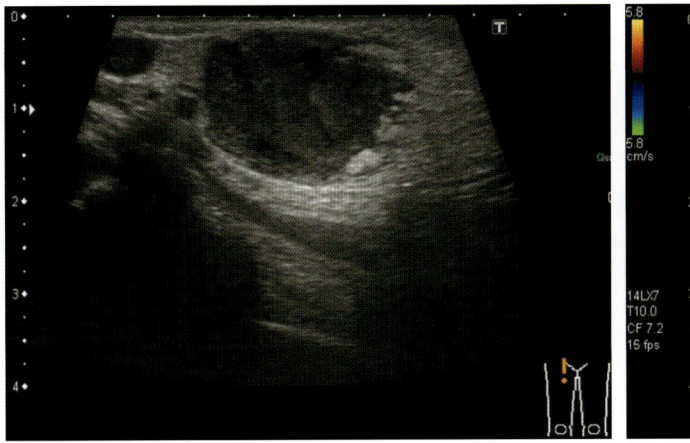

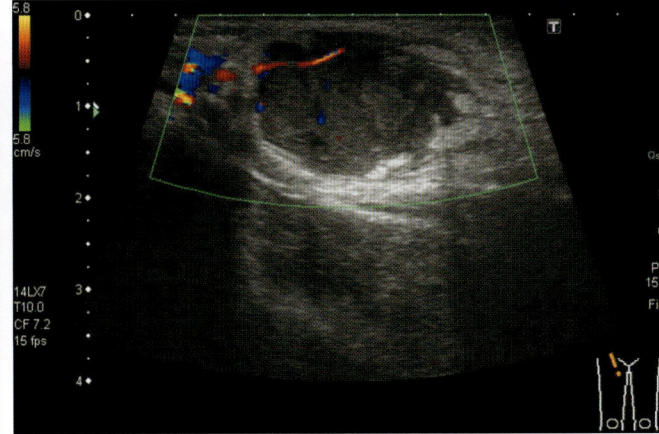

2歳男児。鼠径部に複数のリンパ節腫脹を認める。最大径のものは形状不整，内部不均一，周囲組織のエコー輝度上昇を認める。カラードプラでは，わずかな血流シグナルを認め，膿瘍性変化が疑われる。

サルコイドーシス

非乾酪性類上皮細胞肉芽腫が臓器に形成される疾患であり，肺，縦隔リンパ節，表在リンパ節，眼，皮膚，心臓，神経系，唾液腺など全身の諸臓器にみられる。なかでも肺や縦隔リンパ節に発生する頻度が高いが，肺の病変では無症状であることも多い。

超音波検査では，腹部リンパ節や表在リンパ節腫脹として捉えられることがあり，頸部では楕円〜扁平状の腫脹や，周囲組織のエコー輝度上昇などを認める。カラードプラでは血流シグナルはあまり亢進していないことが多い(**図7**)。

図7 サルコイドーシスの症例
a：縦断像　　　　　　　　　　　　　　　　　　b：カラードプラ像

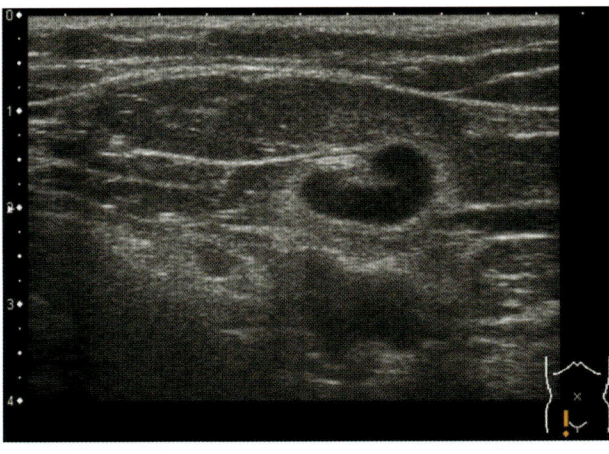

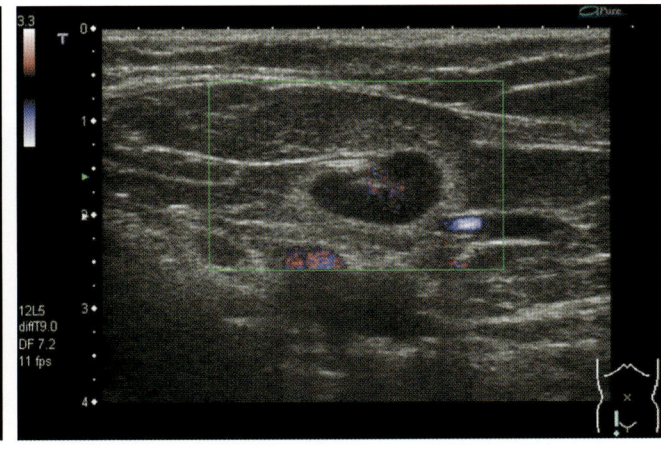

30歳代男性。鼠径部に節門エコーを有するリンパ節腫脹を認める。リンパ皮質に厚みがあり，リンパ節周囲組織のエコー輝度が上昇している。カラードプラでは，血流シグナルの亢進は認めない。このようなリンパ節が多数認められた。

■悪性リンパ腫

　悪性リンパ腫は，ホジキンリンパ腫と非ホジキンリンパ腫に大別され，わが国では，非ホジキンリンパ腫が90〜95%と大半を占め，ホジキンリンパ腫は5〜10%程度である。

　非ホジキンリンパ腫は，約70%はリンパ節またはリンパ系組織から発生するが，約30%は全身のあらゆる臓器（節外性）に発生する。B細胞型とT細胞型に分類され，さらに細胞系統や増殖スピード，発生部位などにより30種類以上に分類される。わが国ではB細胞型が約70〜80%と大半を占め，T細胞型は20%程度である。B細胞型では，びまん性大細胞型B細胞性リンパ腫，濾胞性リンパ腫，MALT（粘膜関連リンパ組織）リンパ腫，マントル細胞リンパ腫の順に多くみられる。非ホジキンリンパ腫の好発年齢は60〜70歳代である。

　ホジキンリンパ腫は，頸部リンパ節や縦隔リンパ節の腫脹を特徴とし，リンパ節外性の病変はまれである。好発年齢は20〜30歳代と50〜60歳代の二峰性を呈する。

図8　悪性リンパ腫の症例
a：縦断像　　　　　　　　　　　　　　b：カラードプラ像

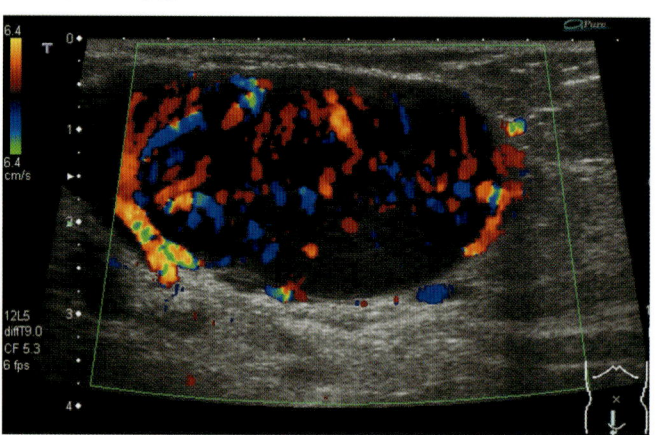

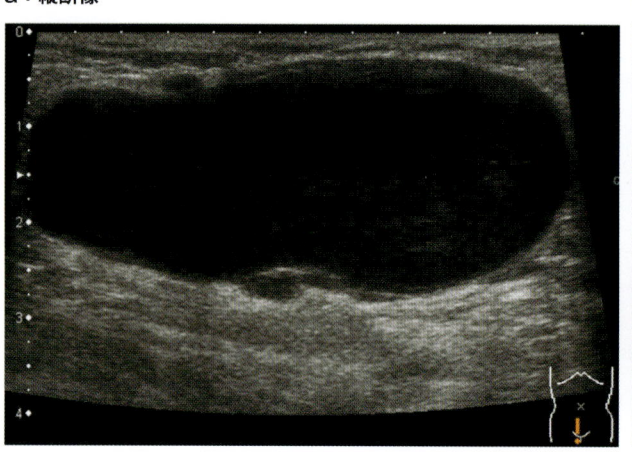

60歳代女性。びまん性大細胞型B細胞性リンパ腫。鼠径部に複数のリンパ節腫脹を認める。最大径のものは内部エコー輝度が著明に低下している。カラードプラでは，豊富な血流シグナルを認め，節門部以外からの血流シグナルもみられる。

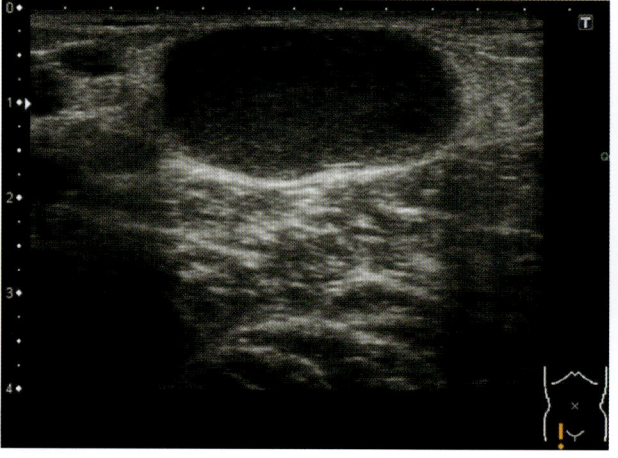

図9　悪性リンパ腫の症例
a：縦断像　　　　　　　　　　　　　　b：カラードプラ像

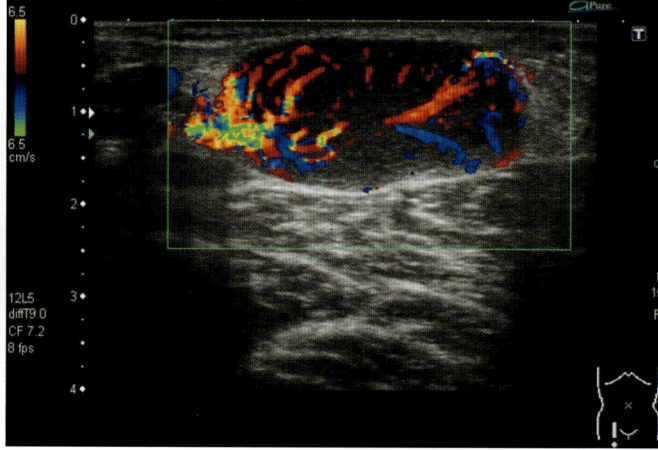

50歳代男性。濾胞性リンパ腫。鼠径部に複数のリンパ節腫脹を認める。最大径のものは内部に多数の点状および線状エコーを認め粗雑となっている。カラードプラでは，比較的豊富な血流シグナルを認め，節門部以外からの血流シグナルもみられる。

超音波検査では，びまん性大細胞型B細胞性リンパ腫では，多数の類円形のリンパ節腫脹を認め，エコー輝度は著明に低下し，節門エコーは不明瞭となる。カラードプラでは，節門部だけでなく，末梢領域にも豊富な血流シグナルを認める(**図8**)。濾胞性リンパ腫では，内部エコーが軽度不均一な場合が多い(**図9**)。

■悪性腫瘍のリンパ節転移

　転移の初期にはリンパ節の被膜下や辺縁洞で腫瘍組織が増殖するため形状は一部変形し，リンパ節全体を腫瘍組織が占拠すると類円形を呈するようになる。内部エコーは不均一なことが多く，原発巣の病理組織型を反映して嚢胞変性や石灰化をきたす場合がある。カラードプラにおける血流シグナルの亢進度合はさまざまであるが，節門部以外に辺縁領域に流入する血流シグナルが認められることがある(**図10，11**)。

図10　転移性リンパ節腫脹の症例
a：縦断像　　　　　　　　　　　　　b：カラードプラ像

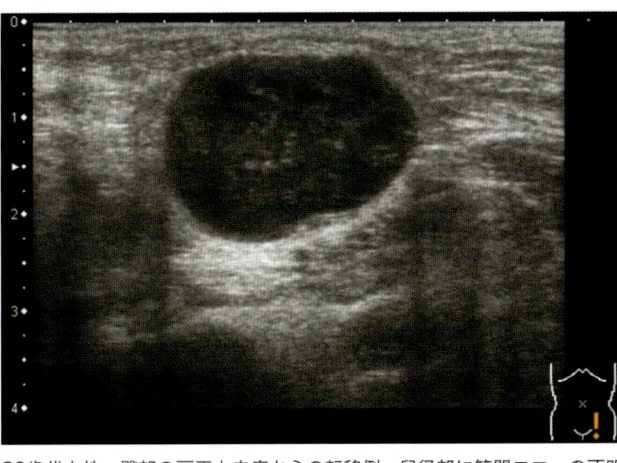

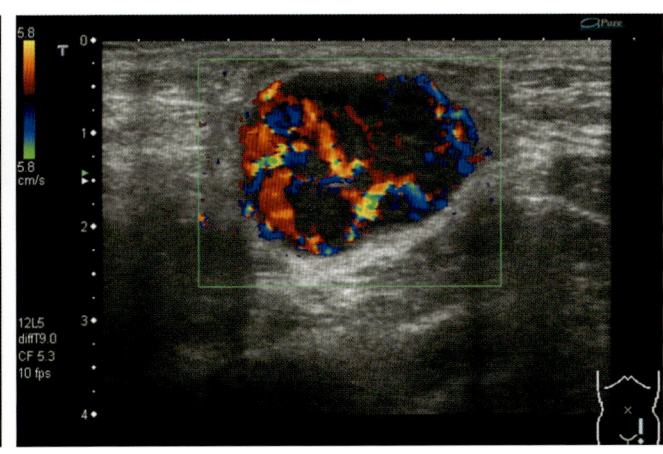

80歳代女性。臀部の扁平上皮癌からの転移例。鼠径部に節門エコーの不明瞭な卵円形のリンパ節腫脹を認める。内部は不均一である。カラードプラでは，比較的豊富な血流シグナルを認め，節門部以外からの血流シグナルを多数認める。

図11　転移性リンパ節腫脹の症例
a：縦断像　　　　　　　　　　　　　b：カラードプラ像(横断像)

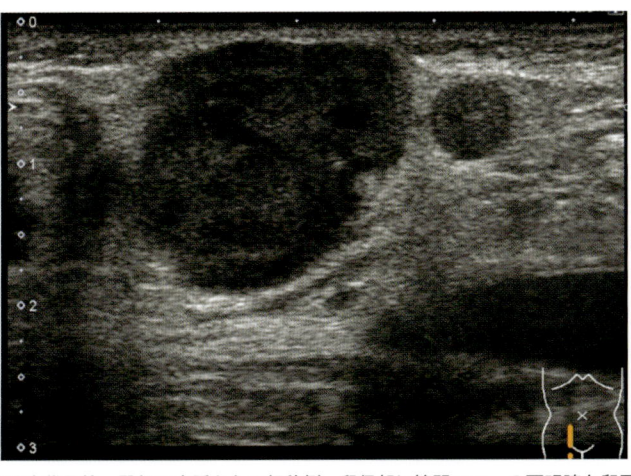

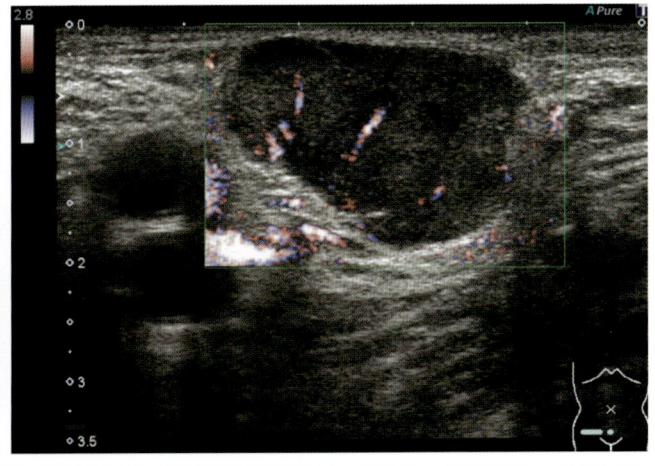

70歳代男性。臀部の肉腫からの転移例。鼠径部に節門エコーの不明瞭な卵円形〜類円形のリンパ節腫脹を複数認める。内部エコー輝度が高く，最大径のものは内部不均一である。カラードプラでは，節門部からの血流シグナルを認める。

One Point Advice

Nuck管水腫

女性で鼠径部腫瘤として指摘される疾患のなかにNuck管水腫があります。Nuck管は，胎生期に子宮円靱帯の形成に伴って鼠径管内に入り込んだ腹膜鞘状突起が生後も閉鎖されずに遺残したもので，その内部に液体の貯留したものがNuck管水腫とよばれます。鼠径ヘルニアとは違い，腹腔との明らかな交通性は認めないため，圧迫や立位などで形状は変わっても容積の変化は起こりません。若年者で発見されることが多いですが，中高年になってから気づいた例もあります。

超音波検査では，鼠径部に紡錘状〜涙滴状の嚢胞性腫瘤を認め，腹腔との交通性はみられません（図12）。

図12　Nuck管水腫の症例
a：縦断像　　　b：横断像

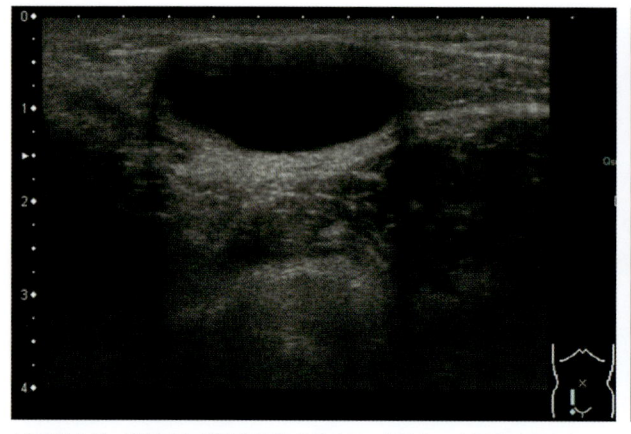

10歳代女性。鼠径部に嚢胞性腫瘤を認める。腹腔との交通性は認めない。

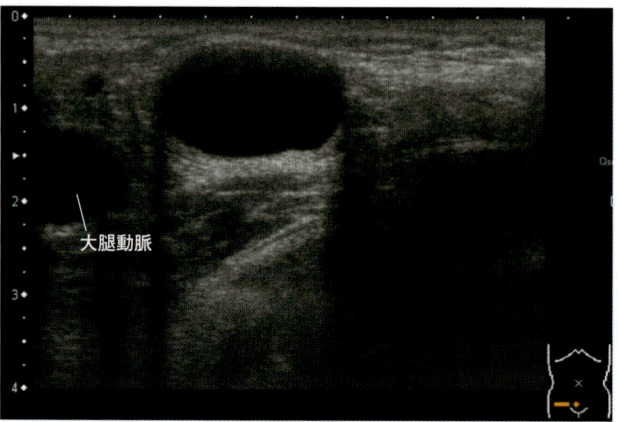

参考文献

1) 東海大学病院超音波検査室，編：超音波診断要覧　Ⅵ乳房・甲状腺・その他の体表臓器編．東海大学出版会，東京，1993．
2) 来住野修，高梨昇，編：月刊Medical Technology別冊　超音波エキスパート15　頸部エコーのスクリーニングとステップアップガイド．医歯薬出版，東京，2015．
3) 片貝智哉：リンパ節ストローマ細胞の機能と組織構築．生化学 84：183-188，2012．

索引

あ

アーチファクト ・・・・・・・・・・・・・・・・・・・・・・・・・・・ 6
亜急性甲状腺炎 ・・・・・・・・・・・・・・・・・・・・・・・・・ 90
悪性腫瘍のリンパ節転移 ・・・・・・・・・・・・・・・・・ 156
悪性リンパ腫 ・・・・・・・・・・・・ 68,102,156,160,172
異所性胸腺 ・・・・・・・・・・・・・・・・・・・・・・・・・・・・ 103
異所性甲状腺 ・・・・・・・・・・・・・・・・・・・・・・・・・・ 85
右葉 ・・・・・・・・・・・・・・・・・・・・・・・・・・・・・・・・・・ 72
腋窩動脈 ・・・・・・・・・・・・・・・・・・・・・・・・・・・・・・ 17
腋窩リンパ節 ・・・・・・・・・・・・・・・・・・・・・・・・・・・ 60
炎症性大動脈瘤 ・・・・・・・・・・・・・・・・・・・・・・・・ 144
オトガイ下リンパ節 ・・・・・・・・・・・・・・・・・・・・・ 147
オトガイ舌筋 ・・・・・・・・・・・・・・・・・・・・・・・・・・・ 130
オトガイ舌骨筋 ・・・・・・・・・・・・・・・・・・・・・・・・・ 130
音響陰影 ・・・・・・・・・・・・・・・・・・・・・・・・・・・・・・ 9

か

外側陰影 ・・・・・・・・・・・・・・・・・・・・・・・・・・・・・・ 10
火焔状の血流シグナル ・・・・・・・・・・・・・・・・・・ 86
下顎後静脈 ・・・・・・・・・・・・・・・・・・・・・・・・・・・・ 122
顎下型ガマ腫 ・・・・・・・・・・・・・・・・・・・・・・・・・・ 140
顎下三角 ・・・・・・・・・・・・・・・・・・・・・・・・・・・・・・ 127
顎下腺 ・・・・・・・・・・・・・・・・・・・・・・・・・・・・ 118,127
顎下腺管（Wharton's duct） ・・・・・・・・・・・・・ 127
顎下リンパ節 ・・・・・・・・・・・・・・・・・・・・・・・・・・ 147
顎舌骨筋 ・・・・・・・・・・・・・・・・・・・・・・・・・・ 127,131
下甲状腺静脈 ・・・・・・・・・・・・・・・・・・・・・・・・・・ 73
下甲状腺動脈 ・・・・・・・・・・・・・・・・・・・・・・・・・・ 73
過誤腫 ・・・・・・・・・・・・・・・・・・・・・・・・・・・・・・・・ 58
化膿性リンパ節炎 ・・・・・・・・・・・・・・・・・・・ 156,172
下副甲状腺 ・・・・・・・・・・・・・・・・・・・・・・・・・・・・ 107
ガマ腫 ・・・・・・・・・・・・・・・・・・・・・・・・・・・・・・・・ 140
咬筋 ・・・・・・・・・・・・・・・・・・・・・・・・・・・・・・・・・・ 122
カラーゲイン ・・・・・・・・・・・・・・・・・・・・・・・・・・・ 41
カラーノイズ ・・・・・・・・・・・・・・・・・・・・・・・・・・・ 3
カルシトニン ・・・・・・・・・・・・・・・・・・・・・・・・・・ 101
川崎病 ・・・・・・・・・・・・・・・・・・・・・・・・・・・・・・・・ 156
関心領域（ROI） ・・・・・・・・・・・・・・・・・・・・・・・ 41
関節リウマチ ・・・・・・・・・・・・・・・ 70,143,156,172
癌胎児性抗原（CEA） ・・・・・・・・・・・・・・・・・・ 101
顔面神経 ・・・・・・・・・・・・・・・・・・・・・・・・・・・・・・ 122
　－麻痺 ・・・・・・・・・・・・・・・・・・・・・・・・・・・・・・ 132
顔面動脈 ・・・・・・・・・・・・・・・・・・・・・・・・・・・・・・ 127
気管 ・・・・・・・・・・・・・・・・・・・・・・・・・・・・・・・・・・ 74
基底細胞腺癌 ・・・・・・・・・・・・・・・・・・・・・・・・・・ 136
基底細胞腺腫 ・・・・・・・・・・・・・・・・・・・・・・・・・・ 135
急性リンパ節 ・・・・・・・・・・・・・・・・・・・・・・・・・・ 172
　－炎 ・・・・・・・・・・・・・・・・・・・・・・・・・・・・・・・・ 156
境界部低エコー帯 ・・・・・・・・・・・・・・・・・・・・・・ 92
胸骨甲状筋 ・・・・・・・・・・・・・・・・・・・・・・・・・・・・ 74
胸骨舌骨筋 ・・・・・・・・・・・・・・・・・・・・・・・・・・・・ 74
胸骨傍（内胸）リンパ節 ・・・・・・・・・・・・・・・・・ 61
胸鎖乳突筋 ・・・・・・・・・・・・・・・・・・・・・・・・・・・・ 74
頬腺 ・・・・・・・・・・・・・・・・・・・・・・・・・・・・・・・・・・ 118
頬粘膜乳頭 ・・・・・・・・・・・・・・・・・・・・・・・・・・・・ 123
峡部 ・・・・・・・・・・・・・・・・・・・・・・・・・・・・・・・・・・ 72
鏡面現象 ・・・・・・・・・・・・・・・・・・・・・・・・・・・・・・ 12
筋上皮癌 ・・・・・・・・・・・・・・・・・・・・・・・・・・・・・・ 136
クリーピング現象 ・・・・・・・・・・・・・・・・・・・・・・ 90
頸長筋 ・・・・・・・・・・・・・・・・・・・・・・・・・・・・・・・・ 74
経皮的エタノール注入療法（PEIT） ・・・・・・・・ 113
頸部食道 ・・・・・・・・・・・・・・・・・・・・・・・・・・・・・・ 74
ゲイン ・・・・・・・・・・・・・・・・・・・・・・・・・・・・・・・・ 2
結核性リンパ節炎 ・・・・・・・・・・・・・・・・・・・・・・ 157
結節性過形成 ・・・・・・・・・・・・・・・・・・・・・・・・・・ 114
血中サイログロブリン値 ・・・・・・・・・・・・・・・・・ 99

原発性副甲状腺機能亢進症（腺腫）	101,114	砂粒小体	98
抗Tg抗体	89	サルコイドーシス	70,156,160,172,173
抗TPO抗体	89	耳下腺	118,122
抗TSH受容体抗体（TRAb）	88	－管（ステノン管Stenon's duct）	123,127
口蓋腺	118	自己免疫性膵炎	144
硬化性胆管炎	144	下内深頸リンパ節	147
高カルシウム血症	114	舌口蓋腺	118
硬癌	48	充実腺管癌	50
甲状舌管	164	小胸筋	17,64
甲状腺	72	漿液腺房	120
－機能亢進症	88	上甲状腺静脈	73,87
－機能低下	89	上甲状腺動脈	73
－サイズ	83	小唾液腺	118
－刺激ホルモン（TSH）	88	上内深頸リンパ節	147,154
－傍濾胞上皮細胞（C細胞）	101	小児再発性耳下腺炎	142
－ペルオキシターゼ	89	上皮筋上皮癌	136
－マイクロゾーム	89	上皮小体	106
甲状軟骨	72	上副甲状腺	107
口唇腺	118	自律性機能性甲状腺結節（AFTN）	94
高内皮細静脈（HEV）	148	浸潤性小葉癌	50
広背筋	63	真性囊胞	97
後腹膜線維症	144	深鼠径リンパ節	168
後方エコー増強	11	深葉	122
抗マイクロゾーム抗体	89	髄様癌	101
高リン血症	114	髄質	148
コレステリン結晶	165	錐体葉	72
コロイド囊胞	97	髄洞	148
		ストレイングラフ	46
		ストレインエラストグラフィ	43

さ

最下甲状腺動脈	73	正中頸囊胞	164
鰓性囊胞	165	舌下型ガマ腫	140
サイドローブ	8	舌下小丘	127,130
サイログロブリン（Tg）	89	舌下腺	118,130
鎖骨上窩リンパ節	61,147	舌下腺管	127
サブタイプ分類	53	舌腺	118
		節門エコー	66,155

線維腺腫	55	中内深頸リンパ節	147
腺癌	136	低悪性度B細胞性リンパ腫	136
前頸筋群	74	低カルシウム血症	114
前頸部リンパ節	147	転移性リンパ節腫脹	68
腺様嚢胞癌	136	伝染性単核球症	157
腺腫	93	導管	120
腺腫様結節（腺腫様甲状腺腫）	95	動脈周囲炎	144
全身性エリテマトーデス	143	ドプラゲイン	3
浅鼠径リンパ節	168		
腺内リンパ節	136		
腺房細胞癌	136		
浅葉	122		
腺リンパ腫	134		
総頸動脈	74		
側頸嚢胞	135,165		
続発性副甲状腺機能亢進症（過形成）	114		
鼠径靱帯	168		
鼠径リンパ節	168		
組織球性壊死性リンパ節炎（菊池病）	156,159		

な

内胸動脈	17		
内頸静脈	74		
中甲状腺静脈	73		
乳管内乳頭腫	56		
乳腺症	57		
乳腺のエッジ	29		
乳頭癌	98		
乳頭腺管癌	49		
粘液癌	51		
粘液腺癌	136		
粘液腺房	120		
粘表皮癌	136		
粘膜関連リンパ組織リンパ腫（MALTリンパ腫）	102		
粘膜関連リンパ組織由来B細胞性リンパ腫	136		
濃縮嚢胞	54		
嚢胞	54		
−腺癌	136		

た

大胸筋	16,63
大唾液腺	118
ダイナミックレンジ	2
唾液性嚢胞	140
唾液腺炎	140,142
唾液腺腫瘍	132
唾液腺導管癌	136
多形腺腫	132
−由来癌	136
多結節型	111
多重反射	6
唾石	140
多発性内分泌腫瘍症2型	101
単結節型	111

は

胚中心	148
橋本病（慢性甲状腺炎）	89
橋本甲状腺炎	89

葉状腫瘍 ･････････････････････････････ 56
白血病 ･･･････････････････････････ 156,172
パルスドプラ ･･････････････････････････ 5
反回神経 ････････････････････････････ 74
皮質 ･･･････････････････････････････ 148
非浸潤性乳管癌（DCIS）･･･････････････ 52
ビタミンD不足 ････････････････････ 114
左葉 ････････････････････････････････ 72
非ホジキンリンパ腫 ････････････････ 160,174
びまん性過形成 ･････････････････････ 114
びまん性大細胞型B細胞性リンパ腫 ････ 160,174
副甲状腺 ･･････････････････････････ 106
　　 一癌 ･････････････････････････ 115
　　 一嚢胞 ･･･････････････････････ 97
　　 一ホルモン（PTH）･････････････ 113
副腎褐色細胞腫 ･････････････････････ 101
副神経リンパ節 ･･････････････････ 147,154
腹膜鞘状突起 ･･･････････････････････ 176
プローブコード ･･････････････････････ 26
辺縁洞 ････････････････････････････ 148
傍皮質 ････････････････････････････ 148
ホジキンリンパ腫 ･････････････････ 160,174

ま

慢性硬化性唾液腺炎（Küttner腫瘍）････････ 144
マントル細胞リンパ腫 ･･････････････ 160,174
マントル層 ････････････････････････ 148
ミクリッツ病 ････････････････････････ 144

未分化癌 ･････････････････････････ 100
迷走神経 ･･････････････････････････ 74
メインローブ ･････････････････････････ 8
メトトレキサート（MTX）･･････････････ 162

や

輸出リンパ管 ･･････････････････････ 148
輸入リンパ管 ･･････････････････････ 148

ら

流行性耳下腺炎 ･････････････････････ 142
流速レンジ ･･････････････････････ 3,41
リンパ実質 ･･････････････････････ 148
リンパ上皮性嚢胞 ･････････････････ 135
リンパ増殖性疾患（LPD）･･････････････ 162
リンパ洞 ･･････････････････････････ 148
リンパ腫 ･･････････････････････････ 136
リンパ節転移 ･････････････････････ 163
リンパ節門エコー ･････････････････ 155
リンパ節炎 ･････････････････････････ 69
濾胞癌 ･････････････････････････････ 99
濾胞性リンパ腫 ･･････････････････ 160,174
濾胞腺腫 ･･････････････････････････ 93

わ

ワルチン腫瘍 ･････････････････････ 134

B

Basedow病 ·· 88
B細胞性リンパ腫（DLBCL）························ 102

C, D

coursing line ·· 155
D/W（深さ/横幅）·· 38

E

EBウイルス ·· 162
echogenic hilus ·· 155
Epstein-Barr virus（EBウイルス）················ 157

G, I

Graves' disease ··· 88
IgG4関連疾患 ································· 144,156
IgG4関連涙腺唾液腺炎 ····························· 144

L

Level Ⅰ ··· 61,64
Level Ⅱ ··· 61,64
Level Ⅲ ··· 61,64

M・N

MALT（粘膜関連リンパ組織）リンパ腫
································· 136,160,174
MEN2型 ··· 101
Merseburgの三徴 ······································ 88
MTX関連リンパ増殖性疾患
······························· 70,156,162,172
Nuck管水腫 ·· 176

P・R

Plummer病 ·· 94
pulsatility index（PI）······························ 5,43
resistance index（RI）······························ 5,43

S・Z

Sjögren症候群 ································ 136,143,156
Zenker憩室 ·· 99

これから始める体表エコー

2016年6月20日　第1版第1刷発行
2023年8月1日　　　　　第3刷発行

- ■編　著　　白石周一　しらいし　しゅういち

- ■発行者　　吉田富生

- ■発行所　　株式会社メジカルビュー社
　　　　　　〒162-0845 東京都新宿区市谷本村町2-30
　　　　　　電話　03(5228)2050(代表)
　　　　　　ホームページ https://www.medicalview.co.jp/

　　　　　　営業部　FAX 03(5228)2059
　　　　　　　　　　E-mail　eigyo@medicalview.co.jp

　　　　　　編集部　FAX 03(5228)2062
　　　　　　　　　　E-mail　ed@medicalview.co.jp

- ■印刷所　　公和印刷株式会社

ISBN 978-4-7583-1594-4 C3047

©MEDICAL VIEW, 2016. Printed in Japan

- 本書に掲載された著作物の複写・複製・転載・翻訳・データベースへの取り込みおよび送信(送信可能化権を含む)・上映・譲渡に関する許諾権は，(株)メジカルビュー社が保有しています．
- JCOPY〈出版者著作権管理機構　委託出版物〉
本書の無断複製は著作権法上での例外を除き禁じられています．複製される場合は，そのつど事前に，出版者著作権管理機構(電話 03-5244-5088, FAX 03-5244-5089, e-mail：info@jcopy.or.jp)の許諾を得てください．

- 本書をコピー，スキャン，デジタルデータ化するなどの複製を無許諾で行う行為は，著作権法上での限られた例外(「私的使用のための複製」など)を除き禁じられています．大学，病院，企業などにおいて，研究活動，診察を含み業務上使用する目的で上記の行為を行うことは私的使用には該当せず違法です．また私的使用のためであっても，代行業者等の第三者に依頼して上記の行為を行うことは違法となります．